Dangel, B.; Kolleck, B.; Korporal, J.

Rehabilitation Pflegebedürftiger

Bärbel Dangel, Bernd Kolleck, Johannes Korporal

Rehabilitation Pflegebedürftiger

Konzept – Umsetzung – Ergebnisse

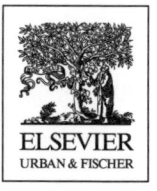

URBAN & FISCHER
München · Jena

Zuschriften und Kritik an:
Elsevier GmbH, Urban & Fischer Verlag, Lektorat Pflege, Karlstraße 45, 80333 München
pflege@elsevier.de

Wichtiger Hinweis für den Benutzer
Die Erkenntnisse in der Pflege und Medizin unterliegen laufendem Wandel durch Forschung und klinische Erfahrungen. Die Autoren dieses Werkes haben große Sorgfalt darauf verwendet, daß die in diesem Werk gemachten therapeutischen Angaben (insbesondere hinsichtlich Indikation, Dosierung und unerwünschten Wirkungen) dem derzeitigen Wissensstand entsprechen. Das entbindet den Nutzer dieses Werkes aber nicht von der Verpflichtung, anhand der Beipackzettel zu verschreibender Präparate zu überprüfen, ob die dort gemachten Angaben von denen in diesem Buch abweichen und seine Verordnung in eigener Verantwortung zu treffen.

Wie allgemein üblich wurden Warenzeichen bzw. Namen (z. B. bei Pharmapräparaten) nicht besonders gekennzeichnet.

Bibliografische Information Der Deutschen Bibliothek
Die Deutsche Bibliothek verzeichnet diese Publikation in der Deutschen Nationalbibliografie; detaillierte bibliografische Daten sind im Internet unter http://dnb.ddb.de abrufbar.

Um den Textfluss nicht zu stören, wurde bei Personen und Berufsbezeichnungen jeweils nur die maskuline oder feminine Form gewählt. Selbstverständlich sind in diesen Fällen immer Frauen und Männer gemeint.

Planung und Projektmanagement: Christine Schwerdt, München
Lektorat: Ulrike Frühwald, Hamburg
Herstellung: Nicole Ballweg, München
Satz und Bildbearbeitung: abc.Mediaservice GmbH, Buchloe
Druck und Bindung: LegoPrint, Lavis/Italien
Umschlaggestaltung: SpieszDesign, Neu-Ulm
Titelfotografie: Corbis GmbH, Düsseldorf

ISBN 3–437–25072–8

Aktuelle Informationen finden Sie im Internet unter **www.elsevier.com** und **www.elsevier.de**

Hans Castorp sah mit aufrichtiger Bewunderung, wie geschickt er es aus-führte. Er schlug die Decken, eine nach der anderen, zuerst von links der Länge nach bis unter die Achsel über sich, hierauf von unten über die Füße und dann nach rechts, so daß er endlich ein vollkommen ebenmäßiges und glattes Paket bildete, aus dem nur Kopf, Schultern und Arme hervorsahen. „Das machst du ja ausgezeichnet", sagte Hans Castorp. „Es ist die Übung", antwortete Joachim, indem er beim Sprechen das Thermometer mit den Zähnen festhielt. „Du lernst es auch" (Thomas Mann: Der Zauberberg, Frankfurt a.M. 1996, S. 125).

Vorwort

Mehr als zwei Millionen Menschen in Deutschland benötigen ambulante oder stationäre Pflege, und diese Zahl wird voraussichtlich weiter steigen. Das Angewiesensein auf die Hilfe von Angehörigen oder professionellen Pflegekräften stellt für die Betroffenen oft eine große Herausforderung dar, viele sind darauf nicht vorbereitet. Aufgabe der Gutachter der Medizinischen Dienste der Krankenversicherung und der Pflegefachkräfte ist es, Lösungen zu finden, die den individuellen Lebensbedingungen von Hilfesuchenden und pflegenden Angehörigen gerecht werden, und die knappen Ressourcen optimal einzusetzen.

Wo und soweit die Möglichkeit besteht, sollte Hilfe auch immer die Fähigkeit zur Selbsthilfe fördern. Hilfe im Übermaß kann Selbständigkeit unnötig einschränken und damit selbst zur Ursache von Bedürftigkeit werden. Für pflegebedürftige Menschen bedeutet das den Verlust von Freiheit und Selbstbestimmung, der meist einhergeht mit der Abnahme von Lebensqualität, steigender Abhängigkeit von anderen Menschen, Verlust körperlicher, geistiger und psychischer Fähigkeiten bis hin zu beschleunigtem Siechtum und einer Verkürzung der Lebensspanne. Pflegepersonen, also Angehörige, die pflegebedürftige Menschen pflegen, werden übermäßig belastet mit den Folgen des „Ausbrennens", der Erschöpfung, der bewußten oder unbewußten Abwehr, die zu Konflikten und zur Erkrankung der Pflegepersonen führen kann. Reflektierte Pflege sorgt sich daher nicht nur um die Erfüllung der grundlegenden Existenzbedingungen Ernährung, Hygiene und Sicherheit, sondern primär auch um die Bewahrung oder Wiederherstellung der Selbständigkeit, die Vorbeugung von Pflegebedürftigkeit oder Abhängigkeit oder das Hinauszögern von Verschlechterungen des gesundheitlichen Zustands. Damit sind Bedingungen der Rehabilitation pflegebedürftiger Menschen skizziert, die als Norm der sozialen Pflegeversicherung formuliert wurden, die zugleich aber auch Angebote an pflegebedürftige Menschen und Auftrag an die Pflegeeinrichtungen sind.

Rehabilitationsmaßnahmen im Rahmen der pflegerischen Versorgung haben ihren herausragenden Stellenwert darin, daß sie dem Pflegebedürftigwerden vorbeugen sollen, dem Erhalt und der Wiedergewinnung der Selbständigkeit und der Entlastung der Pflegepersonen dienen. Zu Recht wird der Rehabilitation in der sozialen Pflegeversicherung (SGB XI) eine wichtige Funktion eingeräumt, vor allem auch mit dem Prinzip, Maßnahmen zur Rehabilitation vorrangig vor anderen pflegerischen Handlungen zu berücksichtigen.

Diese Regelungen zur Rehabilitation Pflegebedürftiger wurden 1995 mit der gesetzlichen Pflegeversicherung eingeführt, und sie lassen vermuten, daß sie einen Kompromiß unterschiedlicher Vorstellungen auf den Ebenen der Sozialgesetzgebung, der Trägereinrichtungen, der Erbringer und der Betroffenenorganisationen darstellen. Insofern interessierten uns zur Umsetzung der Rehabilitation eine Reihe von Fragen, denen wir in einer empirischen Untersuchung nachgingen: Inwieweit und auf welche Weise erfolgt eine Umsetzung in die Praxis von Pflege und Versorgung? Kann eine angemessene Rehabilitation bei knappen Ressourcen überhaupt geleistet werden? Unter welchen Bedingungen findet sie statt? Trifft sie auf Akzeptanz und Sinnverständnis bei den pflegebedürftigen Menschen und den pflegenden Angehörigen, ist sie zumutbar?

Nun denn, nein! Krankheit ist durchaus nicht vornehm, durchaus nicht ehrwürdig, – diese Auffassung ist selbst Krankheit oder führt dazu. (...) Vernunft und Aufklärung jedoch haben diese Schatten vertrieben, welche auf der Seele der Menschheit lagerten, – noch nicht völlig, sie liegen noch heute im Kampfe mit ihnen; dieser Kampf aber heißt Arbeit, mein Herr, irdische Arbeit, Arbeit für die Erde, für die Ehre und die Interessen der Menschheit (...) (a.a.O., S. 138).

Die individuelle Freiheit ist seit der Aufklärung an die Spitze unserer Werteskala gerückt, sie definiert wesentlich die Würde des Menschen, der noch vor dem Leben der erste Verfassungsrang eingeräumt wird. Ein erfülltes Leben erscheint heute ohne Selbstbestimmung kaum möglich. Es ist von daher aller Anstrengungen wert, ein möglichst hohes Maß an Selbständigkeit möglichst lange zu erhalten. Andererseits ist die Existenz der Freiheit als Willensfreiheit weder theoretisch noch empirisch gesichert. Sie besteht entweder als Negation (als Freiheit von etwas) oder ist abhängig von anderen Dingen und Werten (als Freiheit zu etwas). Sie vermag im alltäglichen Umgang mit Pflegebedürftigkeit, Krankheit oder Behinderung fast unbemerkt dahinzuschwinden. Sie kennt von daher kein eigenes Maß und kann auch nicht das Maß aller Dinge darstellen.

Alle Bewegung ist aber kreisförmig (a.a.O., S. 525).

Älter und über die individuelle Lebenszeit hinweg dauerhafter ist die Bedeutung der Familie. Ihr Untergang wurde vielfach prophezeit, und doch bleibt sie für die allermeisten zentraler Bezugspunkt des Lebens. Wenngleich sich ihre Formen und Funktionen mit den Zeiten ändern, ist sie heute so wichtig wie eh und je. Selbst bei optimaler Ausstattung, humaner und qualifizierter Pflege sind

Heime deshalb meistens kein adäquater Ersatz. Solange es irgendwie geht, wollen die meisten Pflegebedürftigen zu Hause leben. Das aber verlangt oft spezielle Settings und komplizierte Arrangements mit beruflich und familiär ohnehin beanspruchten, zum Teil selbst gesundheitlich belasteten oder auch betagten Angehörigen. Auch deshalb ist die Wiederherstellung oder der bestmögliche Erhalt der Selbständigkeit von großer Bedeutung, da diese den Verbleib zu Hause und im Familienkreise erleichtert oder auch erst ermöglicht. Die Pflegeversicherung trägt dem Rechnung, indem sie der ambulanten Pflege Vorrang vor vollstationärer Versorgung einräumt und der Unterstützung, der professionellen Anleitung, der Erleichterung der Pflege und der Entlastung pflegender Angehöriger besondere Aufmerksamkeit widmet. Trotzdem verschieben sich in den letzten Jahren die Anteile zuungunsten der ambulanten Pflege, möglicherweise in Folge der zunehmenden Alterung unserer Bevölkerung. Lebensphasen im Pflegeheim verlagern sich in ein höheres Lebensalter und eine stärkere Pflegeabhängigkeit. Der Auftrag zur Rehabilitation ist damit nicht ausgesetzt.

Die vorliegende Schrift enthält keine normativen oder theoretischen, sondern empirische Analysen der Praxis von Pflege, Rehabilitation und Versorgung nach dem SGB XI. Sie stützt sich zunächst auf die Daten der Gutachten der Medizinischen Dienste der Krankenversicherung (MDK) in sechs Bundesländern. Hier sind alle Antragsteller mit ihren für die Gutachten wesentlichen und anonymisierten Informationen berücksichtigt, daher ermöglichen die Daten einen umfassenden Überblick. Auch erlauben sie differenzierte Analysen von vielfältigen Zusammenhängen zwischen Rehabilitation, dem Grad der individuellen Beeinträchtigung und den jeweiligen Lebens- und auch Versorgungsbedingungen. Die hauptsächlichen Determinanten für Empfehlung und Bewilligung rehabilitativer Leistungen, angefangen bei den die Pflegebedürftigkeit begründenden ärztlichen Diagnosen und dem Pflegebedarf der Beantragenden über die Bewilligungsverfahren und das gutachterspezifische Verhalten bis hin zum Einfluß von Besonderheiten in den Bundesländern werden dargestellt, ihr relatives Gewicht im Verhältnis zueinander wird analysiert.

In einem zweiten Teil kommen pflegebedürftige Menschen mit und ohne Rehabilitation und ihre Angehörigen zu Wort. Wir befragten sie über ihre Pflegekasse mit einem schriftlich zu beantwortenden Bogen. Von ihnen können wir Genaueres über die Lebensumstände, die Unterstützung durch pflegende Angehörige und die professionelle Pflege, die Praxis ihrer Pflege, Therapien, Hilfsmittel und die Durchführung der Rehabilitationsmaßnahmen erfahren. Wir können auch hören, ob und welche weitere Hilfe sie zur Pflege in Anspruch nehmen, wie sie das Setting und die Leistungen bewerten, inwieweit sie dies alles für angemessen, zumutbar und akzeptabel halten, oder welche Schwierigkeiten und Defizite sich auftun. Unter welchen Belastungen stehen die Pflegepersonen? Was kann sie effektiv unterstützen?

Aus beiden Sichten, der Gutachter und der Pflegebetroffenen, lassen sich Einblicke auf die Ebenen der Leistungsträger (Pflege-/Krankenkassen) und der Erbringer von Pflege und Rehabilitation (Pflegedienste, Sozialstationen, Therapeuten) gewinnen. Hier ergeben sich Hinweise auf Vernetzungen von Leistungen und Hilfen, Vermutungen über latente Inanspruchnahme- oder Entscheidungsstrukturen und mögliche unausgeschöpfte Bedarfe hinsichtlich Beratung und Leistung. Aktivierende Pflege als zentrales Konstrukt pflegerisch-rehabilitativer Hilfe bleibt zwischen Anspruch und Realisierung vergleichsweise offen und diffus, dies sowohl hinsichtlich der Orientierung der Hilfen wie auch ihrer Rezeption.

In vielen Kommentierungen, Anrufen und erläuternden Anschreiben pflegebedürftiger Menschen erhielten wir wie auch bei der Beantwortung unserer Fragen Hinweise auf die großen Belastungen durch die Pflegebedürftigkeit, aber auch die überwiegend hohe Zufriedenheit mit Leistungen, Pflege und Hilfen. Zumutbarkeit und Akzeptanz sind auch vor einer „Justierung" der Rehabilitation Pflegebedürftiger in großem Umfang gegeben. Eine solche „Justierung" sollte nach Ergebnis und Erfahrung vor allem eine Reduktion der Komplexität des formalen und eine Effektivierung des pflegerisch-rehabilitativen Ansatzes betreffen.

Bei der Planung, Umsetzung und Durchführung der Untersuchung haben wir sehr viel und überaus konstruktive Unterstützung erfahren, für die wir den Beteiligten sehr dankbar sind. Allen voran bedanken wir uns bei zweieinhalbtausend pflegebedürftigen Menschen, die uns geschrieben, unsere Fragen beantwortet und ihre Lebenssituation transparent gemacht haben. Nicht namentlich genannt, das war eine Bitte des Beirats, aber ausdrücklich bedankt seien für die Arbeit im Vorfeld die Abteilungsleitungen für Pflege in AOK-Bundesverband und VdAK, für die Überlassung der Gutachtendaten die Geschäftsführungen der Medizinischen Dienste, Leitung und Mitarbeiter des Biometrischen Zentrums, für die Begleitung im Prozeß die Mitglieder des Beirats aus den Medizinischen Diensten, die Mitarbeiter der Pflege-/Krankenkassen für die Stichprobenziehung, das Versenden der Fragebögen, das Zurverfügungstellen von Referenzdaten sowie für die Annahme und Beantwortung der Anfragen von angeschriebenen Pflegebedürftigen. Für die Förderung des Vorhabens danken wir dem Bundesministerium für Forschung über die Arbeitsgemeinschaft industrieller Forschungsvereinigungen Otto von Guericke (AiF), der B.-Braun-Stiftung und der Alice-Salomon-Hochschule.

Berlin und Saarbrücken im Januar 2005

Bärbel Dangel, Bernd Kolleck und Johannes Korporal

Inhaltsverzeichnis

Inhaltsverzeichnis

1 | Gegenstand der Untersuchung

Rehabilitation (und Prävention) sind seit der Einführung der sozialen Pflegeversicherung neue sozialrechtliche Leistungen, die sich an pflegebedürftige Menschen richten. Sie eröffnen in indirekter Rückbindung an Krankheit oder Behinderung für pflegebedürftige Menschen die Möglichkeit, tertiärpräventiv einer Pflegebedürftigkeit vorzubeugen oder, wenn sie bereits eingetreten ist, sie zu mindern, zu beseitigen oder in ihrer Zunahme und Entwicklung zu verringern.

Die Rehabilitation Pflegebedürftiger ist aber auch für die Pflege- und Gesundheitsfachberufe und die Einrichtungen des Gesundheits- und Sozialwesens innovativ und stellt im Hinblick auf Klientel, Zielsetzung und die fachlich-professionelle Ausgestaltung eine Herausforderung dar.

Damit bietet die Pflegeversicherung auf mehreren Ebenen gelungene perspektivische Orientierungen in Form von rechtlichen Normierungen und Rahmensetzungen an, die sich in den Regelungen der Pflegeversicherung als integrierendes, finales Konzept von Pflege, als fachlich auszugestaltender rechtlicher Rahmen, als Perspektive für berufliche Entwicklungen und für die Differenzierung pflegerischer Einrichtungen präsentieren. Die Pflegeversicherung orientiert sich ausdrücklich an Bedarf und Bedürfnis von Betroffenen und berücksichtigt insbesondere die Person des selbstbestimmt handelnden Pflegebedürftigen mit seinem sozialen Kontext und der benötigten pflegerisch-sozialen Unterstützung.

Die Pflegeversicherung unterscheidet sich von anderen sozialen Leistungsgesetzen darin, daß sie sich bei der Normsetzung nicht ausschließlich an Faktischem wie der vorhandenen beruflichen Pflege orientiert und dies in Rechnung stellt. Vielmehr gibt sie vor dem Hintergrund intensiver und lang andauernder Forschung auf diesem Gebiet einen relativ abstrakten Rahmen vor und entwirft eine Entwicklungsperspektive, die es auszugestalten gilt, legt zugleich aber auch deren Grenzen fest. Ein Beispiel dafür ist die mehr oder weniger verpflichtende Einbeziehung der Laienpflege, die zugleich die Grenze zwischen professioneller und nichtberuflicher Pflege markieren hilft. Auch die Überwindung der einzelberuflichen Erbringung der Leistungen durch eine übergreifende Neukategorisierung der Pflegeberufe vermeidet viele Problematiken, die die Umsetzung der Pflegeversicherung an vielen Stellen vermutlich erheblich behindert hätte. Dies ist auch eine vergleichsweise sichere Orientierung bei einer Leistungserbringung, die nicht durch vorbehaltene oder in anderer Weise geregelte Aufgaben festgelegt ist. Sie ersetzt die Problematik des Arztvorbehalts durch eine Verfahrensregelung und (Neu-)Institutionalisierung (Medizinischer Dienst der Krankenversicherung, MDK), in die auch die Pflege in einer neuen Funktion eingebunden ist. Der Medizinische Dienst der Krankenversicherung und die Pflege in ihrer neuen Funktion bilden zugleich die Stelle, die eine beruflich freigegebene Pflege, die sich über Kategorien wie Kranken- oder Altenpflege hinwegsetzt, hinsichtlich der Qualität der Leistungen beurteilt und sichert und die über die quantitative Dimension des Leistungsgeschehens und der Klientel Bericht erstattet.

In besonderer Weise gelten diese Ausführungen für die Rehabilitation pflegebedürftiger Menschen. Die Orientierung sowie die qualitative und quantitative Dimension dieses Leistungsgeschehens waren im Gesetzgebungsverfahren umstritten; die rechtliche Regelung, das Umsetzungsverfahren und die Realisierung der Leistungen zur Rehabilitation vermitteln einen Eindruck davon. Sie reflektieren eine gewisse Heterogenität oder Kompromißhaftigkeit der Regelung bis hin zu einer latenten Widersprüchlichkeit, wenn es darum geht, rehabilitative Maßnahmen im Sinne der Zielsetzung der Pflegeversicherung fachlich innovativ und entsprechend dem Bedarf und den Bedürfnissen der Pflegebedürftigen einzusetzen oder andererseits den Rahmen rehabilitativer Maßnahmen ermessensmäßig eng zu gestalten. Aus diesem Grund interessierte uns unmittelbar nach der Implementation der sozialen Pflegeversicherung die Umsetzung des Rehabilitationsauftrags.

Die Untersuchung wurde von 1997 bis 2001 durchgeführt und mit Mitteln des Forschungsministeriums über den Projektträger AiF, Köln, und die Braun-Stiftung, Melsungen, finanziell gefördert. Die Medizinischen Dienste in mehreren Bundesländern, das Biomedizinische Zentrum Nord und mehrere gesetzliche Pflege-/Krankenkassen unterstützten uns dabei intensiv. Das Vorhaben wurde durchgeführt von der Pflegewissenschaftlerin Bärbel Dangel, dem Mathematiker und Soziologen Bernd Kolleck und dem Mediziner und Soziologen Johannes Korporal.

Ziel des Projekts war es, Art, Umfang, Qualität und Begrenzung von Rehabilitationsleistungen vor allem der gesetzlichen Kranken-/Pflegekassen bei Pflegebedürftigkeit zu evaluieren. Es fokussiert damit zugleich einen innovativen sozialrechtlichen Tatbestand und eine zumindest im außerstationären Bereich neue Praxis der Hilfe für ältere Menschen, was den Versorgungsanspruch und die Art der Durchführung betrifft.

Die Umsetzung des Rechts der Pflegeversicherung und die Erschließung der Leistungen durch vertragliche Regelungen wurde zwar systemkonform[1], aber

---

[1] Rehabilitation wird z. B. dem Sozialleistungsbereich zugeordnet, in dessen Rahmen und nach dessen Kriterien erbracht, in dem der risiko-, krankheits- oder behinderungsbezogene Anlaß der Maßnahme entstanden ist.

relativ komplex gestaltet: Nach der diagnostisch-gutachterlichen Empfehlung des Medizinischen Dienstes der Krankenversicherung und der Entscheidung der Pflegekasse auf Pflegebedürftigkeit wird die Realisierung der Rehabilitationsleistungen in den Zuständigkeitsbereich der Krankenkasse verwiesen. Dies kann durch denselben Sachbearbeiter geschehen; die verschiedenen Zuständigkeitsbereiche müssen nicht unbedingt ein Problem darstellen. Jedoch müssen Rehabilitationsleistungen, da sie von der Krankenkasse getragen werden, ärztlich verordnet werden. Unter der Prämisse der Klientelorientierung der Pflegeversicherung erfordert somit die Realisierung des Wunsches, der fachlich begründeten Notwendigkeit oder des Anspruchs auf Rehabilitation eine vergleichsweise komplexe Kommunikations- und Handlungsstruktur zwischen Klienten, Angehörigen, Professionen und Institutionen, die im Einzelfall einer Umsetzung der Rehabilitation durchaus entgegenstehen kann. Hierzu soll die vorliegende Untersuchung Orientierungen bieten.

Der Pflege (Handlung, Beruf, Institution) wird der Auftrag erteilt, eine aktivierende Pflege als Substitut der Rehabilitation umzusetzen. Sie ist oder wäre das pflegerische Äquivalent zur medizinischen Rehabilitation nach dem Krankenversicherungsrecht.

Rehabilitation hat (auch) nach den Bestimmungen der sozialen Pflegeversicherung Vorrang vor Pflege (§ 5 SGB XI; GKV, 1995c; BMGS, 2003, S. 16–17) und verringert möglicherweise den Hilfebedarf. Der Wirksamkeit dieser auf Prävention gerichteten Regelungen galt unser Interesse.

Weitere Forschungsfragen beschäftigen sich in einem deskriptiven Teil mit der Realisierung der Empfehlungen, die in den Gutachten zur Rehabilitation ausgesprochen werden, und deren Umsetzung bei ambulant Pflegebedürftigen. Mit Hilfe quantitativ-empirischer Analysen versuchen wir, die mit dem Gesetz eingeführten offenen Begriffe „Rehabilitationsbedürftigkeit", „Rehabilitationsfähigkeit" und „Unzumutbarkeit rehabilitativer Maßnahmen" evaluativ zu klären und Kriterien für den Erfolg und die Prognose von Rehabilitationsleistungen zu erarbeiten. Unterschiedliche Konzepte der medizinischen oder pflegerischen Rehabilitation Pflegebedürftiger sollen in ihrer Wirkung beurteilt werden. Die professionell für notwendig erachteten Maßnahmen der Rehabilitation Pflegebedürftiger, beispielsweise durch Gutachter des Medizinischen Dienstes oder verordnende Ärzte, können auf Grenzen der Einsicht und Akzeptanz der Pflegebetroffenen, der (nichtprofessionellen) Pflegepersonen und der versorgenden Familien stoßen. Dies kann ein Wirksamwerden der Rehabilitation in Frage stellen. Im Einzelnen geht es um eine evaluative Klärung

◆ der Leistungsstruktur der Rehabilitation bei pflegebedürftigen Erwachsenen (und Kindern) aufgrund gutachterlicher Befürwortung und der Umsetzung der Empfehlungen durch die Kranken-/Pflegekassen,

- ◆ der Akzeptanz oder Nichtakzeptanz von Leistungen zur Rehabilitation in Abhängigkeit von einer abweichenden Beurteilung der Notwendigkeit und Sinnhaftigkeit durch Pflegebetroffene,
- ◆ der möglichen Gründe für eine Nichtrealisierung der Ansprüche auf Leistungen zur Rehabilitation,
- ◆ des Erfolgs rehabilitativer Maßnahmen für den Pflegeverlauf in Abhängigkeit von Konzepten der Rehabilitation oder der Versorgung,
- ◆ der institutionellen Faktoren, die einer optimalen Realisierung des Anspruchs auf Rehabilitation Pflegebedürftiger entgegenstehen
- ◆ sowie um eine Testung substitutiver Effekte der Rehabilitation auf den Hilfebedarf.

Die Fragestellungen der Untersuchung nach der Realisierung und Umsetzung des Anspruchs der Prävention oder Rehabilitation sowie Art und Form der Rehabilitation bei ambulant Pflegebedürftigen mit Sach-, Geldleistungen oder der Kombination beider sollten zunächst auf Basis der Analyse der Gutachtendaten zweier Jahre (1996 und 1997) geklärt und beantwortet werden, später wurden auch die Daten des Jahres 1998 hinzugezogen. Bei den untersuchten Daten handelt es sich um die Gutachtendaten der Medizinischen Dienste der Krankenversicherung in Schleswig-Holstein, Niedersachsen, Mecklenburg-Vorpommern, Berlin, Brandenburg und Sachsen-Anhalt in Verbindung mit Daten zu den Entscheidungen der Krankenkassen über Rehabilitationsmaßnahmen bei Pflegebedürftigen. Von besonderem Interesse war hier auch eine mögliche institutionelle Bewilligungsgrenze für Rehabilitationsmaßnahmen durch die Krankenkassen einerseits und das Verständnis und die Qualität der Orientierung der Pflegekassen auf Leistung[2] und die Finanzierung einer pflegerischen Rehabilitation auf der Basis der aktivierenden Pflege andererseits. Diesen Fragen sollte im Rahmen dieses Projekts durch eine Sekundäranalyse von Daten der Medizinischen Dienste und der gesetzlichen Kranken-/Pflegekassen nachgegangen werden. Doch das Vorhaben scheiterte bereits vorab, da die entsprechenden Daten den Kranken- und Pflegekassen nicht vorlagen.

Ein zweiter Zugang zum Projektthema geht über die professionelle und institutionelle Sicht von Pflegebedürftigkeit und Rehabilitation hinaus, deren Grundlage die Begutachtung durch den Medizinischen Dienst der Krankenversicherung (MDK) als Empfehlung und die Verordnung durch den behandelnden Arzt als Umsetzung in die Praxis darstellt. Vor allem der individuellen Sicht der Pflegebedürftigen und der Pflegepersonen auf das Geschehen maßen wir eine große Bedeutung zu. Rehabilitation ist aus dieser Sicht insofern

---

[2] Leistung meint hier das Einfordern, ein Bestehen auf Leistung, die Flexibilität in der Gestaltung z.b. durch Zeitbemessung oder das Bewilligen bestimmter Formen der Leistung wie Beaufsichtigung oder Anleitung.

besonders interessant, als die vorgeschlagenen oder verordneten Maßnahmen subjektiv für notwendig und akzeptabel gehalten werden müssen, um ihre Realisierung zu ermöglichen (subjektiver, familialer Bedarf an Rehabilitation), zu fördern oder zu unterstützen. Die Kongruenz oder Divergenz beider Definitionen oder Verstehensweisen von Rehabilitation – die professionelle, vom ärztlichen Gutachter oder behandelnden Arzt auf „objektive" Besserung des Geschehens ausgerichtete und die eher subjektive, auf Sinn, Wohlbefinden und die Perspektive von Pflegebedürftigen oder Pflegepersonen bezogene, die möglicherweise derjenigen von Pflegefachkräften entspricht – zu klären erscheint für Konzept und Stellenwert der Rehabilitation Pflegebedürftiger von großer Bedeutung.

Konzeptionell und professionell offen ist die Frage nach der Rehabilitationsfähigkeit, die durch die soziale Pflegeversicherung aufgeworfen wird. Hier sollten über die im Gesetz, den Richtlinien und im MDK-Gutachten enthaltenen Kriterien hinausgehende Merkmale in die Analyse einbezogen werden und auf dieser Grundlage konzeptuelle Überlegungen angestellt und nach Möglichkeit (vor-)formuliert werden.

Die soziale Pflegeversicherung begrenzt die Leistungen der Rehabilitation für die Pflegebedürftigen durch den Aspekt der Unzumutbarkeit. Gründe hierfür können mangelnde persönliche Belastbarkeit, Angst, fehlende Perspektive, unzureichende Unterstützung, mangelnde Erfahrungen mit Rehabilitation, aber auch Informationslücken oder unzureichende Unterstützung bei der Beantragung sein. Diese (subjektive) Leistungsbegrenzung wird vermutlich auch die Krankenkassen binden. Neben der Exploration eines möglicherweise vorliegenden Verständnisses von Unzumutbarkeit sollen in dieser Studie über die Nichtakzeptanz bei Pflegebetroffenen hinaus Kriterien entwickelt werden, wann Leistungen zur Rehabilitation als unzumutbar oder unangemessen betrachtet werden.

Was sind denkbare Kriterien für einen Erfolg von Rehabilitationsleistungen aufgrund
- professioneller Beurteilung (Hilfe-, Pflegebedarf, Formen der Betreuung ...) und
- der Einschätzung von Pflegebedürftigen selbst (Zufriedenheit, Selbständigkeit, Unabhängigkeit, Lebensqualität ...)?

In welchem Zusammenhang stehen sie zueinander? Bei der Beurteilung des Erfolgs und seiner Sicherung spielen auch Dauer, Abfolge, Häufigkeit und Kontinuität rehabilitativer Leistungen und die Sicherung der Qualität der rehabilitativen Maßnahmen und Pflege eine wichtige Rolle. Hierzu sollten aufgrund der Forschungsergebnisse und vor allem vor dem Hintergrund der Regelungen dieses Sozialrechtsbereichs Anregungen gegeben werden.

Dieser zweite Komplex des Themas, die Orientierung auf die Pflegebedürftigen und die Pflegepersonen, setzt einen empirischen Zugang zu Pflegebedürftigen mit und ohne Rehabilitationsempfehlung voraus. Stichproben Pflegebedürftiger mit und ohne Rehabilitationsempfehlung bzw. -entscheidung, die aus der Klientel der Versicherten der Pflegekassen zufällig gezogen werden, sollten aus Gründen des Datenschutzes anonym im Rahmen einer schriftlichen Kurzbefragung zur Situation von Pflege und Versorgung, zu Akzeptanz, Zufriedenheit, dem häuslichen Pflegesetting, der Form und Realisierung der Rehabilitation sowie der Hilfsmittelausstattung und -notwendigkeit Stellung nehmen. Im Rahmen der Kurzbefragung wurde Klienten in Berlin/ Brandenburg auch das Angebot gemacht, bei Interesse für umfangreichere und die Problematik vertiefende mündliche Interviews zur Verfügung zu stehen. Dieses Angebot wurde von ungefähr 170 schriftlich Befragten angenommen. Insgesamt bestand seitens der pflegebedürftigen Menschen ein hohes Interesse an dieser Untersuchung. Im Anschluß an die Erhebung wurde das Gespräch regelmäßig zum Informationsaustausch und zur Beratung genutzt.

Ziel der Rehabilitation Hilfebedürftiger sind laut Gesetz und Richtlinien die Ermöglichung, Erleichterung oder Absicherung der häuslichen Pflege, einer Lebensführung, die den Bedürfnissen der Pflegebedürftigen entspricht, die Verselbständigung der Pflegebedürftigen, die Vermeidung oder Begrenzung stationärer Krankenhaus- oder Heimaufenthalte oder einer Hospitalisierung, die Reduktion von Hilfen zur Pflege, die Erhaltung oder Wiedergewinnung von Funktionen und Fähigkeiten, das Entgegenwirken einer Vereinsamung und eine stärkere Akzeptanz einer beeinträchtigenden Situation oder gar die Zufriedenheit damit. Diese Kriterien bilden auch die Grundlage für die in dieser Studie durchgeführte Evaluation.

2 | Rehabilitation in der Pflegeversicherung

2.1 Der Zusammenhang von Pflege und Rehabilitation

Die Rehabilitation alter Menschen ist in den letzten Jahren zu einem neuen (Teil-)Bereich und relevanten Thema der gesundheitlichen, vor allem der pflegerischen Versorgung geworden. Mit dem Inkrafttreten der Pflegeversicherung sind die rechtlichen Voraussetzungen gegeben, daß die gesetzlichen (und privaten) Krankenversicherungen zu gewichtigeren Trägern der Rehabilitation als zuvor werden, insbesondere im Hinblick auf die „neue" pflegebedürftige Klientel des SGB XI. (Igl, 1994, S. 319–323). Im Jahr 1991 betrug der Anteil der Ausgaben für Leistungen der Rehabilitation an allen Leistungsausgaben der gesetzlichen Krankenversicherung 1,6 %, 1997 in den alten Bundesländern 7,6 % und in den neuen 5,4 % (zum Vergleich: alte Bundesländer 1995: 11,3 %, 1996: 11,4 %, neue Bundesländer 1995: 6,7 %, 1996: 7,2 %) (BMAS, 1991, S. 163; BMAS 1992, S. 23, 45. BMG, 1998, Abschnitt: Leistungsfälle). Rehabilitationsmaßnahmen nahmen 1991 1,7 % der Krankenkassenmitglieder (BRD-West) in Anspruch, 1997 waren es in den alten Bundesländern 2,1 % und in den neuen 1,5 % (1990: 1,8 %). Die versichertenbezogenen Rehabilitationsleistungen der gesetzlichen Krankenkassen differieren nach dem Versichertenstatus, verringerten sich aber in den letzten Jahren in allen Bereichen: In den alten Bundesländern fielen bei der allgemeinen Krankenversicherung (AKV) 1995 und 1996 1,1 % und 1997 0,8 % der Leistungsausgaben auf Rehabilitationsleistungen, bei der Krankenversicherung der Rentner (KVdR) waren es 1995 11,8 %, 1996 11,7 % und 1997 8,6 %. Der Anteil der Ausgaben für Rehabilitationsmaßnahmen in den neuen Bundesländern belief sich bei der AKV 1995 auf 0,4 %, 1996 auf 0,5 % und 1997 auf 0,5 % und bei der KVdR 1995 auf 6,5 %, 1996 auf 7,6 %, 1997 auf 5,7 % (BMG, 1998, Abschnitt: Leistungsfälle). Maßnahmen in Trägerschaft der gesetzlichen Krankenversicherung betrafen 1995 23,8 % aller Rehabilitanden (1985 8,1 %, 1990 10,8 %) (Statistisches Bundesamt, 1987, S. 36–37; Statistisches Bundesamt 1992, S. 23; Statistisches Bundesamt 1998, S. 22–23). Die schwerpunktmäßige Ausrichtung auf Maßnahmen für ältere Menschen (über 65 Jahre) zeigt sich sowohl bei allen Leistungen der gesetzlichen Krankenversicherung (1985

42,9 %, 1990 50,4 %, 1995 54,7 %) als auch bei den Leistungen des gesamten Sozialversicherungssystems (1985 49,9 %, 1990 50,1 %, 1995 73,7 %). Damit ergibt sich ein sehr interessantes Bild der Leistungsverlagerung und Schwerpunktveränderung bei der Rehabilitation älterer Menschen, das in seinen Wirkungen auf Konzepte und Professionalisierung, aber auch auf Erfolge beurteilbar sein sollte. Die Träger von Rehabilitations- und Pflegeleistungen sind institutionell eigenständig, befinden sich aber für den einzelnen Sozialversicherten im Regelfall unter dem Dach ein und derselben gesetzlichen Krankenkasse (Krasney, 1994, S. 265–283). Damit gilt zunächst einmal die Regel, daß Ausgaben für Rehabilitation allenfalls eingeschränkt in Einsparungen von kurativen Leistungen (hier: Pflegeleistungen) begründet sind.

Demographische Veränderungen im Aufbau der Bevölkerung, die Zunahme chronisch-degenerativer Krankheiten und altersbedingter Einschränkungen im Hinblick auf Erleben und Bewältigung des Alltags, Veränderungen der familiären und partnerschaftlichen Strukturen, restriktivere Finanzierungen der Leistungen von Vertragsärzten oder Krankenhäusern und die hinsichtlich Kapazität, Angemessenheit und (Lebens-)Qualität unzureichende Pflege und Versorgung pflegebedürftiger Menschen, besonders in vollstationären Pflegeeinrichtungen, markieren einen quantitativ und qualitativ gestiegenen Bedarf an fachlich neuen und eigenständigen Leistungen der Pflege. Dabei handelt es sich vor allem um nicht passivierend-versorgende und entselbständigende Angebote.

Die Rehabilitation im Kontext der Pflege gewann insbesondere durch das Inkrafttreten der Pflegeversicherung erheblich an Relevanz.[1] Der „neue" Kontext „Rehabilitation vor/und Pflege" ist im wesentlichen durch drei Aspekte gekennzeichnet:

Erstens durch einen Orientierungs- und Verständniswandel der Rehabilitation. Die durch Krankheit geprägte Zielorientierung der Wiedereingliederung in Beruf und alltägliches Leben oder das Beheben funktioneller Einschränkungen als herkömmliche sozialrechtliche Normen der Rehabilitation erfahren in der Pflegeversicherung eine Umorientierung und Ergänzung. Die Rehabilitation löst sich von der unmittelbaren Bindung an Krankheiten und erfährt in der Ausrichtung auf Pflegebedürftigkeit und deren Prävention eine veränderte Zielbestimmung, nämlich eine möglichst selbständige Bewältigung des Alltags in der eigenen Lebenswelt der meist betagten Klientel zu erreichen oder zu erhalten. Rehabilitation für pflegebedürftige Menschen orientiert vorrangig

---

[1] Die Ausführungen dieses Abschnitts sind dem noch nicht abgeschlossenen Promotionsvorhaben entnommen: Dangel, Bärbel: Analyse der „Aktivitäten des täglichen Lebens" der Gutachten zur Feststellung der Pflegebedürftigkeit im Rahmen der sozialen Pflegeversicherung im Hinblick auf ihren Beitrag zu pflegerischer Diagnostik und Qualitätssicherung.

auf ambulante oder teilstationäre Maßnahmen, die (notwendigerweise) im wohnlichen, familialen und sozialen Umfeld der Hilfebedürftigen realisiert werden (müssen). Insofern ist durch die Pflegeversicherung eine hinsichtlich Zielsetzung, Bedarf, Ausrichtung, Konzept und Umsetzung der Maßnahmen neue, bis zu diesem Zeitpunkt von rehabilitativen Leistungen weitgehend ausgeschlossene Klientel in das Blickfeld der für Rehabilitation verantwortlichen Disziplinen, Fachkräfte und Institutionen getreten.

Zweitens durch die Übernahme des Grundsatzes „Rehabilitation vor Pflege". Dieser war richtungsweisend für die früheren sozialrechtlichen Regelungen zur Rehabilitation (SGB V, VI, (VII), IX und BSHG), insbesondere bei der Reform der Rehabilitation Mitte der 1970er Jahre, und wurde in diesen neuen Bereich sozialer Sicherung übernommen. Allerdings mit der Besonderheit, daß die Realisierung eines gutachterlich begründeten Rehabilitationsbedarfs in einen anderen sozialrechtlichen Leistungsbereich, normalerweise die Krankenversicherung, verwiesen wird, während die Sozialrechtsbereiche außerhalb der Pflegeversicherung hinsichtlich des Risikos der Pflegebedürftigkeit ausschließlich präventive Regelungen kennen, die der Pflegebedürftigkeit vorbeugen sollen (§§ 11 (2) und 23 (1) Nr. 4 SGB V; § 4 (1) Nr. 2 SGB IX). Dieser Zusammenhang wurde in den Regelungen des SGB V mit Geltung ab 1.4.1995 unterstrichen und ausgebaut: „Zu den Leistungen ... gehören auch medizinische und ergänzende Leistungen zur Rehabilitation, die notwendig sind, um einer drohenden Behinderung oder Pflegebedürftigkeit vorzubeugen, sie nach Eintritt zu beseitigen, zu bessern oder eine Verschlimmerung zu verhüten. Leistungen der aktivierenden Pflege nach Eintritt von Pflegebedürftigkeit werden von den Pflegekassen erbracht" (§ 11 (2); Deutscher Verein, 1993, S. 5–9). Das Krankenversicherungsrecht kennt mit Bezug zur früheren Regelung der Schwerpflegebedürftigkeit einen weiteren, pflegepräventiven Regelungstatbestand: Bei den medizinischen Vorsorgeleistungen des § 23 SGB V haben Versicherte Anspruch „auf ärztliche Behandlung und Versorgung mit Arznei-, Verbands-, Heil- und Hilfsmitteln, wenn diese notwendig sind, Pflegebedürftigkeit zu vermeiden" (§ 23 SGB V; Schulin, 2004). Es hat aber den Anschein, als ob diesen insgesamt wenig bekannten Regelungsoptionen kaum eine tertiärpräventive Praxis entspricht.

Wie generell im Rehabilitationsrecht ist auch bei den Regelungen der sozialen Pflegeversicherung auf der einen Seite der Umfang der Rehabilitation von Hilfebedürftigen weit gefaßt: Es geht um Vorbeugen, Beseitigen, Bessern, das Verhüten einer Verschlimmerung (§§ 5 (2) und 18 (1) SGB XI) und selbstverständlich auch um den Erhalt und die Wiedergewinnung verlorengegangener Fähigkeiten. Auf der anderen Seite wird aber, bedingt durch den Regelungsbereich und die Anbindung an die Definition von Krankheiten des Krankenversicherungsrechts, in der Regel von medizinischer Rehabilitation (Zielbereiche:

Disability, Impairment) ausgegangen; nur selten finden sich in der Pflegeversicherung – sogar im Gegensatz zum Krankenversicherungsrecht – auch „ergänzende Leistungen zur Rehabilitation" geregelt.

Drittens durch eine professionelle Umorientierung auf „Pflege". Entwicklung und Ausgestaltung spezifischer Handlungskonzepte sind notwendige Folge dieser Umorientierung in der Rehabilitation auf die neue Klientel. Als rehabilitativer Ansatz für alte Menschen erlangte die geriatrische Rehabilitation[2] einen erheblichen Stellenwert, was in der quasi äquivalenten Verwendung der beiden Begriffe geriatrische Rehabilitation und Rehabilitation alter Menschen ausgedrückt wird.[3] Dabei wird verkannt, daß geriatrische Rehabilitation als medizinische Rehabilitation alter und alterskranker Menschen krankheitenorientiert und funktionsbezogen ausgerichtet ist. Altersbedingte, vor allem auch die Lebenssituation und -bewältigung betreffende Aspekte bleiben zunächst einmal weitgehend unberücksichtigt. Geriatrische Rehabilitation repräsentiert also *einen* Bereich der Rehabilitation alter Menschen, der einer notwendigen Ergänzung bedarf. Ein Festhalten am synonymen Gebrauch beider Begriffe kann ein reduktionistisches Verständnis von Zielen, Intention und „Einsatzmöglichkeiten" bedeuten und eine verkürzte Umsetzung des in der Pflegeversicherung weitergehend konzipierten Ansatzes der Rehabilitation alter und/oder chronisch kranker Menschen zur Folge haben.[4]

---

[2] Für eine geriatrische Rehabilitation, die an Kriterien und Konzepten der ICF ausgerichtet ist, stellt sich dies allerdings anders dar (Deutsches Institut für medizinische Dokumentation und Information, www.dimdi.de, Stand: 24.9.2002). Dieses Verständnis ist Grundlage der Begutachtungsrichtlinien für Vorsorge und Rehabilitation, die von den Spitzenverbänden der Krankenkassen 2001 beschlossen wurden. Sie spannen den Bogen der medizinischen Rehabilitation von Bedürftigkeit, Fähigkeit, Prognose und Zielsetzung zu medizinischem Anlaß und Ausgangspunkt und Verselbständigung im Alltag (Medizinischer Dienst der Spitzenverbände der Krankenkassen, 2001, S. 59–64). Vgl. auch die Ausgestaltung dieser Kategorien im Projektbericht der Deutschen Vereinigung für die Rehabilitation Behinderter (2002, S. 13–23).

[3] Dies läßt sich beispielsweise im vierten Altenbericht (2002) des Bundesministeriums für Familie, Senioren, Frauen und Jugend nachvollziehen: Im Abschnitt Rehabilitation und Pflege problematisieren die Autoren die Trennung von Rehabilitation und Pflege, verstehen Rehabilitation als immanenten Bestandteil von Pflege und schlußfolgern, die Problematik verkürzend und umgehend, daß Pflege, „wo immer sie stattfindet ... rehabilitativ ..." sein sollte (S. 276). Im weiteren setzen sie aktivierende mit rehabilitativer Pflege gleich (S. 277), ohne eine begriffliche oder konzeptuelle Klärung zu erwägen oder vorzunehmen. Der kurze Abschnitt thematisiert ausschließlich die medizinische (nach Apoplex) und geriatrische Rehabilitation, läßt also den eingangs konstatierten relevanten Zusammenhang von Pflege und Rehabilitation außer acht. Dieses Verständnis prägt auch die Abschnitte zur geriatrischen Rehabilitation (Bundesministerium für Familie, Senioren, Frauen und Jugend, 2002, S. 276–277, 332–333, 337).

[4] So wird die Entstehung geriatrischer Rehabilitationskliniken als Einrichtungen der medizinischen Rehabilitation neben dem demographischen Wandel mit der Einführung der Pflegeversicherung begründet (Hasemann, 1999, S. 10–11).

Der Ansatz der geriatrischen Rehabilitation zielt auf die Wiederherstellung oder Kompensation verlorener Funktionen als Folge eines akuten Krankheitsereignisses ab: Er greift mit einer „engen" und medizinorientierten Zielsetzung zu kurz, um als ein den Erfordernissen der Pflege und der Alltagsorientierung entsprechendes, den Bedarf und Bedürfnissen der Pflegebedürftigen genügendes, umfassendes Rehabilitationskonzept zu dienen. Pflegerisches Handeln und Pflegefachberufe haben im konzeptuellen Rahmen der geriatrischen Rehabilitation gegenüber den professionellen Konzepten der Ärzte und Therapeuten nachrangigen Stellenwert. Dies steht im Widerspruch zur Bedeutung, die beruflich Pflegende ausdrücklich auch in der Versorgung alter Menschen haben, z.B. bei der geriatrischen Rehabilitation (Meier-Baumgartner, 1991, S. 20), wobei hier auch eine eindeutige (im Hinblick auf die pflegefachliche Eigenständigkeit einschränkende) Tätigkeitszuweisung für das Pflegefachpersonal erfolgt. Pflegefachkräfte weisen zwar zeitlich, räumlich und tätigkeitsbezogen die häufigsten und intensivsten Kontakte zu Patienten oder Klienten auf[5], das pflegerische Tätigkeitsspektrum dagegen ist bislang auf traditionell pflegerische Tätigkeiten – hier verkürzend und bereichsfremd als Grund- und Behandlungspflege charakterisiert[6] – und auf die Ausführung ärztlicher oder die Weiterführung therapeutischer Anordnungen oder Leistungen konzeptuell begrenzt. Die Ausführung therapeutischer und ärztlicher Behandlungspläne ist nicht zuletzt Aufgabe der Pflege, weil sie als einzige Berufsgruppe aufgrund der Präsenz die Kontinuität von Behandlung und Therapie gewährleisten kann. Obwohl Stellenwert und Zusammenhang der Rehabilitation alter Menschen in der neueren Pflegefachliteratur Aufnahme gefunden haben und zum Teil in den Kontext der Pflegeversicherung gestellt werden, ordnen sich die genannten Ansätze rehabilitativer pflegerischer Arbeit in die Hierarchie und Zielsetzung der geriatrischen Rehabilitation (Krankheitsorientierung, Funktionsverlust) ein, auch wenn beispielsweise durch Zugrundelegung des Pflegemodells von Orem die Erlangung von Selbständigkeit in den Aktivitäten des täglichen Lebens Ziel und Inhalt der

---

[5] Runge und Rehfeld heben Pflege- und Medizinberufe aufgrund ihrer 24stündigen Zuständigkeit für Patienten gegenüber anderen Berufsgruppen im therapeutischen Team hervor (Runge & Rehfeld, 1995, S. 156–159). Pflegefachkräfte gewährleisten durch ihre Präsenz zudem den Informationsfluß im therapeutischen Team. Obwohl die zentrale Rolle der Pflege unbestritten ist, werden therapeutische Teams in der Regel von Ärzten geleitet (Hasemann, 1999, S. 11–13).

[6] Obwohl Grund- und Behandlungspflege sozialrechtliche Begriffe sind, die es gestatten, pflegerische Leistungen durch Zuordnung von Maßnahmen zu differenzieren und zu erfassen, haben sie quasi als eigenständige Fachbegriffe auch in der Pflege Einzug gehalten, ohne daß es zu einer klärenden Auseinandersetzung über Aussagekraft, Reichweite und die fachsprachliche Sinnhaftigkeit oder zu einem Austausch darüber zwischen Pflege und Sozialrecht gekommen wäre.

Pflege ist (Hasemann, 1999, S. 13–18).[7] Es mangelt aber an eigenständigen und spezifisch pflegerischen Rehabilitationskonzepten, auf deren Grundlage fachlich und empirisch instrumentell fundiert mittels angemessenen Assessments der individuelle Bedarf erhoben und die pflegerehabilitative Versorgung geplant, prozeßhaft durchgeführt und evaluiert werden könnte.

Pflegerische Rehabilitation wurde bislang also vornehmlich als Krankenpflege verstanden, die in stationären Rehabilitationseinrichtung erbracht wird und Teil der medizinischen Rehabilitation ist. Seit dem Inkrafttreten der Pflegeversicherung wurde sie bezüglich des Verständnisses und Aufgabenspektrums ausgeweitet und erfuhr zugleich eine Schwerpunktverlagerung: Im Kontext der Pflegeversicherung übernahm sie auch Aufgaben im ambulanten und heimstationären Bereich, also außerhalb der medizinischen oder geriatrischen Rehabilitationseinrichtungen. Zugleich wurde ihre Beschränkung auf die Krankenpflege normativ überwunden.[8]

Das bislang in der Pflege vorherrschende und als eher traditionell zu charakterisierende Verständnis und die mit Einführung der Pflegeversicherung erfolgte konzeptionelle Bindung der Pflege an die Rehabilitation verweisen auf die Notwendigkeit, die neuen beruflichen Entwicklungen, Zuständigkeiten und Wirkungen der Pflege, nämlich fördernd, präventiv, auf Ressourcen orientiert, verselbständigend und kompetenzbildend zu sein, aufzunehmen. Somit liegen Voraussetzungen für die Entwicklung und Etablierung eines eigenständigen pflegerischen Rehabilitationsansatzes vor, der bislang allerdings wenig in den Blickpunkt der Fach- und wissenschaftlichen Öffentlichkeit gerückt ist, wie das Fehlen der Themen Pflege und Rehabilitation oder pflegerische Rehabilitation in Grundlagen- und Ausbildungswerken beweist (exemplarisch sei genannt: Bengel & Koch, 2000). Zugleich erfordert dieser Rehabilitationsansatz aber auch die Weiterqualifizierung des pflegerischen Fachpersonals, eine Erweiterung des Pflegespektrums und die Etablierung dieser Leistungen in den Pflegeinstitutionen.

---

[7] Ein Ansatz für ein weitergehendes Verständnis der Rehabilitation alter Menschen kann eine von akuten Krankheitsereignissen unabhängige Ausgestaltung spezifisch pflegerischer Aufgaben entlang der Aktivitäten des täglichen Lebens sein. Exemplarisch hierzu: Sozialministerium Baden-Württemberg 2000, S. 95–118.

[8] Diese enge Orientierung auf Krankenpflege (in stationären Einrichtungen) ist in pflegewissenschaftlich „entwickelteren" Ländern nicht vorhanden. Rehabilitation in der Pflege ist ein in seiner Bedeutung zunehmender Arbeitsbereich von Pflegefachkräften, die eine Zusatzqualifikation für Rehabilitation und/oder gerontologische Rehabilitation haben und in allen Bereichen der Versorgung (Krankenhaus, Heim, ambulante Einrichtung) arbeiten. Pflegerische Rehabilitation folgt in der Regel einer akuten, begleitet aber auch eine chronische Krankheit und ist durch einen spezifischen und eigenständigen, durch spezielle Instrumente ausgestalteten pflegerischen Ansatz gekennzeichnet, z.B. mittels Zielsetzungen, die mit denen der Pflegeversicherung vergleichbar sind (Vgl. Easton, 1999, S. 3–52; Easton, 2001, S. 571–581; Radwanski, 1996, S. 683–699).

2.2 Der Ansatz der Rehabilitation in der Pflegeversicherung

Die zentrale Zielsetzung der Pflegeversicherung ist es, pflegebedürftigen Menschen – auch mit Hilfebedarf und Einschränkungen bei der Bewältigung des Alltags – ein weitgehend selbständiges und selbstbestimmtes Leben zu ermöglichen oder zu bewahren helfen (§ 2 (1) SGB XI; BMGS, 2003, S. 15). Konsequent spiegelt sich das in den Grundsätzen der Pflegeversicherung wider (§§ 3, 4, 5, 31 SGB XI; BMGS, 2003, S. 16–17, 35):

* Rehabilitation (und Prävention) haben der Pflege gegenüber Vorrang, auch um Pflegebedürftigkeit zu vermeiden,
* ambulante Pflege (und Rehabilitation) gehen stationären Leistungen vor,
* Laienpflege hat Vorrang vor professioneller Pflege.

Rehabilitationsnorm und -verfahren in der Pflegeversicherung vermitteln durch Zielorientierung und Ausgestaltung einen eigenständigen und innovativen Charakter der Rehabilitation pflegebedürftiger Menschen. Prävention und Rehabilitation vor und bei Pflegebedürftigkeit sollen im Rahmen medizinischer und ergänzender Leistungen realisiert werden (§ 5 SGB XI; BMGS, 2003, S. 16–17).[9] Die Pflegekassen wirken bei dem zuständigen Leistungsträger (Krankenversicherung, Rentenversicherung, Unfallversicherung) auf Einleitung der notwendigen Maßnahmen hin. Geeignete Maßnahmen der Prävention, Krankenbehandlung und Rehabilitation sollen einer Pflegebedürftigkeit vorbeugen, sie vermeiden, rückgängig machen oder vermindern und bei bestehender Pflegebedürftigkeit eine Verschlimmerung verhindern. Begrifflich analog zu den im Sozialrecht festgeschriebenen Regelungen auf Teilhabe an medizinisch-rehabilitativen Maßnahmen der gesetzlichen Kranken-, Renten- und Unfallversicherung, aber auch in Abgrenzung zu ihnen wird innerhalb der Pflegeversicherung ein Rahmen für die pflegerische Rehabilitation abgesteckt. Innerhalb dessen soll aktivierende Pflege durchgeführt werden mit den Zielen, den Pflegebedürftigen zu mobilisieren und dessen vorhandene Fähigkeiten zu bewahren bzw. zu helfen, verlorengegangene Fähigkeiten wiederzuerlangen (§ 28 (4) SGB XI; BMGS, 2003, S. 33–34). Dabei werden nicht nur Pflegeeinrichtungen verpflichtet, eine aktivierende Pflege zu gewährleisten (§ 11 SGB XI), sondern auch den Pflegebedürftigen wird bei den Maßnahmen der medizi-

---

[9] Durch das Sozialgesetzbuch IX hat sich für die Pflegeversicherung eine Präzisierung und Eingrenzung des Rehabilitationsbegriffs auf „Leistungen der medizinischen Rehabilitation (...)" ergeben, die nunmehr einen in dieser Weise geregelten Anspruch im Rahmen des Gesetzes darstellen (§ 5 SGB XI; BMGS, 2003, S. 16–17; Mrozynski, 2002, S. 62–69, 272–304; Lachwitz, Schellhorn & Welti, 2002, S. 176–183).

nischen Rehabilitation und der aktivierenden Pflege eine Mitwirkungspflicht zugeschrieben (§ 6 (2) SGB XI; BMGS, 2003, S. 17).

All dies geschieht vor dem Hintergrund der einerseits mangelnden fachlichen Ausgestaltung des Konzepts der aktivierenden Pflege und des andererseits von der Pflegeversicherung erhobenen Anspruchs auf aktivierende Pflege als generelle Handlungsnorm der (professionellen) Pflege. Diese hinsichtlich der Intention unklare Regelung und die Offenheit des fachlichen Konzepts standen nach unserer Auffassung bisher einer Entwicklung und Ausformung eines spezifischen Handlungsansatzes entgegen. Der Kreis sozialrechtlich geregelter Rehabilitation wurde somit im Bereich der Pflegeversicherung zu einem elliptischen Rahmen transformiert, bei dem die medizinische und die pflegerische Rehabilitation die beiden Brennpunkte bilden (☞ Abb. 2.1). Der pflegerischen Prävention kommt offensichtlich nur ein marginaler Stellenwert zu. Das ist insofern konsequent, als daß professionelle Pflege in der gegenwärtigen Ausrichtung erst bei bestehender Pflegebedürftigkeit in Anspruch genommen und somit lediglich als tertiäre Prävention wirksam werden kann. Dies steht jedoch zumindest teilweise im Widerspruch zur ausdrücklich präventiven Orientierung, die im Rahmen der Pflegeversicherung Bestandteil der Pflege ist (Vgl. § 28 (4) SGB XI; BMGS, 2003, S. 33–34). Pflegerische Prävention wie auch Rehabilitation sind bislang pflegefachlich nicht besetzte und pflegewissenschaftlich nicht ausgestaltete Tätigkeitsgebiete, denen zukünftig allerdings eine erhebliche Bedeutung zukommen wird, wenn sie pflegeprofessionell wahrgenommen werden (Korporal & Dangel, 2001, S. 80–83; Dangel & Korporal, 2003, S. 50–62).

Dieser bizentrische und dichotome Rehabilitationsansatz beinhaltet bei der Realisierung von Rehabilitationsleistungen für Pflegebedürftige einen interessanten, für die Sozialversicherung neuen und bisher einmaligen institutionellen Übergang von der Pflege- zur Krankenversicherung, der die Verbindlichkeit der Umsetzung als Chance auf Leistung für Pflegebedürftige zugleich öffnet und in der rechtlichen Sicherung des Anspruchs herabsetzt: Die Entscheidung über die im Gutachten bescheinigte Notwendigkeit und von der Pflegekasse befürwortete Rehabilitation[10] ist durch den institutionellen Übergang in die Ermessensentscheidung der Krankenversicherung gestellt und wird systembedingt unterschiedlich umgesetzt. Zugleich schließt die Begrenzung auf medizinische Rehabilitation Ansprüche auf weitergehende Leistungen zur

---

[10] Die Pflegekassen prüfen im Rahmen des Gutachtens zur Feststellung der Pflegebedürftigkeit durch den Medizinischen Dienst auch, ob Präventions- und Rehabilitationsmaßnahmen vorgeschlagen oder ergriffen wurden, die geeignet und zumutbar sind. Sie veranlassen bei den zuständigen Leistungsträgern, in der Regel der Krankenversicherung, die Einleitung von ambulanten medizinischen Rehabilitationsmaßnahmen (§ 18 (1) SGB XI; BMGS, 2003, S. 24–25), ein Anspruch auf stationäre Rehabilitationsleistungen besteht nicht.

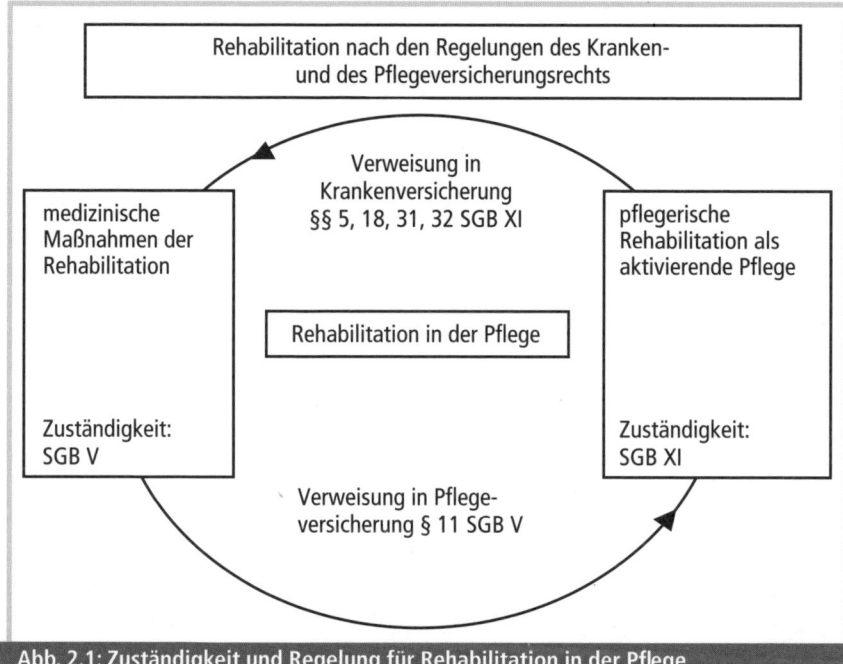

Abb. 2.1: Zuständigkeit und Regelung für Rehabilitation in der Pflege.

Rehabilitation aus, der Wechsel der Zuständigkeit stellt diese unter Arztvorbehalt. Zu berücksichtigen ist auch, daß auf Basis der Formulierung des SGB XI für die Träger der rehabilitativen Maßnahmen, in den meisten Fällen sind dies die Krankenkassen, kein finanzielles Interesse – und somit kein Anreiz auf Einsparung – bei einer erfolgreichen Rehabilitation pflegebedürftiger Menschen besteht, da diese den Pflegekassen zugute kommt.[11]

Immerhin ist die Verpflichtung der Begutachtung hinsichtlich einer Rehabilitation für den Medizinischen Dienst der Krankenversicherung verbindlich und zwingend geregelt[12], während Pflegebedürftige nach §§ 5, 18 und 40 (1) SGB XI nur einen *ermessensbegrenzten* Anspruch auf Rehabilitationsleistungen gegenüber dem zuständigen Träger, der nicht die Pflegekasse ist, haben. Die Umsetzung der Empfehlungen zur Rehabilitation wurde also neben dem

---

[11] Dies ist ausdrücklich im SGB IX berücksichtigt: Hier ist der substitutive Charakter der Leistungen zur Teilhabe formuliert („... den vorzeitigen Bezug anderer Sozialleistungen vermeiden oder laufende Sozialleistungen zu mindern" (§ 4 (1) Nr. 2 SGB IX); „... so vollständig, umfassend und in gleicher Qualität, daß Leistungen eines anderen Trägers möglichst nicht erforderlich werden (§ 4 (2) SGB IX)" (Schulin, 2004, S. 1152–1153).

[12] Einschränkend muß hinzugefügt werden, daß der Medizinische Dienst lediglich Empfehlungen zur Rehabilitation ausspricht.

Ermessen der Pflegekasse bei der Leistungsentscheidung in die Zuständigkeit und das Ermessen der Krankenkasse verwiesen. Demzufolge müssen Rehabilitationsleistungen ärztlich verordnet werden – mit der wahrscheinlichen Konsequenz von Verfahrensunsicherheiten und -differenzen bei der Kommunikation und Umsetzung. Die mit der Pflegeversicherung intendierte Klientelorientierung zu gewährleisten und umzusetzen, hieße dagegen, den aufgrund von Verfahren und Regelungen erschwerten Weg des Erhalts von rehabilitativen Maßnahmen für den Pflegebedürftigen zu vereinfachen und seine Eigenständigkeit und Selbstverantwortung wiederherzustellen. Beispielsweise könnten ihm Kopien oder Ergebnismitteilungen der Gutachten mit dem ausdrücklichen Hinweis auf die erteilten Rehabilitationsempfehlungen oder die Entscheidung der Pflegekasse darüber überlassen werden, so daß für den Pflegebedürftigen oder seine Angehörigen die Möglichkeit besteht, kompetent mit dieser Angelegenheit umzugehen oder auch dieses Angebot nicht anzunehmen.

Pflegerische und medizinische Rehabilitation können vor dem Hintergrund der Pflegeversicherung also zunächst als zwei nebeneinander bestehende, geregelte, sich idealerweise ergänzende oder auch gegenseitig bedingende Ansätze verstanden werden. Der Verweis der aktivierenden Pflege nach Eintritt der Pflegebedürftigkeit in die ausschließliche Zuständigkeit der Pflegeversicherung und der Pflege macht jedoch deutlich, daß es faktisch bestenfalls um zwei begrifflich und professionell unterschiedliche und institutionell getrennte Konzepte der Rehabilitation geht, nämlich einer medizinischen Rehabilitation in der Trägerschaft der gesetzlichen Krankenkassen und einer pflegeprofessionellen Rehabilitation, die von den Pflegekassen getragen und finanziert wird. Bedingt durch die wechselseitige Zuweisung gelten also jeweils andere Regelungskontexte für die Leistungserbringung. Möglicherweise korreliert die Komplexität von Regelung, Zuständigkeit und Verfahren auch mit einer nicht optimalen oder gar defizitären Ausschöpfung der Leistungspotentiale und einem nicht unerheblichen Ressourcenverbrauch durch Verfahren und Umsetzung.

Die Diversifizierung der Zuständigkeit für rehabilitative Leistungen hat in der Bundesrepublik Tradition. Sie lag und liegt auch noch gegenwärtig, nach der zweiten grundlegenden Reform der Rehabilitation als Teilhabe (SGB IX), in der Systematik der Rehabilitationsregelungen und -trägerschaften begründet, die Rehabilitation nicht als integrierten, abgestuften, phasenhaft verlaufenden und interdisziplinären Prozeß definiert. Damit ist die Rehabilitation kein prozeßhaftes therapeutisches, zeitliches und institutionelles Kontinuum, sondern wird durch die jeweiligen Gliederungsprinzipien des Teilsystems der sozialen Sicherung geprägt und durch dessen Strukturelemente begrenzt. Dies steht eigentlich im Widerspruch zum Konzept der Rehabilitation und der Pflege(versicherung): Eine individuelle, auf die Bedürfnisse des Betroffenen ausgerichtete Pflege (und Rehabilitation) impliziert, im Hinblick auf Person, Profession und Institution übergreifend und prozeßhaft zu arbeiten.

2.3 Rechtliche Regelungen und Leistungen der Pflegeversicherung (SGB XI) zur Rehabilitation

Paragraph 5 SGB XI regelt den Vorrang der Prävention und Rehabilitation, um den Eintritt von Pflegebedürftigkeit zu vermeiden oder um eine bereits bestehende zu überwinden, zu mindern oder deren Verschlimmerung zu verhindern. Dies gilt auch für Menschen, die (noch) keine Leistungen nach dem SGB XI beziehen. Die Rehabilitation soll den außerstationären Verbleib des Hilfebedürftigen absichern. Ausdrücklich werden die Regelungen an die eigenverantwortliche Mitwirkung des Pflegebedürftigen gebunden (§ 6 SGB XI).

Im Verfahren zur Feststellung der Pflegebedürftigkeit ist geregelt: „Die Pflegekassen haben durch den Medizinischen Dienst der Krankenversicherung prüfen zu lassen (...), ob und in welchem Umfang Maßnahmen zur Beseitigung, Minderung oder Verhütung einer Verschlimmerung einer Pflegebedürftigkeit einschließlich der medizinischen Rehabilitation geeignet, notwendig und zumutbar sind; insoweit haben Versicherte einen Anspruch gegen den zuständigen Träger auf Leistungen zur ambulanten medizinischen Rehabilitation mit Ausnahme von Kuren" (§ 18 (1) SGB XI). Zu den Ergebnissen des Gutachtens des MDK gehören ausdrücklich auch zu empfehlende Maßnahmen zur Rehabilitation (§ 18 (1 und 5) SGB XI; Igl, 1995, S. 140–143; MDS, 1997, S. 19, 60–63; Begutachtungs-Richtlinien, 2001, S. 34–40).

Bei den Leistungsarten des SGB XI wird auch die Aktivierung des Pflegebedürftigen aufgeführt mit dem Ziel, vorhandene Fähigkeiten zu erhalten und, soweit möglich, verlorene Fähigkeiten zurückzugewinnen, einer Vereinsamung entgegenzuwirken und Kommunikationsbedürfnisse zu berücksichtigen (§ 28 (4) SGB XI). Hier ist vor allem auch an die Unterstützung durch ehrenamtliche Helfer gedacht.

Das Unterstreichen des Vorrangs der Rehabilitation vor Pflege im Leistungsabschnitt des Gesetzes begrenzt die Rehabilitation auf zumutbare Leistungen (§ 31 (1) SGB XI). Diese Begrenzung der Leistungen auf die Zumutbarkeit wird zunächst auf die Regelung der §§ 63 und 65 SGB I sowie auf § 7 RehAngG bezogen, nach denen sie durch die Mitwirkung des Pflegebedürftigen den Vorrang der Rehabilitation absichern sollen (§§ 63 und 65 SGB I, Bundesversicherungsanstalt für Angestellte, 1997; Gesetz über die Angleichung der Leistungen zu Rehabilitation, 1995, S. 1–69). Von sicher größerer Bedeutung für die Hilfebedürftigen sind die Grenzen der Mitwirkung nach dem SGB

XI (§ 65 SGB I), die durch Unverhältnismäßigkeit der Beanspruchung durch die Rehabilitationsmaßnahme oder den stark beeinträchtigenden Charakter der Maßnahme (Schmerzen, Schaden für Leben oder Gesundheit) definiert werden.

So akzeptabel und klientenorientiert diese Regelungen auch sind, sie erscheinen in erheblichem Umfang konfliktträchtig: Rehabilitation kann zur Verringerung oder zum Entzug von Leistung führen oder vom Hilfebedürftigen in diesen Zusammenhang gestellt werden; sie kann subjektiv als überaus beeinträchtigend und nichtakzeptabel wahrgenommen werden, oder ihre Intention oder Resultate können nicht nachvollziehbar oder zufriedenstellend sein (Lehr, 1995, S. 46–47).

Pflegehilfsmittel können zur Linderung der Beschwerden, Erleichterung der Pflege oder zur Verselbständigung des Hilfebedürftigen subsidiär zu Leistungen der Krankenkasse oder anderer Sozialversicherungen bewilligt werden (§ 40 (1) SGB XI). Eine ärztliche Verordnung ist nicht erforderlich. Sie können nach den Bestimmungen des Krankenversicherungsrechts auch präventiv und zur Befriedigung von Grundbedürfnissen eingesetzt werden (GKV, 1995a, S. 72–73). Die Pflegekassen können technische Hilfsmittel, ambulante Rehabilitationsmaßnahmen, Zuschüsse zur Verbesserung des Wohnumfelds und Verbrauchshilfsmittel finanzieren (§ 40 (2–4) SGB XI). Anpassung an den Gebrauch und Einweisung in die Nutzung sind – wie auch im Rehabilitationsrecht der Rentenversicherung – obligatorisch (§ 40 (3) SGB XI). Nachrangig zur Krankenversicherung wird für die Pflegeversicherung ein eigenständiges Hilfsmittelverzeichnis wirksam.

Angesichts der Komplexität der Zuständigkeiten und der Einzelfallorientierung der Rehabilitation sind die Informations- und Beratungspflichten, die Zusammenarbeit der verschiedenen Träger und eventuelle Vorleistungen ausdrücklich geregelt (§ 31 (2–4), § 32 SGB XI; GKV, 1995b, S. 9–12).

2.4 Pflegerische Rehabilitation: Der Ansatz aktivierender Pflege

2.4.1 Der Stellenwert der aktivierenden Pflege

Mit dem Ansatz der aktivierenden Pflege ist neben der medizinischen Rehabilitation eine zweite Orientierung im Rehabilitationsbereich in die Pflegeversicherung aufgenommen worden (Dangel & Korporal, 2003, S. 50–62). Die pflegerische Rehabilitation ist erstmals ausdrücklich und eigenständig Gegenstand sozialrechtlicher Regelungen. Das Konzept der aktivierenden Pflege kann im Hinblick auf Ziel, Intention und Verfahren als die „eigentliche", weil der Philosophie der Pflegeversicherung entsprechende und klientennahe Rehabilitation gelten. Sie zeichnet sich durch folgende Merkmale aus:

- Aktivierende Pflege als Ansatz pflegerischer Rehabilitation nimmt die Zielsetzung der Pflegeversicherung auf, die Selbständigkeit der Pflegebedürftigen im Hinblick auf die Bewältigung des Alltags zu erhalten oder wiederzuerlangen. Es geht hier um eine Form der Rehabilitation, die an Alltagserfordernissen ansetzt, kontinuierlich erfolgt und nicht direkt und unmittelbar an Krankheit und/oder ärztliche Diagnosen gebunden ist oder durch sie begründet wird. Insofern ist sie immer individuell und spezifisch an den Bedürfnissen und der Zielsetzung der Pflegebedürftigen ausgerichtet. Im Gegensatz zur medizinischen Rehabilitation, die in der Regel zeitlich begrenzt und maßnahmen- und funktionsorientiert angelegt ist, stellt die pflegerische Rehabilitation ein „umfassendes" Geschehen dar, das mit spezifischen Assessments den individuellen Bedarf erhebt sowie Maßnahmen und Settings plant, umsetzt und evaluiert. Grundlage für die Entwicklung bedarfs- und klientenorientierter Instrumente können die in der Pflegeversicherung primär angelegten Skalen der Aktivitäten des täglichen Lebens und der alltäglichen Verrichtungen sein.
- Im Rahmen der Pflegeversicherung liegt der Pflege ein partizipativer Ansatz zugrunde: Sie soll partnerschaftlich in der Zusammenarbeit mit Pflegebedürftigen und ihren Angehörigen erbracht werden. Das heißt, es geht wesentlich auch um die Vermittlung von Informationen, Wissen und Kompetenz. Edukation erhält in diesem Kontext einen erheblichen Stellenwert: Angehörige und Pflegebedürftige bedürfen der Anleitung, Schulung, eines Trainings und der Supervision. Gelerntes muß überprüft, Ergebnisse müssen ausgewertet und besprochen werden. Nicht zuletzt ist der Austausch zwischen den Beteiligten, und damit auch die Akzeptanz, relevant für den Erfolg der Maßnahmen. Die Pflegeversicherung berücksichtigt die Laienpflege als eine Form der Pflege.
- Maßnahmen pflegerischer Rehabilitation werden nicht in die Zuständigkeit anderer Kostenträger verwiesen: Sie liegen ausschließlich in der Zuständigkeit der Pflegeversicherung und erfordern keine ärztliche Verordnung und keine Bewilligung der Pflegekasse.
- Die pflegerische Rehabilitation weist gegenüber der medizinischen eine geringere Zahl an Schnittstellen und primär einen geringeren Koordinations- und Abstimmungsbedarf zwischen Berufen und Einrichtungen auf. Sie bietet die Möglichkeit einer alltags- und individuenangemessenen Koordination der verschiedenen rehabilitativen, therapeutischen und weiteren versorgungsrelevanten Maßnahmen, Vereinbarungen und Abstimmungen. Auch im Rahmen pflegerischer Rehabilitation werden selbstverständlich andere Berufsgruppen und/oder Einrichtungen in den Versorgungsprozeß einbezogen. Im Unterschied zu den anderen Rehabilitationsbereichen liegt die Verantwortung jedoch bei der zuständigen Pflegefachkraft/Pflegeexpertin, die

den Prozeß nach Feststellung des Bedarfs im Sinne eines „Nursing Case Managements", das es konzeptuell zu entwickeln sowie pflegespezifisch und -fachlich auszugestalten gilt, plant und die erforderlichen Maßnahmen einleitet und koordiniert.

Das ist insofern klientelangemessen, da pflegebedürftige Menschen sich beispielsweise nicht um Verordnungen, Zuständigkeiten, Bewilligungen und Verfahrenswege kümmern müssen, die für sie tendenziell nicht nachvollziehbar sein können und viele vermutlich überfordern. Sie können diese Verantwortung der pflegenden Fachkraft übergeben, die vor dem Hintergrund der pflegefachlichen Erfordernisse und der individuellen Angemessenheit und Zumutbarkeit nach Absprache mit dem Klienten tätig wird. Dies wird am Beispiel von Maßnahmen der medizinischen Rehabilitation deutlich:

- Im Rahmen der Begutachtung durch den Medizinischen Dienst könnte Krankengymnastik als medizinisch-rehabilitative Maßnahme empfohlen werden. Möglicherweise teilt der Gutachter diese Empfehlung dem Pflegebedürftigen mit.
- Die Pflegekasse befürwortet die Empfehlung; im günstigsten Fall informiert der Sachbearbeiter den Pflegebedürftigen über diese Entscheidung.
- Der Pflegebedürftige oder seine Angehörigen müssen nun Kontakt zum Hausarzt aufnehmen und aufgrund der Kassenentscheidung um die Verordnung von krankengymnastischen Maßnahmen „bitten".
- Uneindeutig und unklar bleibt in diesem Zusammenhang die Kommunikation zwischen der Kasse und dem behandelnden Arzt, der vom Patienten oder Pflegebedürftigen der Kasse genannt wird oder vertraglich eingeschlossen sein kann.
- Schließlich bleibt noch die Kontaktaufnahme mit der zuständigen Fachkraft, die die Leistung erbringen soll. Diese komplexen Kommunikationsstrukturen verringern die Wahrscheinlichkeit einer zeitnahen und komplikationslosen Umsetzung der Rehabilitationsempfehlung. Sie sind vergleichsweise umständlich und kostenträchtig.

Pflegerische Rehabilitation im Sinne der Grundsätze und Zielsetzung der Pflegeversicherung unterstützt den Pflegebedürftigen und seine Angehörigen, mit den Gegebenheiten seiner Lebenssituation zurechtzukommen. Zudem zielt sie auf den Aufbau und Erhalt einer Lebensqualität, die für den Betroffenen und seine Angehörigen akzeptabel ist und gewünscht wird. Dies setzt das Einverständnis und die Mitarbeit von Pflegebedürftigen und Angehörigen voraus. Allerdings besteht hier auch ein besonderer Kontext, da die professionelle Pflege nach dem SGB XI nur eine ergänzende und komplementäre, aber keine ersetzende Funktion hat. Mithin ist sie immer auf die Akzeptanz und Zufriedenheit der zu pflegenden Menschen und der Pflegeperson angewiesen. Dieses Pflegeverständnis entspricht der langjährigen Auffassung der WHO und der

Weiterentwicklung der Klassifikation von Krankheitsfolgen (ICIDH-2) zur ICF, die die Lebenswirklichkeit und den sozialen Hintergrund der Betroffenen ausdrücklich berücksichtigt (Deutsches Institut für medizinische Dokumentation und Information, www.dimdi.de, Stand: 24.9.2002). Dem entsprechend ist sie von ihrem Ansatz her individuell, bedarfs- bzw. bedürfnisorientiert und angemessen. Sie impliziert eine kontinuierliche und im Alltag präsente pflegerische Rehabilitation mit dem Fokus auf der Alltagsbewältigung und dem pflegerischen Management. So wird beispielsweise gemeinsam mit dem Klienten und seinen Angehörigen der Tagesablauf besprochen, organisiert, koordiniert und bewältigt. Der Erfolg der pflegerischen Rehabilitation kann durch die Pflegefachkräfte zeitnah und kontinuierlich objektiviert werden.

Dieses Verständnis aktivierender Pflege und pflegerischer Rehabilitation ist hinsichtlich der Praxis und Notwendigkeit der Leistung selbstverständlich nicht auf den Bereich der Pflegeversicherung begrenzt. Es könnte als generelles pflegerisches Rehabilitationskonzept ohne weiteres auch bei kranken, alten und behinderten Menschen ohne Rehabilitationsindikation Anwendung finden.

Intention, Verfahren und Umsetzung des oben geschilderten Konzepts pflegerischer Rehabilitation verdeutlichen, daß für diesen neuen und bislang kaum beachteten Tätigkeitsbereich Qualifikationen erforderlich sind, die bisher in der Pflege unzureichend vorhanden sind. Z.B. beruht eine spezifisch auf das Individuum ausgerichtete Rehabilitation auf detaillierten Erhebungen in Form von Assessments, die Basis für die Planung und Durchführung der Maßnahmen und ihrer Evaluation sind. Große Bedeutung wird hierbei der Information, Beratung und Edukation der Pflegebedürftigen und ihrer Bezugspersonen, aber auch anderen Professionellen und der intra- und interprofessionellen und -institutionellen Koordination zukommen. Diese Tätigkeitsbereiche erfordern neben fundiertem fachlichen Wissen auch Kompetenz bei der Umsetzung und für die Lösung methodischer Probleme. Die verantwortliche Übernahme komplexer Rehabilitationstätigkeiten wird zwangsläufig, schon allein aufgrund der quantitativen Ausweitung des Spektrums pflegerischer Aufgabenbereiche, eine Verbreiterung und Hierarchisierung pflegerischer Tätigkeiten und Qualifikationsprofile mit sich bringen. Dies könnte – quasi als Nebeneffekt – zur Festschreibung und Definition eines neuen pflegerischen Gegenstandsbereichs führen. Findet dieser Prozeß jedoch ohne maßgebliche Beteiligung der Pflege statt, was vor dem Hintergrund der bisherigen Rezeption und ausgestaltenden Beteiligung von Pflege und Pflegewissenschaft mit der Pflegeversicherung und ihrer Bedeutungen für die Pflege durchaus wahrscheinlich ist, können ihr zentrale Aufgaben- und Entwicklungsbereiche aufgrund externer Zuschreibung und Ausgestaltung „wegdefiniert" werden. Die Pflege würde so die Möglichkeit der Entwicklung einer professionellen Option nicht nutzen können.

2.4.2 Die Rezeption der aktivierenden Pflege

Der Pflegeversicherung liegt ein breiter und offener Pflegebegriff zugrunde. Entsprechend ordnet und hierarchisiert sie die Pflegeberufe, skizziert Rahmenbedingungen für die Pflege und Voraussetzungen für deren Erbringung. Darüber hinaus bietet sie eine Grundlage für den Beginn einer pflegewissenschaftlichen Diskussion über den Gegenstand von Pflege, indem sie jenseits der auch im pflegefachlichen Sprachgebrauch und Verständnis üblichen Unterscheidung zwischen Grund- und Behandlungspflege eine Option offeriert, die Pflege als ganzheitliches Geschehen auf der Grundlage des individuellen Pflegebedarfs begreift.

Je nach Tätigkeitsfeld und beruflicher Sozialisation wird ein Bogen gespannt, der von hochspezialisierter, technisch-apparativer Pflege von Patienten über präventive, pädagogische und beratende Ansätze bei Pflegebedürftigen, chronisch Kranken oder Behinderten und Familien bis hin zur eher alltagsorientierten Pflege und Versorgung im häuslichen Umfeld der Klientele reicht. Der breite Begriff und das umfassende und unterschiedliche Verständnis von Pflege werfen die Frage nach Gemeinsamem, die unterschiedlichen Tätigkeiten und Bereiche Verbindendem auf. Hierzu besteht in Pflege und Pflegewissenschaft eine Bringschuld in der Weise, daß es in Deutschland noch nicht gelungen ist, den Gegenstand der Pflege in ausreichendem Maße zu skizzieren, zu klären oder Kriterien der Strukturierung und Systematisierung zu entwickeln (Dangel 2004, S. 411–413). Ansätze der internationalen wissenschaftlichen Diskussion zur Strukturierung und Systematisierung des Pflegewissens wie das sogenannte Metaparadigma der Pflege in den Vereinigten Staaten, das die vier zentralen Konzepte „Person", „Umwelt", „Gesundheit" und „Pflege" umfaßt, werden in Deutschland selten rezipiert (vgl. Fawcett, 1996; Meleis, 1999).

Nach den Regelungen der Pflegeversicherung ist die aktivierende Pflege die tragende und verbindliche Grundlage der Pflege. Die Festschreibung dieses Konzepts, sein in der Pflegeversicherung skizzierter Rahmen und die (pflegediagnostischen) Instrumente zur Feststellung von Hilfe- und Rehabilitationsbedarf sind Ausdruck und, soweit dies auf gesetzlicher Ebene möglich ist, konsequente Operationalisierung der mit Einführung der Pflegeversicherung vorgenommenen eigenständigen und pflegefachlich neuen Definition von Pflege.

Mit der aktivierenden Pflege etabliert und besetzt die Pflegeversicherung einen pflegefachlich und -wissenschaftlich bis dahin eher am Rande liegenden, in Aussage und Bedeutung nicht festgelegten Begriff und offeriert einen neuen, eigenständigen und pflegespezifischen Ansatz der Rehabilitation. Pflegeeinrichtungen müssen die aktivierende Pflege als Leistungsform gewährleisten (§§ 11 (1), 28 (4) SGB XI; BMGS, 2003, S. 20, 34; MDS 1997, S. 103).

Mit der Einführung der Pflegeversicherung wurde „aktivierende Pflege" zum gängigen Begriff. Diese Entwicklung brachte jedoch, wie aus den Darstellungen in pflegefachlichen Lehrbüchern hervorgeht, problematische Folgen für die Ausbildung und die pflegerische Rehabilitation mit sich. Standard-Lehrbücher der Pflegeausbildung sowie Fachbücher für ambulante Pflege und (geriatrische) Rehabilitation thematisieren und beschreiben aktivierende Pflege und die Rehabilitation alter Menschen oder die geriatrische Rehabilitation eher am Rande. Sie verwenden den Begriff „aktivierende Pflege" für Lagerungsmaßnahmen, Bewegungsübungen, Mobilisierung oder ordnen die aktivierende Pflege als eine Pflegeform oder -leistung neben der Grund- und Behandlungspflege ein. In Neuauflagen dieser Lehrbücher wird aktivierende Pflege durch ganzheitliche Pflege ersetzt. Lediglich in zwei Lehrbüchern wird aktivierende Pflege im Sinne der Pflegeversicherung aufgegriffen. Viele Bücher kennen den Begriff „aktivierende Pflege" nicht oder setzen sich nicht damit auseinander (Dangel & Korporal 2000, S. 622–625). Das betrifft auch einschlägige Lexika und Werke, die nach der Einführung der Pflegeversicherung erschienen sind.

Auch die pflegewissenschaftliche Beschäftigung mit dem Konzept der aktivierenden Pflege ist eher unzureichend und abgrenzend. Statt vom vorgegebenen Rahmen auszugehen und ihn spezifisch auszugestalten, scheint der Fokus meist eher darauf ausgerichtet zu sein, zu begründen, warum die Vorgaben der Pflegeversicherung unvereinbar mit einem pflegewissenschaftlich fundierten umfassenden Pflegeverständnis sind. Dies zeigt sich vor allem auch an der Rezeption der Aktivitäten des täglichen Lebens und der alltäglichen Verrichtungen.

Die Konzeptlosigkeit hinsichtlich der aktivierenden Pflege wirkt sich auch auf die Praxis aus: Die Umsetzung der aktivierenden Pflege ist beispielsweise Gegenstand der Qualitätsprüfungen des MDK und der Überwachung der stationären Einrichtungen durch die Heimaufsicht. Ohne eine zutreffende Operationalisierung der aktivierenden Pflege kann letztendlich nicht geprüft werden, ob Pflege tatsächlich entsprechend dem Konzept der Pflegeversicherung umgesetzt wird.

Ein bis zur Einführung der Pflegeversicherung wenig beachteter und generell mit Aktivierung oder therapeutischen Handlungen gleichgesetzter Terminus gewinnt hier also an Bedeutung und wird immer häufiger gebraucht. Der Begriff „aktivierende Pflege" soll zunächst das besondere Verständnis von Pflege im Kontext der Pflegeversicherung verdeutlichen, insbesondere das der professionellen Pflege, die in anderen Sozialrechtsbereichen geregelt ist. Doch aufgrund der geringen Auseinandersetzung mit dem in der Pflegeversicherung formulierten Rahmen der aktivierenden Pflege, seiner pflegespezifischen Ausgestaltung und wissenschaftlichen Fundierung verliert er mit der Zeit an Bedeutung und gerät zunehmend aus dem Blick und (Fach-)Sprachgebrauch.

„Aktivierende" Pflege mutiert zu „ganzheitlicher" Pflege und wird insgesamt als grundlegende Form der Pflege gemäß der Pflegeversicherung bewertet oder dient formal als Abgrenzung zur versorgenden Pflege (Hasemann, 1999, S. 13–14). Letzteres banalisiert den in der Pflegeversicherung skizzierten Ansatz pflegerischer Rehabilitation und läßt die aktivierende Pflege als neuen und spezifischen Rehabilitationsansatz überflüssig erscheinen, da jede professionelle Pflege auf einem fördernden, ressourcenorientierten, individuell angemessenen Ansatz basieren sollte. Insofern weisen die Merkmale der aktivierenden Pflege der Pflegeversicherung immer auch Gemeinsamkeiten zu anderen pflegerischen Ansätzen auf. Hier gilt es zu klären, was das Spezifische der aktivierenden Pflege als Ansatz pflegerischer Rehabilitation ist. Die Abgrenzung von der sogenannten Satt-und-sauber-Pflege oder der versorgenden, fast schon „gefährlichen" Pflege suggeriert, daß eine nicht entselbständigende, also „sichere" Pflege schon aktivierende Pflege ist. Aktivierende Pflege würde somit in beiden Fällen ein Synonym für pflegeprofessionelles und in der Ausbildung in jedem Fall vermitteltes berufliches Verständnis darstellen.

Wenn aber Grundsatz und Zielsetzung der aktivierenden Pflege in der Pflegeversicherung ernst gemeint sind, dann muß die aktivierende Pflege ein spezifisches, von der „allgemeinen" Pflege abgrenzbares und eigenständiges Konzept sein. Doch dies wird nicht ohne eine pflegetheoretische und -konzeptuelle Beschäftigung der Pflege mit ihrem Gegenstand möglich sein.

2.4.3 Das Konzept der aktivierenden Pflege in der Pflegeversicherung

Die Charakterisierung der aktivierenden Pflege nach Gesetzesnorm und Richtlinien ist heterogen. Eine Konkretisierung der aktivierenden Pflege geschah insofern, als sie ressourcenorientiert, fördernd, dem Bedarf angemessen und unter Einbeziehung der individuellen Bedürfnisse und Wünsche des Pflegebedürftigen erfolgen soll. Sie hat auch präventiven Charakter, einer Pflegebedürftigkeit entgegenzuwirken, diese zu verbessern oder eine Verschlimmerung zu vermeiden.

Die Pflegebedürftigkeits-Richtlinien beschreiben Pflege als einen Prozeß, der durch präventive, therapeutische oder rehabilitative Maßnahmen und aktivierende Pflege beeinflußbar ist. Insofern liegt hier ein gegenüber dem früheren Pflegefallausschluß offenes und befähigendes Pflegekonzept vor. Aktivierende Pflege soll gemeinsam mit Rehabilitationsmaßnahmen dem Pflegebedürftigen trotz seines Hilfebedarfs durch Förderung, Erhalt und Wiedergewinnung von Fähigkeiten eine möglichst weitgehende Selbständigkeit im täglichen Leben ermöglichen. Pflegeziele sind, neben der Aktivierung und Reaktivierung des Pflegebedürftigen, einer Vereinsamung entgegenzuwirken und den Bedürfnissen nach Kommunikation zu entsprechen (§ 28 (4) SGB XI;

BMGS, 2003, S. 34). Bei der Leistungserbringung soll auch die Kommunikation berücksichtigt werden, und Behinderte, psychisch Kranke und geistig Verwirrte sollen sich zeitlich in ihrer Umgebung zurechtfinden (Richtlinien der Spitzenverbände der Pflegekassen über die Abgrenzung der Merkmale der Pflegebedürftigkeit und der Pflegestufen sowie zum Verfahren der Feststellung der Pflegebedürftigkeit, Pflegebedürftigkeits-Richtlinien (PflRi), 2003, S. 177–178). Zur Realisierung dieser Ziele sollen Maßnahmen von der Pflegekasse, dem Medizinischen Dienst, den Pflegeeinrichtungen und den Pflegepersonen vorgeschlagen und jeweils verantwortlich umgesetzt werden.

Die enge Anbindung der aktivierenden Pflege an die Kriterien des § 14 (4) SGB XI und ihre Zeitbemessung in den Pflegebedürftigkeits-Richtlinien konterkarieren faktisch – zumindest teilweise – diesen Anspruch: Maßnahmen zur Kommunikation und zur sozialen oder gesellschaftlichen Eingliederung, die vor allem von alten, oft vereinsamten Menschen, meist handelt es sich um Frauen, von relevanter Bedeutung für den Erhalt der Selbständigkeit sind, werden als ausdrückliche Leistung ausgeschlossen. Nachrangig werden sie aber doch implizit als pflegebegleitend eingeschlossen, denn § 28 (4) schreibt vor, daß bei der Leistungserbringung den kommunikativen Bedürfnissen der Klienten entsprochen werden soll. Die Ausklammerung von Kommunikation als ausdrücklicher Leistung der Pflegeversicherung wird kontinuierlich kritisiert, in der Regel mit der Intention der Leistungsausweitung. Man kann der getroffenen Regelung unter der Bedingung zustimmen, daß sichergestellt ist, in notwendigen Fällen den Bedürfnissen der Klientel spezifisch und begründet, das würde heißen, auch leistungsrechtlich, zu entsprechen. Ergebnisse der Auswertung von Daten der MDK-Gutachten unterstützen diesen Vorschlag: Kommunikation wird aufgrund der Skala der Aktivitäten des täglichen Lebens im Rahmen der Begutachtung nur in 23 bis 26 % als unselbständig oder teilweise unselbständig bewertet.[13] Eine in diesem Rahmen und Umfang fachlich spezifische und leistungsrechtlich realisierte Umsetzung würde mit hoher Wahrscheinlichkeit im Sinne der Zielsetzung Wirkung zeigen.

Die Unterstützung soll auf das Notwendigste[14] begrenzt sein. Dieser den Richtlinien gemäße Ansatz, ressourcenorientiert und fördernd eingesetzt, stellt das eigentliche Problem dar, da das gängige Verständnis von Pflege in Zusammenhang mit Zeit- und Mittelknappheit eher mit einer *Versorgung* von Pflege-

---

[13] Die gutachterlichen Einschätzungen für das Jahr 1998 ergeben, je nach Gutachterprofession leicht differierend, bei „unselbständig" einen Anteil von 6,8 bzw. 6,6 % und bei „teilweise unselbständig" 16,8 bzw. 20,3 %.

[14] Der Begriff „Notwendigkeit" bedarf einer pflegeprofessionellen Ausgestaltung, die erlaubt, valide Einschätzungen für den jeweiligen Pflegebedürftigen abzugeben.

bedürftigen und weniger mit ihrer *Aktivierung* in der Pflege vereinbar ist.[15] Dies führt in der Regel zu einem Abbau von Eigenständigkeit durch Erbringen, statt Ermöglichen von (Selbst-)Pflegeleistungen und einer die Pflege begleitenden Steigerung des Hilfebedarfs und steht so mindestens latent im Widerspruch zu den Vorgaben der aktivierenden und rehabilitativen Pflege. Aktivierende Pflege muß jedoch nicht immer und bezogen auf alle Pflegehandlungen mehr Zeit beanspruchen als versorgende, wie einige quasi-experimentelle Studien belegen (Beck et al., 1997). In jedem Fall kann sie aber unter den gegenwärtigen Inhalten der pflegerischen Ausbildungen nicht ohne weiteres zeit- und kostenneutral erbracht werden, schon allein im Hinblick auf notwendige Schulungen, Fortbildungen und Supervisionen.

Die Widersprüchlichkeit von Zielen und Regelungen wird durch die zeitliche Bewertung der Hilfe und Pflegehandlungen gemäß den Richtlinien unterstrichen. Zwar ist es durchaus möglich, einen ressourcenorientiert-verselbständigenden Hilfebedarf gegenüber der Versorgungsnorm zu begründen und durchzusetzen, inwieweit dieser aber durch Entscheidungs- oder Versorgungsroutinen kompensiert wird, ist eine sehr interessante und im Projektzusammenhang wesentliche Frage. Ein Indikator für eine aktivierende Pflege kann eine höhere Bewertung der Leistungskategorien „Beaufsichtigung" und „Anleitung" sein. Es ist bekannt, daß diese bisher unzureichend realisiert wurden (Deutscher Bundestag, Drucksache 13/9528; Dangel-Vogelsang et al., 2000; BMG, 2001, S. 53–54). Handlungs-, Zeit- und Kostendruck erhöhen nicht die Wahrscheinlichkeit aktivierender Pflege.

Grundlage für die Feststellung der Pflegebedürftigkeit sind alleine die Pflegebedürftigkeits-Richtlinien. Sie dienen als Bewertungsmaßstab des Gutachtens, mit dem die Feststellung des Pflegebedarfs und die Einstufung der Pflegebedürftigkeit erfolgt – basierend auf den Verrichtungen des täglichen Lebens. Der Gutachtenkatalog nennt ausschließlich Verrichtungen, die zur Aufrechterhaltung der Lebensführung unumgänglich sind. Der Katalog ist dimensional begrenzt. Begleitung auf Spaziergängen oder zu kulturellen Veranstaltungen ist ebenso ausgeschlossen wie Unterstützung und Hilfe bei der sozialen und gesellschaftlichen Rehabilitation sowie zur Kommunikationsförderung. Diese Interpretation hat aufgrund einer ganzen Reihe höchstrichterlicher Entscheidungen inzwischen eine gefestigte Geltung.

---

[15] „Mißverständnisse" bestehen auf beiden Seiten: der fachlichen und der sozialrechtlich-verwaltenden. Aus einem gedeckten Budget und einer ökonomischen Feinsteuerung folgt nicht zwingend, auf eine differenzierte Leistungsallokation verzichten zu müssen. Im Gegenteil: Professionelle Leistungsdifferenzierung und eine erfolgreiche Pflegeberatung und -planung können helfen, die Versorgungsalternativen pflegeberuflich zu realisieren, die der perspektivischen Zielsetzung der Verselbständigung und Autonomie vorrangig dienen.

Die Pflegeversicherung sah und sieht zwei bzw. drei pflegediagnostische Instrumente vor: Die Feststellung des Hilfebedarfs wird vorgenommen anhand der 21 Verrichtungen des täglichen Lebens, gebunden an das Instrument der Zeitkorridore. Gemeinsam bilden sie die Basis für die Empfehlung der Pflegestufe. Die Erhebung der Fähigkeiten/Ressourcen erfolgte mittels einer (reduzierten) Skala der Aktivitäten des täglichen Lebens (ATL) mit der Funktion, Grundlage für die Rehabilitationsempfehlungen im Rahmen des Gutachtens zu sein. ATL und Verrichtungen werden also getrennt voneinander eingesetzt und erfüllen unterschiedliche Aufgaben. Problem beider Skalen ist eine offensichtlich vorhandene, aber ungeklärte Beziehung, eine fragliche Kompatibilität oder hierarchische Ordnung zueinander (Dangel-Vogelsang, 1999, S. 19–21).

Die Skala der Aktivitäten diente der Einschätzung der Fähigkeiten des Antragstellers hinsichtlich der elf Aktivitäten des täglichen Lebens (ATL) der Pflegeversicherung und stellte die „analytische Grundlage zur Ableitung von Rehabiliationsmaßnahmen und des individuellen Pflegeplans" (MDS, 1997, S. 26) dar. Die Dokumentation der Selbständigkeit des Pflegebedürftigen erfolgte anhand von vier Ausprägungen (selbständig, bedingt selbständig, teilweise unselbständig, unselbständig). Die modifizierte, seit Anfang 2000 geltende Version des Gutachtenformulars brachte eine Veränderung des Instruments mit sich: Einige ATL wurden unter dem Begriff der Selbstpflege in die Skala zur Dokumentation der funktionellen Einschränkungen integriert. Die Dimensionen der Beurteilungen, Schädigungen, Fähigkeitsstörungen und Ressourcen werden nicht einzeln vorgegeben und so bestenfalls komplett und ohne Selektion durch die Gutachter beurteilt. Diese Beurteilung soll jeweils bei fünf wesentlichen Verrichtungen erfolgen, die unter dem Begriff „Selbstpflege" zusammengefasst wurden. Zwar werden Fähigkeitsstörungen so präziser im Hinblick auf einige Verrichtungen dokumentiert, es besteht allerdings die Gefahr, daß sich der Fokus in der Begutachtung ausschließlich auf diese Kriterien richtet. Die weiteren ATL werden eindimensional abgefragt („unauffällig"), eine ATL (ATL 1: „vitale Funktion aufrechterhalten") ist nicht mehr präsent. Selbstpflege ist ein in der Pflegewissenschaft durch Orems Ansatz ausgestalteter Begriff und etabliertes Konzept. Im Gutachtenformular wird er in einer Weise besetzt und verwendet, die nicht im Kontext zu seiner pflegewissenschaftlichen Definition steht. Durch die Auflösung eines Instruments, das Basis eines pflegerischen Assessments und einer pflegerischen Diagnostik sein kann, verliert die Pflege die bislang kaum erkannte und wenig genutzte Chance der Profilierung und Professionalisierung aufgrund der Pflegeversicherung. Zudem werden komplexe Kontexte zusammenfassender ATL auf Einzelaspekte heruntergebrochen: „Sich sauberhalten und kleiden können" z.B. wird zu „waschen/kleiden" und findet sich auf der Ebene von Verrichtungen wieder.

Insofern wird in zweifacher Weise eine Reduktion von Komplexität, Reichweite und pflegerischer Spezifität vorgenommen: Die Skala der Aktivitäten des täglichen Lebens wird dimensional eingeschränkt, inhaltlich werden Zusammenhänge zu Einzelverrichtungen verkürzt. Damit wird ihre Eigenständigkeit als pflegediagnostisches Instrument beendet.

Pflege soll nach dem allgemein anerkannten Stand medizinisch-pflegerischer Erkenntnis durchgeführt werden (§ 11 (1) und § 28 (3) SGB XI; BMGS, 2003, S. 20, 32–33). Die Qualitätsrichtlinien charakterisieren Pflege im Rahmen der Pflegeversicherung als eine bedarfsgerechte und kompetente, auf der Basis anerkannter pflegewissenschaftlicher Erkenntnis durchzuführende Leistung (Bekanntmachung der gemeinsamen Grundsätze und Maßstäbe zur Qualität und Qualitätssicherung einschließlich des Verfahrens zur Durchführung von Qualitätsprüfungen nach § 80 XI in der ambulanten Pflege vom 31.5.1996). Professionelle Pflege entsprechend der Pflegeversicherung setzt also das Konzept der aktivierenden Pflege und den Rahmen allgemein anerkannter medizinisch-pflegerischer und pflegewissenschaftlicher Erkenntnisse sowie pflegeprofessionelle Expertise voraus.

Diese normative Festlegung im Kontext der Pflegeversicherung steht im Kontrast zur unzureichenden Vorstellung von aktivierender Pflege in Pflege und Pflegewissenschaft und dem fehlenden Konsens, was darunter zu verstehen ist. Der inhaltlichen Ausgestaltung und der Zielformulierung einer bedarfsgerechten und fachlich kompetenten Pflege fehlt das empirische Fundament der Pflegeforschung und die Reflexion pflegerischer Handlungszusammenhänge. Zudem ist es fraglich, ob das durch normative „Fremdbestimmung" vorgegebene Konzept und die Festlegung eines Rahmens für die pflegeprofessionelle Arbeit als Professionalisierungsgrundlage gesehen und angenommen wird oder ob jene Fremdbestimmung, bedingt durch die fehlende Ausgestaltung der Regelungen der Pflegeversicherung, Ausgangspunkt für eine Deprofessionalisierung ist. Beispielsweise kann und wird die offene Formulierung der Leistungserbringung durch „geeignete" Kräfte bei einer weiterhin nicht erfolgenden pflegeprofessionellen Ausgestaltung und Definition der für jede Leistung erforderlichen Qualifikation mit einiger Wahrscheinlichkeit zu einer fachfremden Festlegung von Kriterien, was „geeignete Kräfte" ausmacht, führen.

Individuelle und partnerschaftliche Pflege kann nur bedarfsorientiert erfolgen. Bedarfe setzen eine systematische Erhebung und Dokumentation voraus, die Grundlage für die weiteren Schritte des Pflegeprozesses, die Planung und Organisation der Versorgung insgesamt sind. Konsequenz einer in dieser Weise konzipierten Pflege ist auch das Aufgreifen und Erschließen neuer Tätigkeitsfelder (Beratung, Vermittlung, Anleitung, Schulung und Training) für Pflegefachkräfte, die in Ausbildung und praktischer Arbeit bislang unzureichend präsent sind. Das heißt, die Forderung, pflegebedürftige Menschen und andere Beteiligte ausdrücklich als Partner zu betrachten, stellt einen neuen Ansatz dar, der Prozesse der fachlichen und interaktionellen Umorientierung in Gang setzen muß. Zudem muß pflegeprofessionelle Arbeit pflegebedürftigen Menschen und ihren Angehörigen vermittelt und transparent gemacht werden, um sie als gleichberechtigte Partner nicht nur teilhaben zu lassen, sondern um sie aktiv an Entscheidungen beteiligen zu können.[16]

Pflege soll pflegebedürftige Menschen unterstützen und fördern, um ihnen unter Berücksichtigung der individuellen Situation ein selbständiges Leben zu sichern, das der Menschenwürde entspricht und Pflegebedürftigen ein Leben in ihrer vertrauten Umgebung ermöglicht, entsprechend dem Grundsatz der Subsidiarität „ambulant vor stationär".

Schließlich soll Pflege auch in einer *spezifischen Weise aktivierend*, das heißt pflegerehabilitativ sein (§ 11 (2) SGB V; Schulin, 2004; § 28 (4) SGB XI; BMGS, 2003, S. 28). Sie soll also vorhandene Fähigkeiten des Pflegebedürftigen erhalten und, soweit möglich, beeinträchtigte oder verlorene Fähigkeiten zurückgewinnen, einer Vereinsamung entgegenwirken und Kommunikationsbedürfnisse berücksichtigen.

Die rechtlichen Normen und Richtlinien der Pflegeversicherung charakterisieren und beschreiben aktivierende Pflege also eher unspezifisch. Selbstverständlich ist es auch nicht ihre Aufgabe, einen fachlich stimmigen und empirisch gesicherten Entwurf vorzulegen. Beides bleibt ein Auftrag an die Pflege. Aktivierende Pflege wird gleichrangig mit durch die Krankenkasse verordneten Rehabilitationsmaßnahmen als Grundlage pflegerischer Rehabilitation durch die Pflegekasse beschrieben. Das pflegerische Rehabilitationskonzept basiert auf aktivierender Pflege mit der Zielsetzung, weitestgehende Selbständigkeit in den Aktivitäten des täglichen Lebens zu ermöglichen. Die praktische Erbringung einer aktivierenden Pflege oder alltagsnahen Rehabilitation erscheint daher gegenwärtig eher berufsbezogen segmentiert als interdisziplinär, integrativ und verselbständigend.

Eine an den pflegespezifisch auszugestaltenden Aktivitäten des täglichen Lebens orientierte Pflege könnte die häufig unproduktive sozialrechtliche Differenzierung von Pflegehandlungen in Grund- und Behandlungspflege aufheben, eine Orientierung am individuellen Bedarf der Pflegebedürftigen könnte handlungsleitend werden. Dies hätte eine möglicherweise handlungs- und berufsgruppenspezifisch auszurichtende Hierarchisierung pflegerischer Tätig-

---

[16] Nach den Ergebnissen unserer Umfrage zur Rehabilitation Pflegebedürftiger bei fünf Landesverbänden von Ortskrankenkassen und bei zwei Ersatzkassen in der gleichen Region sind in nahezu drei Viertel der Fälle, die professionelle Pflege in Anspruch nehmen, eine oder mehrere Pflegepersonen in die Pflege involviert; im Gesamtdurchschnitt aller Fälle mehr als eine statistische Person.

keiten, die Erarbeitung möglicher vorbehaltener Aufgaben und die Ausgestaltung tragfähiger Pflegekonzepte, beispielsweise das der aktivierenden Pflege auf Grundlage pflegewissenschaftlich ausgerichteter und empirisch überprüfbarer Aktivitäten des täglichen Lebens[17], zur Folge.

---

[17] Beispielsweise auf Grundlage der Pflegetheorien von Virigina Henderson, Dorothea Orem und Nancy Roper. Das Pflegeverständnis von Orem verdeutlicht die Sinnhaftigkeit eines solchen Schrittes: Es differenziert Pflegebedarf in allgemeinen Hilfe- oder Pflegebedarf und in Pflegebedarf, dem von professionell ausgebildeten Fachkräften zu entsprechen ist. Pflegebedarf wird nicht in Grund- und Behandlungspflege unterteilt.

3 | Datenmanagement und methodischer Ansatz

3.1 Daten der Medizinischen Dienste der Krankenversicherung

Wegen der relativen Seltenheit von Rehabilitationsempfehlungen erschien es uns bei Projektbeginn sinnvoll, nicht nur eine Region, sondern sämtliche Länder zu berücksichtigen, in denen Medizinische Dienste sich zu einer Zusammenarbeit und gemeinsamen Datenhaltung im Biometrischen Zentrum Nord beim Medizinischen Dienst Schleswig-Holstein in Lübeck zusammengeschlossen hatten. Darüber hinaus konnten wir die Gutachtendaten des Medizinischen Dienstes Sachsen-Anhalt in die Untersuchung einbeziehen. Dankenswerterweise wurden uns von den beteiligten Institutionen, den Medizinischen Diensten der Krankenversicherung, dem Biomedizinischen Zentrum Nord und den zuständigen Pflege-/Krankenkassen, die anonymisierten Gutachtendaten der „Statistiksätze Pflegegutachten" der Jahre 1996 bis 1998 mit (letztendlich) insgesamt 1.077.334 Datensätzen überlassen.

Die so gewonnenen zwölf Dateien entsprechen jeweils einem Gutachtenjahrgang eines der beteiligten MDK. Sie wurden über einen Datendefinitionsbefehl in SPSS eingelesen, um anhand der Fehlerprotokolle dieses Programms das jeweilige Ergebnis einer ersten Überprüfung und Korrektur zu unterziehen. Von SPSS auf dieser Bearbeitungsebene ausgegebene Fehlermeldungen konnten sich nur auf das Format der eingelesenen Dateien beziehen. Typischerweise waren dies leere Datensätze (Zeilen), Variablen außerhalb des zugewiesenen Formats oder überlange Datensätze, die größer als die zulässigen 300 Byte waren. Die Verteilung der erkannten Fehler variierte. Die wenigsten Dateien konnten beim ersten Durchgang ohne Fehlermeldung eingelesen werden, teils wurden nur einzelne Datensätze, teils ganze Dateienblöcke als fehlerhaft im Sinne der Datendefinition moniert.

Die Ausgangsdateien wurden folglich auf Basis der Fehlerprotokolle so individuell wie nötig gegengelesen, um so viele Information wie möglich erhalten zu können. Leere Zeilen wurden gelöscht, Variablen außerhalb des erwarteten Bereichs teilweise durch Löschen oder Hinzufügen von Leerzeichen an ihre Position „zurückgeschoben". Meistens handelte es sich hierbei jedoch um Fehler, die schon auf der Ebene der Dateneingabe bei einer anwenderunterstützenden Software vermeidbar gewesen wären: Wenn etwa bei den pflegebegründenden Diagnosen statt des geforderten ICD-Codes eine Texteingabe versucht worden war. Bei der Digitalisierung der Gutachten sind für die Diagnosen allerdings nur fünf Zeichen vorgesehen, was dem dreistellig codierten diagnostischen Leitbegriff, einem für die Schlüsselnummer überflüssigen Trennungszeichen sowie dem einstellig zu codierenden Modifizierer nach der neunten Revision der ICD entspricht und auch für die maximal fünfstellige Verschlüsselung nach ICD-10, unter Auslassung des Trennungszeichens, ausreichend Platz bietet. Überlange Variablen in den von SPSS zurückgewiesenen Datensätzen waren in der Regel nicht lang genug, um von den verbliebenen Teilinformationen auf das Intendierte rückschließen zu können. In diesen Fällen wurden die Variablen für einen späteren Bearbeitungsschritt an der definierten Byteposition abgeschnitten. Analog wurden z. B. auch fehlerhafte Eingaben für die Postleitzahl bearbeitet.

Bereiche mit überlangen Datensätzen, das heißt mit Datensätzen, die sich über mehrere Zeilen erstreckten, wurden zu rekonstruieren versucht. Dies gelang jedoch meist nur in den Fällen, in denen durch das Löschen eines solchen Records der nachfolgende auf die richtige Position rutschen konnte. In der Regel mußten diese Datenblöcke wegen ihrer nicht erkennbaren oder nicht eindeutigen Struktur gelöscht werden.

Aus den so überarbeiteten Dateien wurden nun zur formalen wie inhaltlichen Überprüfung und zur Plausibilitätsprüfung sämtlicher Variablen SPSS-Datendateien erstellt und weiterverarbeitet. Bezogen auf die formalen und inhaltlichen Aspekte bedingten sich die folgenden Arbeitsschritte zum Teil wechselseitig. Die Berechnung des Alters der Versicherten zum Zeitpunkt der Begutachtung aus der Differenz der aus Gründen des Datenschutzes im Format Monat/Jahr vorliegenden Angabe zum Geburtstag und dem Begutachtungsdatum im Format Tag/Monat/Jahr offenbarte etwa die Tatsache, daß in einigen MDK-Dateien über weite Bereiche die Information in einem anderen Format (Jahr/Monat/Tag) abgespeichert worden war.

Da sich eine Statistiksoftware beim Importieren gegenüber Alpha-Variablen, die Buchstaben und Zahlen enthalten können, weniger sensibel verhalten kann als bei numerischen Variablen, die nur Zahlen enthalten dürfen, waren die Variablen in SPSS zunächst fast sämtlich als Alpha-Variablen deklariert worden. Die bei der nun durchgeführten Umwandlung der Alpha-Variablen in das zumeist erforderliche numerische Format produzierten Fehlermeldungen des Programms ergaben die Protokolle für die weitere Korrekturarbeit. Typische Auffälligkeiten zeigten sich z. B. in der Verwendung des Großbuchstabens O anstelle der Ziffer 0. Oder es war etwa blockweise versucht worden, bei einer mehrstelligen Eingabemöglichkeit durch führende Leerzeichen, die natürlich nicht als Zahlen gelesen werden, eine rechtsbündige Ausrichtung herzustellen.

Die mit dieser Arbeit einhergehende inhaltliche Überprüfung erfolgte in erster Linie mittels Häufigkeitsverteilungen, Kreuztabellierungen und weiterer Verfahren der beschreibenden Statistik, mit denen die Variablen durchgängig auf Art, Zulässigkeit und Gültigkeit ihrer Ausprägung überprüft wurden. Nicht eindeutigen Fällen wurde ein fehlender Wert zugewiesen.

Über die im „Statistiksatz Pflegegutachten" enthaltene Schlüsselnummer der Pflegekassen wurde eine Zuordnung der Klientel zu den verschiedenen Arten der gesetzlichen Krankenkassen hergestellt. Schließlich wurden auf Basis der verbliebenen Information zu den Postleitzahlen aus den „Postleitdaten der Deutschen Post" mit Hilfe der darin enthaltenen amtlichen Schlüsselnummern der Gemeinden die Kreiszugehörigkeit der Wohnorte der Versicherten ermittelt. Ziel sollte sein, Auswertungen in Abhängigkeit der Gemeindestruktur der Wohnorte (hier: kreisfreie versus nicht kreisfreie Gemeinden) vergleichen zu können. Allerdings erwies sich später dieses Kriterium als zu wenig differenzierend. Deshalb wird für weitere Analysen versucht, die Wohnortstruktur mittels des Gemeindeverzeichnisses des Statistischen Bundesamts feiner zu gliedern. Als grundsätzliches Problem erweist sich hierbei die Tatsache, daß sich für die Bundesrepublik in etwas mehr als 200 Fällen die Gemeindegrenzen nicht mit denen der Postleitzahlbereiche decken und darüber hinaus unterschiedliche Ansätze der Zuordnung angewendet werden.

3.2 Eigene Datenbestände aus den Fragebögen zur Rehabilitation Pflegebedürftiger

Entscheidungen der Kranken-/Pflegekassen zur ambulanten Rehabilitation waren fallbezogen bis auf eine Ausnahme nicht verfügbar. Aus diesem Grund war die Umsetzung der Empfehlungen zur Rehabilitation nicht im Einzelfall, sondern allenfalls auf Gruppen oder Kosten bezogen beurteilbar. Aufgrund von Expertengesprächen mit leitenden Vertretern der Kassen eruierten wir Intentionen oder Regelungen der Umsetzung in den einzelnen Landes- oder Bundesverbänden der Kassen zu diesem Punkt, denen, wie die Gespräche ergaben, dezentral in unterschiedlicher Weise entsprochen wird.

Da in den Versichertendateien der Kassen Stichproben nicht nach den Merkmalen „vorliegende Rehabilitationsempfehlung" oder „keine Rehabilitationsempfehlung" gezogen werden konnten, baten wir die Kassen um Zusammenarbeit bei einer schriftlichen Kurzbefragung von Pflegebedürftigen im häuslichen Umfeld. Zur Erhebung der Situation, den Bedürfnissen und Wünschen Pflegebedürftiger im Hinblick auf Rehabilitationsleistungen ihrer Pflegekassen wurden zwei Instrumente entwickelt, in Pretests geprüft und abschließend überarbeitet.

Wegen der relativ geringen Zahl von Rehabilitationsereignissen waren wir gezwungen, bei einer schriftlichen Befragung von Pflegebedürftigen mit und ohne Rehabilitationsempfehlung von einem zahlenmäßig sehr großen Stichprobenumfang auszugehen, um eine hinreichend große Zahl von Rehabilitanden analysieren zu können. Überschlägig kalkulierten wir, daß bei einem Stichprobenumfang von 10.000 und einer Rücklaufquote von 30 %, von der wir nach den Erfahrungen anderer Untersuchungen und des eigenen Pretests glaubten, ausgehen zu können[1], insgesamt 3.000 Fälle der Analyse zur Verfügung stehen würden, wobei ein Anteil von 10 % Rehabilitanden lediglich 300 Fällen entspricht.[2] Die Zufallsstichproben von Pflegebedürftigen wurden von einem Teil der gesetzlichen Pflege-/Krankenkassen, für deren Versicherte Gutachtendaten vorlagen, gezogen. Die Kassen schrieben mit einem Brief des Vorstands bzw. der Geschäftsführung die Klientel an und baten um Mitarbeit, zunächst um das Ausfüllen des Fragebogens und die Rücksendung an uns. Bei bzw. nach der Rücksendung des Bogens konnten Befragte uns schriftlich oder telefonisch ihre Bereitschaft zu einem ausführlichen persönlichen Interview, bei dem die Langversion des Fragebogens eingesetzt wurde, mitteilen. Für ein solches Interview wurde umgehend ein Termin vereinbart.

Vor allem die Umorientierungen in der Ausrichtung, im Management und der Kostenstruktur des Projekts waren in Verbindung mit dem enormen Zeitaufwand der Abstimmung der verwaltungsmäßigen Abläufe und Erfordernisse (ziemlich genau 300 Briefe wurden zur Abstimmung an die Beteiligten geschickt) verantwortlich dafür, daß wir im Rahmen des Vorhabens die Chance, Einsicht in die Gutachten und die Leistungsentscheidungen der Krankenkassen im Einzelfall mit schriftlicher Genehmigung der Pflegebedürftigen zu nehmen, nicht wahrnehmen konnten. Nach datenschutzrechtlicher Freigabe durch die einzelnen Klienten wollten wir in den jeweiligen Gutachten und Leistungsakten der Pflegebedürftigen bei den Kranken-/Pflegekassen die nichtstandardisierten Klartextangaben, die wichtige neue Informationen hätten erschließen können, analysieren, um eine differenziertere Leistungsprozeßerhebung bei den Kranken-/Pflegekassen zu erreichen. Dies hätte zu einem insgesamt wesentlich facettenreicheren Bild der Rehabilitation geführt.

Für beide Instrumente, das schriftliche kürzere und das mündliche ausführlichere Interview, wurde mit „4th Dimension", einem relationalen Datenbank-

---

[1] Diese Annahme stellte sich jedoch als zu optimistisch heraus (vgl. die Ergebnisberichterstattung zu diesem Bereich). Ein Rücklauf in dieser Höhe, den wir während des Pretests bei einer kleinen Fallzahl in Berlin überschritten, erklärt sich vermutlich wesentlich durch das Erreichen der Klientel durch die Versorgenden und dadurch, daß in anderen Umfragen Erinnerungsschreiben versandt wurden, für die wir im Rahmen des Vorhabens nicht mehr budgetiert waren.

[2] Von diesem Anteil an Rehabilitanden gingen wir aufgrund der Gutachtendaten unterschätzend aus.

programm, je eine Anwendung entwickelt, mit denen die Interviewdaten an mehreren Arbeitsplätzen in einer „flachen", also nicht relational verknüpften Tabelle auf einem Server erfaßt werden. Trotz des relativ großen Umfangs besonders der Langversion des Fragebogens (430 Datenfelder), aber auch des kurzen Fragebogens (knapp 140 Datenfelder) ermöglichen die kompilierten Erfassungsprogramme ein schnelles und im Hinblick auf die Mehrplatzfähigkeit sicheres Arbeiten im Netz. Dieser Weg wurde gewählt, da aufgrund langjähriger Arbeiten mit der Entwicklungsumgebung von „4th Dimension" die optische Gestaltung der elektronischen Eingabeformulare schnell an die der Interviewbögen angelehnt werden konnte, so daß auch relativ (computer-)unerfahrene Personen mit der Datenerfassung betraut werden und sich rasch in der Oberfläche am Bildschirm orientieren konnten. Außerdem wurde die Dateneingabe online durch programmierte Routinen so weit wie möglich auf ihre Konsistenz hin überprüft. Der programmbasierte Abgleich der Eingaben beinhaltet formale, plausibilitätsgestützte Prüfungen; Fehler werden in aller Regel mit verständlichen Hinweisen auf ihre Auslöser und die erforderlichen Alternativen am Bildschirm ausgewiesen.

Dennoch sind natürlich (plausible) Falscheingaben in der Mehrzahl der Möglichkeiten nicht programmgestützt abzufangen, so daß mit dem Gegenlesen der Daten versucht wurde, Fehler weitestgehend auszuschließen. Über ohne großen Aufwand zu konfigurierende Schnittstellen der Erfassungsprogramme, die bereits bestimmte Eigenheiten von SPSS zur Vermeidung doppelten Arbeitsaufwands berücksichtigen (wie etwa die maximale Länge von acht Zeichen für Variablennamen), wurde der Datenbestand in einer SPSS-kompatiblen Fassung exportiert.

3.3 Analysemethoden

Zur Erläuterung der in den folgenden Kapiteln genutzten statistischen Analysemethoden werden diese sowie einige Besonderheiten der Anwendung in diesem Kapitel vorab dargestellt. Dies geschieht mit dem Ziel einer eher allgemeinen Orientierung und einer Spezifizierung der hier genutzten Verfahren, kann aber eine breitere Darstellung, wie sie in Lehrbüchern zu finden ist, nicht ersetzen. Alle Datenanalysen wurden mit dem statistischen Programmpaket SPSS durchgeführt.

3.3.1 Logistische Regression

Logistische Regression entspricht der linearen Regression, wenn die Zielvariable Y nicht metrisch, sondern binär skaliert ist. So haben die Variablen „Rehabilitationsmaßnahmen vorhanden" oder „Rehabilitationsmaßnahmen empfohlen" nur die beiden Ausprägungen y_1 „ja" und y_2 „nein". Bei der logistischen Regression wird dann anstelle von Y als abhängiger Variable die metrisch skalierte Wahrscheinlichkeit p für das Auftreten der ersten Ausprägung genommen:

$p = P(y = y_1)$.

Da p auf das Intervall [0, 1] beschränkt ist und damit dem Schätzverfahren ungünstige Restriktionen auferlegt, erweist sich eine Transformation auf das Intervall $(-\infty, +\infty)$ durch

$\log(p/(1 - p))$

als zweckmäßig. Diese Funktion wird auch als „logit(p)" bezeichnet und gibt dem Verfahren seinen Namen.

Strebt p gegen 0, so strebt logit(p) gegen $-\infty$; strebt p gegen 1, so logit(p) gegen $+\infty$.

Sind $X_1 \ldots X_k$ Variablen, deren Einfluß auf Y in einem multivariaten Modell ermittelt werden soll, dann hat ein logistisches Modell zur Erklärung von Y die Form

$$\text{logit}(p) = \log(p/(1 - p)) = b_0 + b_1 X_1 + \ldots + b_k X_k + e$$

Gleichung 3.1: Logistischer Regressionsansatz.

e ist der Fehlerterm, der die restliche Varianz bezeichnet, das heißt den Teil der Varianz, der nicht von $X_1 \ldots X_k$ erklärt wird. Bezüglich e wird die Annahme getroffen, daß

$E(e) = 0$ und $\text{Var}(e) = s^2$.

Die Aufgabe der Datenanalyse besteht nun in der Schätzung der Komponenten $b_0, b_1 \ldots b_k$ des linearen Modells. Sie geben den relativen Einfluß der dazugehörigen erklärenden Variablen $X_1 \ldots X_k$ auf Y an.

Die Schätzung von $b_0, b_1 \ldots b_k$ geschieht hier nach dem Maximum-Likelihood-Verfahren. Das heißt, die Koeffizienten $b_0, b_1 \ldots b_k$ werden so bestimmt, daß für sie die beobachteten Daten „am wahrscheinlichsten" (most likely) sind.

Für die Interpretation der Koeffizienten $b_0, b_1 \ldots b_k$ ist es günstig, die Gleichung 3.1 zu exponentiieren, so daß

$$p/(1 - p) = \exp^{b_0 + b_1 X_1 + \ldots + b_k X_k + e} = \exp^{b_0} \exp^{b_1 X_1} \ldots \exp^{b_k X_k} \cdot \exp^{e}$$

Gleichung 3.2: Exponentiierte logistische Regression.

$p/(1 - p)$ bezeichnet das Verhältnis von Wahrscheinlichkeiten, das heißt empirisch das Verhältnis der Häufigkeiten von Ausprägung y_1 („mit Rehabilitationsmaßnahmen") zu Ausprägung y_2 („ohne Rehabilitationsmaßnahmen"). Dieses Verhältnis wird im Englischen als „odds" bezeichnet und in der Epidemiologie häufig anstelle des Risikobegriffs verwendet, wenn aufgrund spezieller Erhebungsdesigns die Berechnung des Risikos nicht möglich ist. Für seltene Ereignisse sind zudem die Odds mit dem Risiko nahezu identisch.

Die e^{bi} in Gleichung 3.2 sind dann die Faktoren, um die sich die Odds verändern, wenn die i-ten Variablen X_i sich um eine Einheit ändern. Sie stehen für Odds-Ratio, das ist der in der Epidemiologie gebräuchliche Begriff für das Verhältnis der Odds bei unterschiedlichen Expositionen bzw. unterschiedlichen Ausprägungen der dazugehörigen unabhängigen Variable.

Die e^{bi} werden in den Tabellen 4.28 bis 4.30 und 4.40 unter Exp(B) aufgeführt, sie sind die Größen, auf die sich die Interpretation maßgeblich stützt. Die b_i haben in den Tabellen das Kürzel B, außer B wird auch noch der Standardfehler (Schätzfehler) S.E. („standard error") der Größen B wiedergegeben. Die Wald-Statistik („Wald") kann zum Signifikanztest von B benutzt werden, das heißt zur Entscheidung der Frage, welche B signifikant von Null abweichen. Wald berechnet sich aus dem quadrierten Quotienten von B und S.E. und ist χ^2 verteilt. Das zugehörige Signifikanzniveau findet sich unter „Sig". Falls Sig kleiner ist als 0,05, so leistet das dazugehörige B einen signifikanten Beitrag (5 %-Niveau) zum linearen Modell.

Ein Maß für die Anpassungsgüte des Modells an die Daten ist die logarithmierte Likelihood „LL", die angibt, welche (logarithmierte) Wahrscheinlichkeit das Modell den gemessenen Daten zuweisen würde. LL_0 bezeichnet die Likelihood des Modells

logit(p) = b_0,

das heißt des Modells ohne alle Einflußgrößen, das lediglich aus der Konstanten b_0 besteht. Als Maß für die Anpassungsgüte eignet sich dann der Zuwachs der Likelihood, der durch das Modell unter Nutzung der unabhängigen Variablen erreicht wird. Dieser Zuwachs berechnet sich aus dem Likelihood-Ratio-Index

$(LL_0 - LL)/LL_0$ oder

Phi = $100(1 - LL/LL_0)$,

wobei Phi den prozentualen Zuwachs der Likelihood berechnet, der sich, wie gesagt, aus der Nutzung der in den unabhängigen Variablen enthaltenen Information ergibt. Erfahrungsgemäß liegt ein Zuwachs (Phi) um 10 % bereits im mittleren Bereich des Üblichen (Andreß, 1997, S. 287–293).

3.3.2 Clusteranalysen

Cluster- oder Klassifikationsanalysen versuchen, Fälle oder Variable optimal zu gruppieren, das heißt, möglichst homogene Gruppen zu erzeugen. Bei den hier verwendeten agglomerativen hierarchischen Verfahren werden zunächst mit einem geeigneten Maß Assoziationen oder alternativ Distanzen zwischen den betrachteten Objekten (Fällen oder Variablen) berechnet. Anschließend werden in einem ersten Schritt die Objekte mit der geringsten Distanz (oder

der stärksten Assoziation) zu einer Gruppe zusammengefaßt. Sukzessive werden danach weitere Cluster gebildet bzw. zu bestehenden Clustern weitere Objekte und schließlich andere Cluster hinzugefügt, bis nur noch ein gemeinsames Cluster besteht und das iterative Verfahren damit zum Ende kommt. Der Klassifikationsprozeß läßt sich als Dendrogramm (z.B. Abb. 4.34) darstellen, das die sukzessive Verbindung der einzelnen Zweige (Objekte, Cluster) besonders plastisch nachzeichnet. Sucht man eine einzige plausible Klassifikation, so kann mit einem Querschnitt durch das Dendrogramm an einer Stelle des Prozesses eine geeignete Menge von Clustern oder Einzelfällen bestimmt werden. Hierfür gibt es kein schematisch anzuwendendes statistisches Kriterium, das heißt, die Auswahl der Cluster und ihrer Anzahl bleibt wesentlich dem Benutzer überlassen, allerdings können Homogenitätsmaße und deren Veränderung im Klassifikationsprozeß genutzt werden. Dies in Verbindung mit den zahlreichen Variationsmöglichkeiten, z.B. über die Wahl des Distanzmaßes und der vielfältigen Verfahren zur Bestimmung der Distanz zwischen den Clustern, macht das Verfahren zu einem flexiblen, aber leicht manipulierbaren Instrument. Wir wendeten deshalb zum Vergleich verschiedene Techniken und zudem weitere multivariate Verfahren, wie die multidimensionale Skalierung (MDS) und die Faktorenanalyse, an.

Bei der Klassifikation der ordinal skalierten Aktivitäten des täglichen Lebens (ATL) wurde mit dem Spearman-Rangkorrelationskoeffizienten als Assoziationsmaß gearbeitet. Dagegen erwiesen sich bei den binär skalierten Hilfsmitteln nach einer Reihe von Versuchen die einfache Anzahl der Übereinstimmungen („simple matching", in der Vierfeldertafel zweier binärer Variablen die Summe der Hauptdiagonalen) sowie die quadrierte euklidische Distanz (in der Vierfeldertafel zweier binärer Variablen die Summe der Nebendiagonalen) als bestgeeignete Assoziationsmaße mit nahezu identischen Ergebnissen.

Von den zahlreichen Varianten der Clusterkombination nutzten wir mit dem Average-Linkage-Verfahren eine vergleichsweise robuste Variante. Dabei wird als Distanzmaß zweier Cluster der Durchschnitt aller möglichen Distanzen zwischen Objekten aus den verschiedenen Clustern genommen.

3.3.3 Multidimensionale Skalierung (MDS)

Wie bei der Clusteranalyse geht es auch hier um Distanzen zwischen Objekten (Fällen oder Variablen). Doch im Unterschied zur Clusteranalyse werden bei der MDS die Distanzen genutzt, um die Objekte so im Raum zu positionieren, daß die räumlichen Distanzen den beobachteten entsprechen. Außer metrischen Distanzen sind auch rein ordinal skalierte Ähnlichkeiten als Eingabedaten ausreichend; die Rangfolge der räumlichen Distanzen muß dann der Rangfolge der Ähnlichkeiten möglichst nahekommen.

Problemlos, das heißt ohne Informationsverlust, ist eine solche Darstellung ordinaler Daten im (n − 1)-dimensionalen Raum möglich, wenn es sich um n Objekte handelt. Da eine räumliche Darstellung zum Zweck der Veranschaulichung erfolgt, wird eine Darstellung in zwei Dimensionen bevorzugt, alle Skalierungen mit mehr als drei Dimensionen würden die Betrachter eher überfordern. In Räumen geringer Dimension stellt sich aber meistens ein Informationsverlust ein, das heißt, die Darstellung repräsentiert die Daten nicht vollständig. Ein gebräuchliches Maß für den Informationsverlust im Falle ordinaler Daten ist Kruskal's Stress, der die Abweichung der Distanzen von Werten mißt, die geringstmöglich von den Distanzen abweichen und sich in der gleichen Rangfolge wie die dazugehörigen Ähnlichkeiten befinden. Ein Anpassungsmaß (Stress) von zirka 0,07 gilt gemeinhin als gut, bis 0,15 gilt es als akzeptabel, darüber als schlecht.

Die Distanzmaße wurden hier analog zu denen bei der Clusteranalyse bestimmt, die Cluster wurden in die MDS-Grafik als Ellipsen eingezeichnet.

3.3.4 Faktorenanalysen

Faktorenanalysen wurden zum einen als Kontrolle zu den Ergebnissen der Clusteranalyse und der MDS durchgeführt, zum anderen, um neben Cronbach's Alpha ein weiteres Maß für die interne Konsistenz der ATL bzw. der Hilfsmittel zu haben und damit die Indexbildungen zu legitimieren. Faktorenanalysen versuchen, verborgene Variablen oder Faktoren, die auf eine Reihe von gemessenen Variablen einwirken bzw. als abstrakte, nicht direkt meßbare Konzepte im Hintergrund stehen, zu berechnen.

Seien $X_1 \ldots X_k$ die gemessenen Variablen, z.B. die 11 ATL (k = 11), dann unterstellt die Faktorenanalyse, daß sich diese k Variablen sinnvoll auf m Faktoren reduzieren lassen mit m < k, so daß jede der $X_1 \ldots X_k$ durch eine Linearkombination der Faktoren $F_1 \ldots F_m$ plus einer spezifischen Restgröße darstellbar ist, das heißt, für alle i gilt:

$$X_i = a_{i1} F_1 + \ldots + a_{im} F_m + E_i$$

Gleichung 3.3: Faktoranalytisches Modell.

Umgekehrt ist dann auch eine Darstellung der m Faktoren als Linearkombinationen der k Variablen möglich. Dies wird für die sogenannte Hauptkomponentenanalyse genutzt. Die erste Hauptkomponente (bzw. der erste Faktor) ist dann die Variablenkombination, die die größte Varianz im Sample trägt.

Die $a_{i1} \ldots a_{im}$ heißen Faktorladungen. Sind die Faktoren zueinander orthogonal, so läßt sich jede Korrelation zwischen zwei Ausgangsvariablen $r_{ij} = corr(X_i, X_j)$ als Skalarprodukt der zugehörigen Faktorladungen schreiben. Somit können auch die Faktorladungen aus den Korrelationskoeffizienten berechnet werden.

Für die ATL wurde eine Hauptkomponentenanalyse auf Grundlage der Spearman-Rangkorrelationen zwischen den ATL berechnet. Dabei stellte sich heraus, daß der größte Teil der Gesamtvarianz bereits mit einem oder höchstens zwei Faktoren abgedeckt wird.

Die Komponentenmatrix enthält die Faktorladungen, die in diesem Falle (orthogonale Faktoren) auch als Korrelationskoeffizienten zwischen Variablen und Faktoren gelesen werden können.

3.3.5 Cronbach's Alpha

Cronbach's Alpha ist ein Maß für die interne Konsistenz bzw. die Gesamtkorrelation mehrerer Variablen und berechnet sich als

$$\text{Alpha} = (k/(k-1))\,(1 - \Sigma s_i^2 / s_{tot}^2)$$

mit

k = Anzahl der Variablen,

s_i^2 = Varianz der Variablen i,

s_{tot}^2 = Varianz der Linearkombination (Summe der k Variablen).

4 | Analyse der Daten der MDK-Gutachten zu bestehenden und empfohlenen Rehabilitationsmaßnahmen

4.1 Datengrundlage und Ergebnisse

4.1.1 Datengrundlage

Bei den untersuchten Daten handelt es sich um Gutachtendaten der Medizinischen Dienste der Krankenversicherung (MDK) aus den Jahren 1996, 1997 und 1998 für die Länder Berlin, Brandenburg, Mecklenburg-Vorpommern, Niedersachsen, Sachsen-Anhalt und Schleswig-Holstein. Die Gesamtzahl der Fälle beträgt 1.077.334. Die Daten wurden von den MDK der einzelnen Länder nach einem vergleichbaren Verfahren gesammelt, auf Datenträger übertragen und dem Biometrischen Zentrum Nord in Lübeck übermittelt. Dort wurden die Daten zusammengeführt. So aufbereitet und anonymisiert wurden sie uns vom Biometrischen Zentrum Nord zur Analyse überlassen.[1]

Maßgebliche Grundlage für die Begutachtung, das heißt auch für die Angaben im Gutachtenformular, sind in Ergänzung zum SGB XI die Richtlinien der Spitzenverbände der Pflegekassen vom 21.3.1997 (MDS, 1997). Begutachtungen finden in der Regel in der Wohnung des Antragstellers statt. Dabei kann es sich auch um eine (teil-)swtationäre Einrichtung handeln. Eine Reihe von Gutachten werden aber auch nach Aktenlage erstellt, und zwar dann, wenn diese z.B. nach Widersprüchen eindeutig oder eine Untersuchung nicht möglich ist, beispielsweise auch nach dem Tod des Antragstellers.

Bei der Datenerfassung der MDK werden keine Klartexte von den Erhebungsbögen übernommen. Das bedeutet, daß beispielsweise weder vorhandene Hilfsmittel noch die pflegebegründende Vorgeschichte auswertbar sind, auch fehlen eventuell vorhandene weitere Erläuterungen der Gutachter. Ebenfalls nicht (in diesem Datensatz) codiert werden zeitliche Angaben zur Bestimmung der Pflegebedürftigkeit. Das bedeutet, daß in unserem Datensatz nur

---

[1] Im Datensatz nicht enthalten sind Daten aus Sachsen-Anhalt für das Jahr 1998.

angegeben ist, ob ein Hilfebedarf besteht, nicht aber wieviel Zeit für den Hilfebedarf bemessen wurde. Insgesamt enthält der Datensatz folgende Informationen:

- demographische Angaben zu den Pflegebedürftigen,
- Art und Ort der Untersuchung sowie die Professionen der Gutachter,
- vorhandene Rehabilitationsmaßnahmen,
- Art und Umfang zur bisherigen pflegerischen Versorgung,
- Angaben zu Allgemeinbefund und eventuellen Funktionseinschränkungen,
- die ICD-Diagnosen,
- Grad der Selbständigkeit von elf im Gutachten vorgegebenen Aktivitäten des täglichen Lebens,
- beantragte Leistungen,
- Hilfebedarf, Pflegestufen,
- Rehabilitationsempfehlungen, präventive Maßnahmen, Hilfsmittelbedarf,
- Bedarf an Unterstützung der Pflegepersonen sowie weitere Unterstützungsmaßnahmen.

Darüber hinaus sind weitere Angaben enthalten, so z.B. Angaben zu Pflegepersonen und dem versorgungs- und leistungsstrukturellen Umfeld sowie Fremdbefunde.

4.1.2 Variablen zur Rehabilitation

Insgesamt stehen im Datensatz acht Variablen zur Verfügung, die Rehabilitation näher beschreiben. Dabei handelt es sich um drei Variablen zu bereits zum Zeitpunkt der Begutachtung vorhandenen rehabilitativen Maßnahmen und fünf Variablen, die den Rehabilitationsbedarf dokumentieren und die Empfehlungen detaillieren. Vorhandene Maßnahmen werden konkret für Krankengymnastik, Ergotherapie und Logopädie angegeben, für die Dokumentation des Rehabilitationsbedarfs steht neben der Notwendigkeit von Ergotherapie, Logopädie, Krankengymnastik und sonstigen Rehabilitationsmaßnahmen auch noch eine binäre Variable, die sich allgemein auf den Rehabilitationsbedarf bezieht, zur Verfügung.

Anhand dieser Zweiteilung in einerseits vorhandene Rehabilitation und andererseits Rehabilitationsbedarf und den damit verbundenen länderspezifisch unterschiedlichen Dokumentations- und Codierungsweisen ergeben sich die ersten Schwierigkeiten, wenn es um die Frage geht, welche Variablen oder Variablenkombinationen als Zielvariablen zur Beschreibung von Rehabilitation in Frage kommen. So sollen z.B. in Niedersachsen, möglicherweise abweichend von anderen Länder-MDK, für den Rehabilitationsbedarf dann keine Angaben gemacht werden, wenn die entsprechenden Rehabilitationsmaßnahmen bereits umgesetzt werden, das heißt datentechnisch „vorliegen" (persönliche Mitteilung). Zumindest in einzelnen Regionen geben daher die

Angaben zum Rehabilitationsbedarf diesen Bedarf vermutlich nicht objektiv wieder, sondern sie müssen im Zusammenhang mit laufenden Rehabilitationsmaßnahmen gesehen werden. Empfehlungen zur Rehabilitation können insofern spezifische Fehler aufweisen, die im Rahmen von Aussagen über die Maßnahmen zur Rehabilitation insgesamt kontrolliert werden können.

Es werden deshalb vorab einige Datenanalysen erstellt, die klären sollen, welche Variablenkombinationen am besten den Rehabilitationsbedarf und laufende rehabilitative Maßnahmen wiedergeben und als Zielvariablen geeignet sind.

Zu 12,6 % liegen in der Gesamtdatei krankengymnastische Anwendungen vor, in 2,4 % sind ergotherapeutische und in 1,3 % logopädische Maßnahmen dokumentiert. Insgesamt gibt es in 14,3 % aller Fälle laufende (vorhandene) Rehabilitationsmaßnahmen. In 8,4 % aller Fälle der Gesamtdatei sind Rehabilitationsmaßnahmen von den Gutachtern empfohlen worden, davon größtenteils krankengymnastische (6,1 %). Auf die Ergotherapie entfallen 1,1 %, auf die Logopädie 0,7 % und auf sonstige Rehabilitation 2,6 % der Maßnahmen.

Rehabilitationsmaßnahmen und Rehabilitationsempfehlungen nach Pflegestufen werden in Tabelle 4.1 ausgewiesen: In 14,0 % aller Fälle laufen Rehabilitationsmaßnahmen, in 8,2 % wurden Empfehlungen ausgesprochen, Maßnahmen und Empfehlungen gleichzeitig liegen in 4 % aller Fälle vor. Höhere Pflegestufen bringen größere Anteile von vorhandenen Rehabilitationsmaßnahmen mit sich.

Rehabilitationsmaßnahmen	Pflegestufe					
	Stufe I (%)	Stufe II (%)	Stufe III (%)	Härtefall (%)	Stufe 0 (%)	gesamt (%)
nur vorhanden	8,4	11,2	13,0	25,0	9,3	10,0
vorhanden und empfohlen	4,8	6,5	5,6	9,4	0,0	4,0
nur empfohlen	6,1	5,5	3,8	9,4	0,0	4,2
weder noch	80,7	76,8	77,5	56,3	90,7	81,6

Tab. 4.1: Rehabilitative Maßnahmen nach Pflegestufen.

Den größten Anteil an Empfehlungen von Rehabilitationsmaßnahmen haben Härtefälle. Deren absolute Zahl ist allerdings sehr gering. Zudem werden laut MDK in den meisten Fällen Härtefälle nicht als solche codiert, sondern der Stufe III zugeordnet (persönliche Mitteilung). In den folgenden Analysen wird deshalb auf eine gesonderte Betrachtung der Härtefälle verzichtet, sie werden der Stufe III zugeschlagen. Nach dieser Recodierung ist unter Pflegestufe II der größte Anteil an Rehabilitationsempfehlungen zu finden.

In Verbindung mit Ablehnungen der Anträge auf Leistungen der Pflegeversicherung wegen Unterschreitens der Anforderungen der Stufe I, der sogenannten Pflegestufe 0, sind nur sehr vereinzelte Rehabilitationsempfehlungen in der Datei vorhanden. Das liegt auch daran, daß in der anfänglich benutzten Eingabemaske (1996 und 1997) offenbar nicht vorgesehen war, bei Vorliegen von Pflegestufe 0 Rehabilitationsmaßnahmen zu dokumentieren (persönliche Mitteilung). Aus diesem Grund muss die Pflegestufe 0 gesondert behandelt werden. Die folgenden Analysen beziehen sich, wenn nicht anders angegeben, immer auf die Datei, die um die Fälle mit Pflegestufe 0 verringert wurde.

Eine ähnliche Problematik gilt für die Entscheidungen nach Aktenlage. Die Gutachtenformulare für die Aktenbegutachtung weichen von den sonstigen Formularen ab, da sie den Abschnitt zu Rehabilitationsempfehlungen nicht enthalten (persönliche Mitteilung). Entsprechend werden auch in diesen Fällen fast keine Rehabilitationsmaßnahmen empfohlen, zudem werden auch vorhandene kaum erwähnt (☞ Tab. 4.2). Entscheidungen nach Aktenlage sind vor allem Wiederholungsbegutachtungen. Bei den Erstbegutachtungen, die nach Aktenlage entschieden wurden, handelt es sich vermutlich um während des Antragsverfahrens verstorbene Pflegebedürftige (persönliche Mitteilung).

Rehabilitationsmaßnahmen	Aktenlage		
	ja (%)	nein (%)	entfällt (%)
nur vorhanden	0,0	1,2	11,7
vorhanden und empfohlen	0,0	0,2	4,9
nur empfohlen	0,0	0,7	4,8
weder noch	100,0	97,9	78,6

Tab. 4.2: Rehabilitationsmaßnahmen nach Aktenlage.

Tabelle 4.3 differenziert die Rehabilitationsmaßnahmen und -empfehlungen nach den MDK-Regionen. Sowohl bei den vorhandenen als auch bei den empfohlenen Rehabilitationen zeigen sich deutliche Länderunterschiede. Allerdings ist das Bild teilweise durch die unterschiedliche Verteilung der Pflegestufe 0 und die Entscheidungen nach Aktenlage verzerrt. Abbildung 4.4 enthält daher zum Vergleich die Rehabilitationsmaßnahmen und -empfehlungen nach Bundesländern, und zwar für die Datei ohne Pflegestufe 0 und ohne Entscheidungen nach Aktenlage. Im Unterschied zu Tabelle 4.3 zeigt sich ein wesentlich höheres Niveau von Rehabilitationsmaßnahmen und -empfehlungen, zudem weist Abbildung 4.4 einige Verschiebungen der Relationen zwischen den Ländern wegen der länderspezifisch unterschiedlichen Raten von Aktenentscheidungen und Anteilen an Pflegestufe Null auf.

Rehabilitations-maßnahmen	MDK Region					
	Berlin (%)	Branden-burg (%)	Mecklen-burg-Vorpom-mern (%)	Nieder-sachsen (%)	Sachsen-Anhalt (%)	Schles-wig-Holstein (%)
nur vorhanden	8,8	6,5	9,9	12,3	9,2	10,0
vorhanden und empfohlen	6,6	5,6	3,4	2,2	4,7	5,5
nur empfohlen	5,6	8,8	6,1	2,0	6,1	3,0
weder noch	79,0	79,2	80,6	83,5	80,0	81,5

Tab. 4.3: Rehabilitationsmaßnahmen nach MDK-Regionen bezogen auf die Gesamt-datei.

Betrachtet man in Abbildung 4.4 Rehabilitationsmaßnahmen und -empfehlungen zusammen in der Rubrik „vorhanden oder empfohlen", so zeigen sich keine sehr großen Unterschiede zwischen den einzelnen Bundesländern. Den niedrigsten Gesamtanteil hat Niedersachsen mit 23,0 %, den höchsten Berlin mit 29,4 %. Stärkere Unterschiede ergeben sich bei den Anteilen von Rehabilitationsempfehlungen: Hier ist der Anteil vor allem in Niedersachsen sehr niedrig. Das liegt auch daran, daß in Niedersachsen keine Rehabilitationsempfehlungen dokumentiert werden sollen, falls bereits Rehabilitationsmaßnahmen vorliegen. Aus diesem Grund ist die Prozentzahl der gleichzeitig vorhandenen und empfohlenen Rehabilitationsmaßnahmen in Niedersachsen sehr gering. Diese Unterschiede lassen es ratsam erscheinen, Analysen sowohl für vorhandene Rehabilitationsmaßnahmen als auch für Rehabilitationsempfehlungen durchzuführen und die Ergebnisse für beide Zielvariablen miteinander zu vergleichen.

Abbildung 4.5 zeigt die Rehabilitationsmaßnahmen unterteilt nach MDK-Regionen und weiter nach ambulanter und stationärer Pflege. Es fällt zunächst auf, daß es einen höheren Anteil von Rehabilitationsempfehlungen in den Berliner Heimen gibt. Dies resultiert mit hoher Wahrscheinlichkeit aus dem erhöhten Anteil von Rehabilitationsmaßnahmen in vormaligen Krankenhäusern für chronisch Kranke, die es derzeit (noch) als Modellvorhaben ausschließlich in Berlin gibt (persönliche Mitteilung). In den anderen Bundesländern sind die Unterschiede im Hinblick auf rehabilitative Maßnahmen zwischen beiden Versorgungsbereichen nicht derartig gravierend. Allerdings bestehen erhebliche Unterschiede, wenn man Rehabilitationsempfehlungen und -maßnahmen separat betrachtet. Wie bereits für Niedersachsen beschrieben, sind die Ursachen zumindest teilweise in unterschiedlichen Eingabe- und Erhebungsrouti-

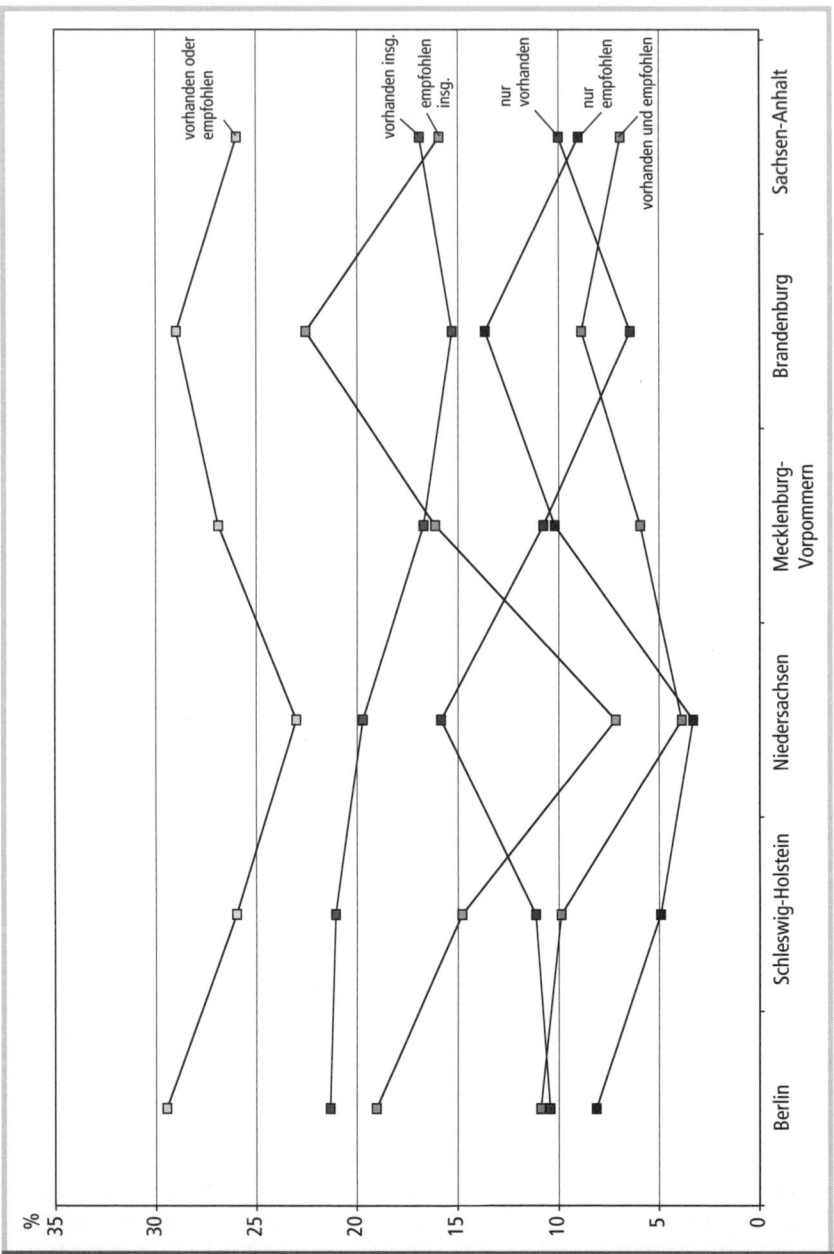

Abb. 4.4: Rehabilitationsmaßnahmen und -empfehlungen nach Ländern.

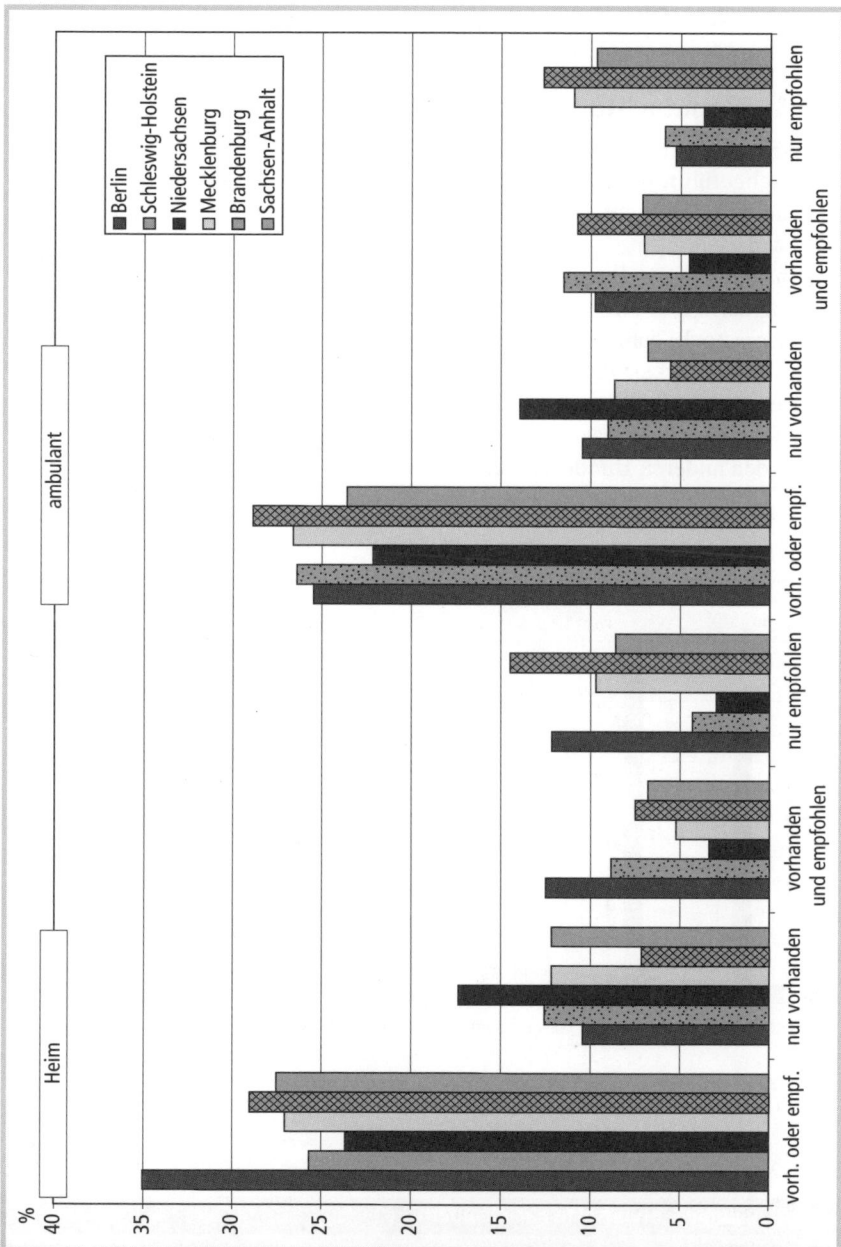

Abb. 4.5: Rehabilitation nach Ländern (MDK-Regionen) und Ort der Versorgung (reduzierte Datei).

nen zu suchen. Ohne Einfluß bleibt dabei, ob es sich um Erstgutachten oder Folgegutachten handelt und in welchem Jahr die Begutachtung stattfand.

4.1.3 Begutachtungsorte und Gutachterprofessionen

Die Mehrzahl aller Untersuchungen werden in den Wohnungen der Antragsteller durchgeführt. In knapp einem Viertel der Fälle ist die pflegerische Einrichtung der Ort der Begutachtung. Nach Aktenlage wurden 13,9 % aller Fälle entschieden.

Hinsichtlich des Begutachtungsortes gibt es kaum Unterschiede zwischen den Ländern. Der Anteil „ohne Eintragung" des Gutachtenortes ist in Berlin besonders hoch; dabei handelt es sich meistens um Pflegeeinrichtungen, so daß auch die Häufigkeit der Pflegeeinrichtungen in Berlin anteilsmäßig dem der anderen Bundesländer entsprechen dürfte – jeweils rund 26 %. In Niedersachsen ist der Anteil der nach Aktenlage entschiedenen Fälle etwa doppelt so hoch wie in den anderen Bundesländern (☞ Abb. 4.6).

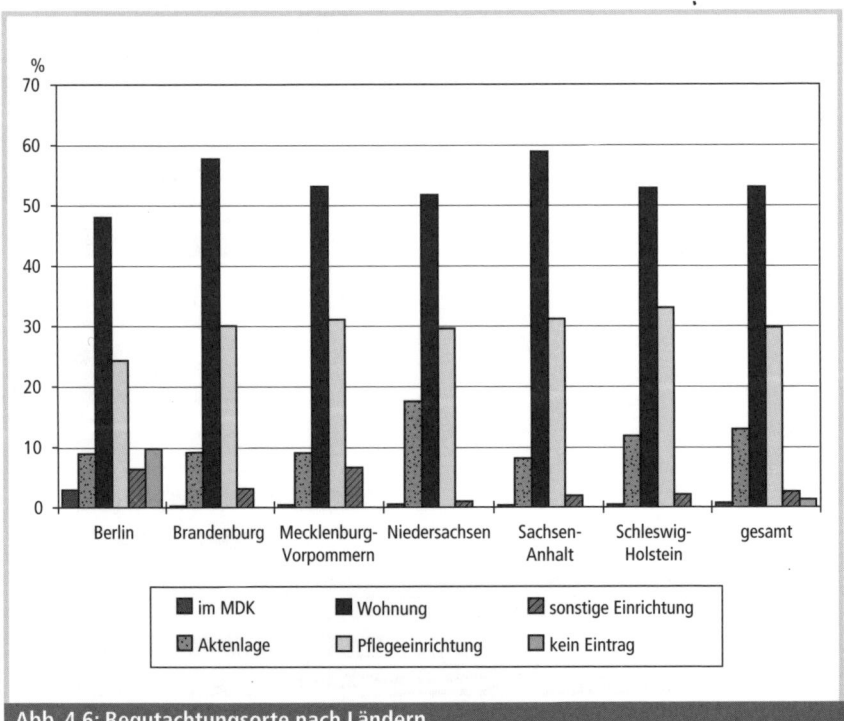

Abb. 4.6: Begutachtungsorte nach Ländern.

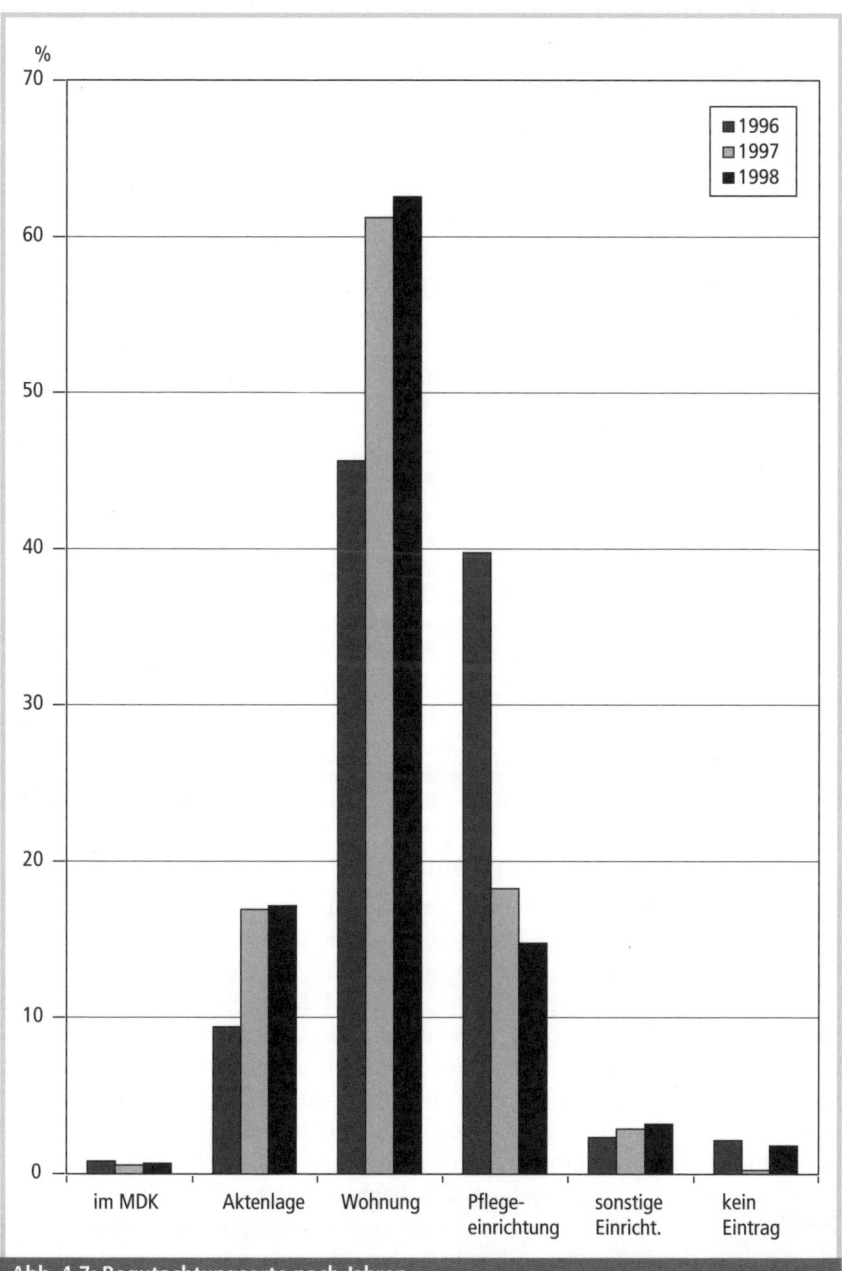

Abb. 4.7: Begutachtungsorte nach Jahren.

Im Jahre 1996 wurden die Begutachtungen zunächst vor allem in Einrichtungen durchgeführt (Leistungsbeginn vollstationäre Pflege), in den Folgejahren werden diese zugunsten der Untersuchungen in Wohnungen weniger. Auch wurde 1996 wegen der vielen Neuanträge in weniger Fällen nach Aktenlage entschieden (☞ Abb. 4.7).

Die Anteile von begutachtenden Ärzten und Pflegefachkräften differieren in den Ländern stark: In Mecklenburg-Vorpommern begutachten vor allem Ärzte, in Brandenburg und auch Niedersachsen sind es häufiger Pflegefachkräfte als Ärzte, in Mecklenburg-Vorpommern ist die Zahl externer Gutachter höher als in den anderen Ländern (☞ Tab. 4.8).

Gutachter	Berlin (%)	Branden-burg (%)	Mecklen-burg-Vorpom-mern (%)	Nieder-sachsen (%)	Sachsen-Anhalt (%)	Schles-wig-Hol-stein (%)
Arzt	40,8	27,9	60,6	36,0	42,4	45,5
Pflegefachkraft	32,6	45,5	6,2	42,7	33,4	33,2
Arzt & Pflege-fachkraft	4,7	5,6	0,5	0,6	8,5	2,9
externer Gutachter	3,8	9,1	21,8	2,1	5,5	6,5
Akte/keine Angabe	18,2	10,3	10,9	18,6	10,2	12,0

Tab. 4.8: Gutachterprofessionen nach Bundesländern.

4.1.4 Rehabilitationsempfehlungen

Ärzte geben insgesamt die meisten Rehabilitationsempfehlungen ab (☞ Abb. 4.9). Besonders hoch ist der Unterschied von ärztlichen und pflegefachlichen Rehabilitationsempfehlungen in Sachsen-Anhalt. Im Gegensatz dazu ist der Anteil von Rehabilitationsempfehlungen durch Pflegefachkräfte in Schleswig-Holstein höher als durch Ärzte. In Schleswig-Holstein machen externe Begutachtungen den größten Anteil an Rehabilitationsempfehlungen aus, während Ärzte und Pflegefachkräfte gemeinsam in Berlin nur relativ wenige Rehabilitationsempfehlungen abgeben, ebenso wie in Mecklenburg-Vorpommern. So ist die Zahl der Rehabilitationsempfehlungen, wenn beide Professionen zusammen begutachten, in Brandenburg sehr hoch. Die generell niedrige Rate von Rehabilitationsempfehlungen in Niedersachsen erklärt sich, wie bereits beschrieben, durch die von anderen Ländern abweichenden Dokumentationsroutinen in Niedersachsen.

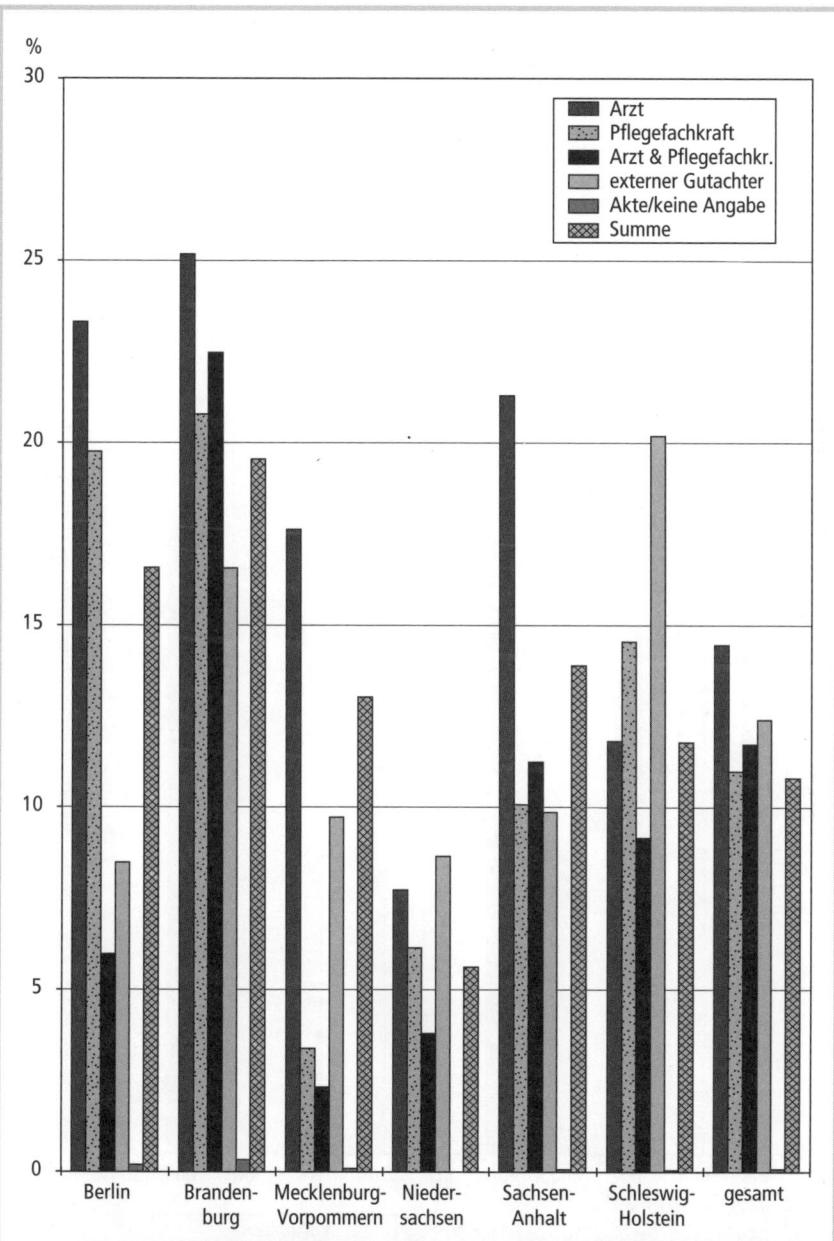

Abb. 4.9: Rehabilitationsempfehlungen nach Bundesländern und Gutachter-professionen.

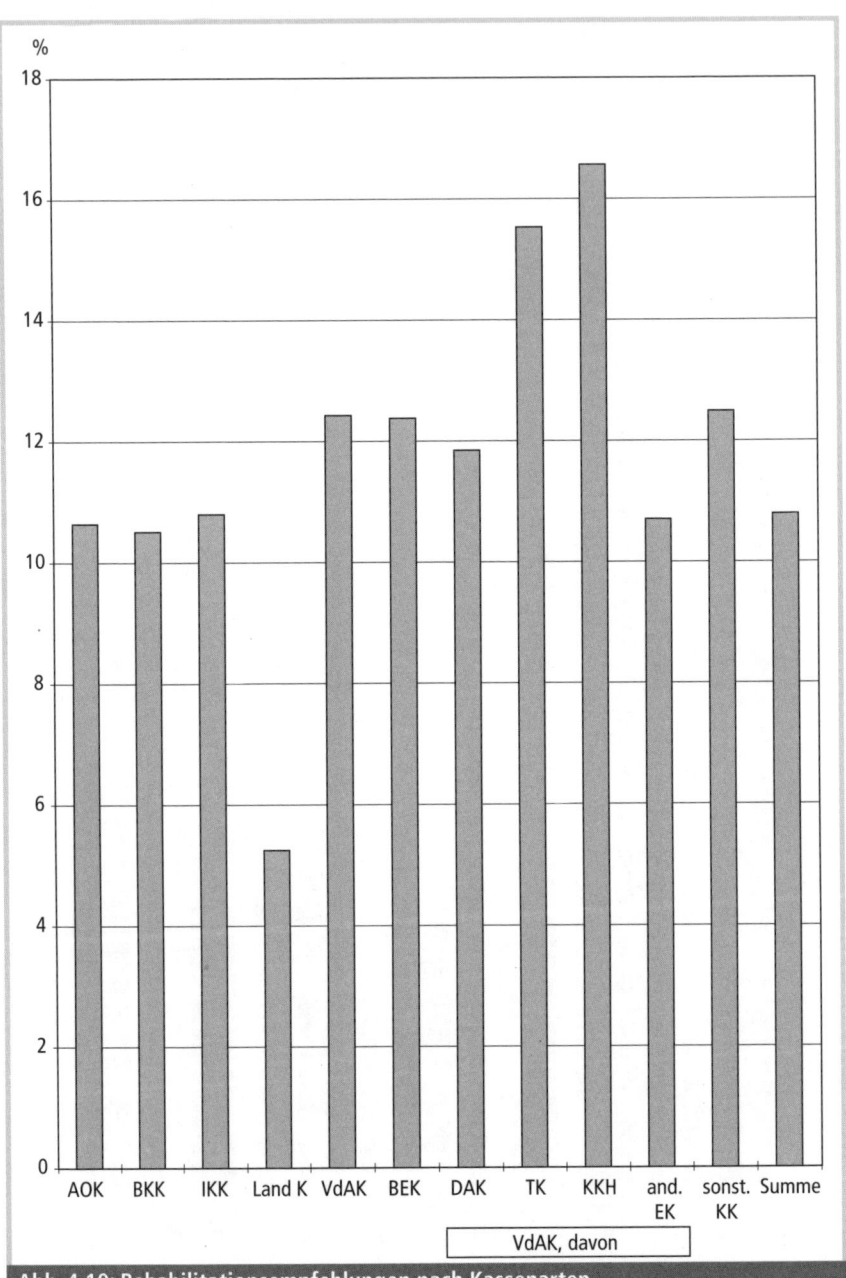

Abb. 4.10: Rehabilitationsempfehlungen nach Kassenarten.

Eine Erteilung von Rehabilitationsempfehlungen aufgrund der Kassenzugehörigkeit erscheint wenig plausibel. Für die in der Abbildung 4.10 sichtbaren Unterschiede müssen daher andere Ursachen aufkommen. Vermutlich handelt es sich dabei um sozialstrukturelle Unterschiede der Klientel der Krankenkassen und auch um motivationale Hintergründe. So ist für die Landbevölkerung, die stärker in den landwirtschaftlichen Krankenkassen organisiert ist, bekannt, daß sie Rehabilitationsmaßnahmen nur sehr bedingt annimmt und auf fremde Hilfe häufiger verzichtet als beispielsweise die städtische Bevölkerung. Dies gilt sicher auch für die anderen Kassen in den betreffenden ländlichen Regionen.

Versicherte der Ersatzkassen sind durchschnittlich jünger als Mitglieder der AOK. Insbesondere die Techniker Krankenkasse und die KKH haben einen deutlich niedrigeren Altersdurchschnitt bei den Pflegebedürftigen als andere Ersatzkassen, was zu einem erheblichen Teil auf die Zahl der versicherten Kinder, Jugendlichen und jungen Erwachsenen zurückzuführen ist. Dies erklärt auch einen großen Anteil der häufigeren Rehabilitationsempfehlungen, denn jüngere Betroffene erhalten häufiger Rehabilitationen, besonders im Zusammenhang mit ambulanter Versorgung (☞ Kap. 6, Abb. 4.12 und 4.15).

Die Anteile von Kassenzugehörigkeiten unterscheiden sich nach den einzelnen Ländern. In den neuen Bundesländern ist die Zahl der AOK-Versicherten besonders hoch, während VdAK-Klientele vor allem in den alten Bundesländern und Berlin zu finden sind (☞ Tab. 4.11).

MDK-Region	AOK (%)	BKK (%)	Innungs-KK (%)	Land-KK (%)	VdAK (%)
Berlin	69,4	11,9	2,2	0,0	16,5
Brandenburg	88,1	3,6	1,2	0,0	7,0
Mecklenburg-Vorpommern	87,8	4,1	1,3	0,1	6,8
Nieder-sachsen	59,0	9,5	4,3	5,2	21,8
Sachsen-Anhalt	87,3	4,8	1,2	0,0	6,7
Schleswig-Holstein	59,3	6,8	3,1	2,5	27,6
gesamt	69,5	7,7	2,9	2,5	17,1

Tab. 4.11: Kassenzugehörigkeit der Pflegebedürftigen nach Bundesländern.

Das Durchschnittsalter der Begutachteten ist besonders hoch in Berlin (77,5 Jahre) und besonders niedrig in Mecklenburg (73 Jahre), wo es um mehr als zwei Jahre niedriger liegt als im Durchschnitt der betrachteten Bundesländer (75,4 Jahre). Unter anderem kann dies zu einem Teil aus den unterschiedlichen Lebenserwartungen in den betreffenden Ländern resultieren. Hierin kann auch ein Grund für die Unterschiede in den Anteilen von Rehabilitationsempfehlungen zwischen den Ländern liegen.

Der Anteil der Rehabilitationsempfehlungen ist bei den Jüngeren sehr viel höher als bei den Älteren. Die höheren Raten an Empfehlungen in jüngerem Alter, das heißt bei unter 20jährigen, sind im wesentlichen auf Empfehlungen im Zusammenhang mit kongenitalen Anomalien und Affekten der Perinatalzeit zurückzuführen (☞ auch Abb. 4.27). Ambulant begutachtete Kinder, Jugendliche und junge Erwachsene erhalten deutlich häufiger Empfehlungen als andere ambulant oder stationär Beantragende. Bei 60jährigen ist der Anteil an Rehabilitationsempfehlungen ambulant und stationär angeglichen, in höheren Altersklassen gibt es bei allgemein abnehmenden Raten relativ häufiger Empfehlungen im stationären Bereich (☞ Abb. 4.12).

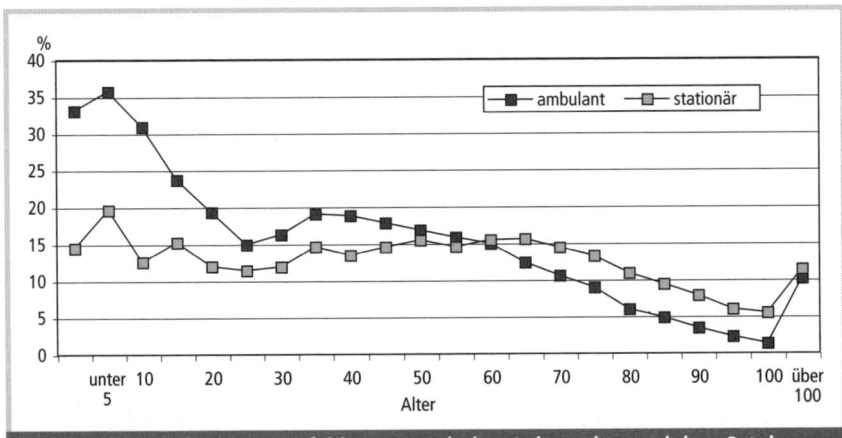

Abb. 4.12: Rehabilitationsempfehlungen nach dem Lebensalter und dem Ort der Versorgung.

Zusammenhangsanalysen mit dem befundeten Allgemeinzustand der Pflegebedürftigen zeigen, daß der Unterschied zwischen Rehabilitationsempfehlungen bei ambulanter Versorgung und Heimunterbringung besonders groß ist, wenn der Allgemeinzustand als gut bewertet wird. In diesem Fall haben ambulant versorgte Klienten eine erheblich größere Chance auf eine Rehabilitationsempfehlung. Ein ähnliches Bild ergibt sich in bezug auf Bewegungsdefizite (funktionelle Einschränkungen des Stütz- und Bewegungsapparats, Position 4.2.1 im Gutachten). Liegen keine Bewegungsdefizite vor, so ist die Chance auf Rehabilitationsmaßnahmen bei ambulant versorgten Pflegebedürftigen erheblich größer als bei Heimbewohnern, was eigentlich dem Konzept der Pflegeversicherung widerspricht. Gleichzeitig gibt es einen weiteren Effekt: Bei einem Ausfall von Bewegungsmöglichkeiten besteht ebenso bei ambulant Pflegebedürftigen im Vergleich zu den in Heimen lebenden eine größere Chance auf Rehabilitationsmaßnahmen (☞ Tab. 4.13 und 4.14).

Versorgung	Allgemeinbefund: gut (%)	Allgemeinbefund: mäßig (%)	Allgemeinbefund: deutlich reduziert (%)
ambulant	18,5	13,4	12,3
stationär	8,8	12,4	12,9

Tab. 4.13: Rehabilitationsempfehlungen nach dem Allgemeinbefund und Ort der Versorgung.

Versorgung	Bewegungsdefizit			
	kein	mäßig	schwer	Ausfall
ambulant	10,6	10,5	15,7	21,3
stationär	5,5	8,5	15,1	15,1

Tab. 4.14: Rehabilitationsempfehlungen nach dem Ausmaß der Bewegungsdefizite und Ort der Versorgung.

4.1.5 Vorhandene Rehabilitationsmaßnahmen

Wie bereits in Abbildung 4.4 zu sehen war, gibt es hinsichtlich der insgesamt vorhandenen Rehabilitationsmaßnahmen Unterschiede zwischen den Bundesländern.[2] So ist der Anteil in Berlin mit 21,3 % am höchsten, gefolgt von Schleswig-Holstein mit 20,0 % und Niedersachsen mit 19,7 %. Insgesamt ist der Anteil vorhandener Rehabilitationsmaßnahmen in den neuen Bundesländern am niedrigsten. Hingegen finden sich dort sehr viel höhere Raten an Rehabilitationsempfehlungen, die möglicherweise kompensatorisch im Hinblick auf die geringeren Raten an vorhandenen Rehabilitationen vergeben werden. Anteile vorhandener Rehabilitationsmaßnahmen unterscheiden sich nur unwesentlich zwischen den Jahren 1996, 1997 und 1998 (19,1 %; 18,6 %; 19,7 %).

---

[2] Hier und im folgenden werden Fälle mit Pflegestufe 0 sowie Entscheidungen nach Aktenlage nicht berücksichtigt, es sei denn, dies wird ausdrücklich vermerkt. Die Zahl der Fälle reduziert sich dadurch auf 679.310.

Es besteht eine Abhängigkeit vom Geschlecht in der Weise, daß vorhandene Rehabilitationsmaßnahmen bei Männern zu 22,1 %, bei Frauen zu 17,7 % vorliegen. Diese Abhängigkeit verschwindet jedoch fast vollständig, wenn das Alter berücksichtigt wird. Das bedeutet, daß das Alter, nicht das Geschlecht für die Unterschiede verantwortlich ist. Vorhandene Rehabilitationsmaßnahmen sind bei Frauen seltener, weil sie ein höheres Durchschnittsalter erreichen.

Der Anteil vorhandener Rehabilitationsmaßnahmen liegt bei Gutachten, die nicht zur Empfehlung von Pflegestufe 0 führen und nicht nach Aktenlage entschieden werden, für Kinder unter fünf Jahren bei 69 %, fällt bis zum Alter von unter 30 Jahren auf zirka 30 % ab, bleibt dann bis zum Alter von unter 50 Jahren bei über 30 % und fällt danach allmählich bis zum Alter von 100 Jahren auf 10 % ab (☞ Abb. 4.15).

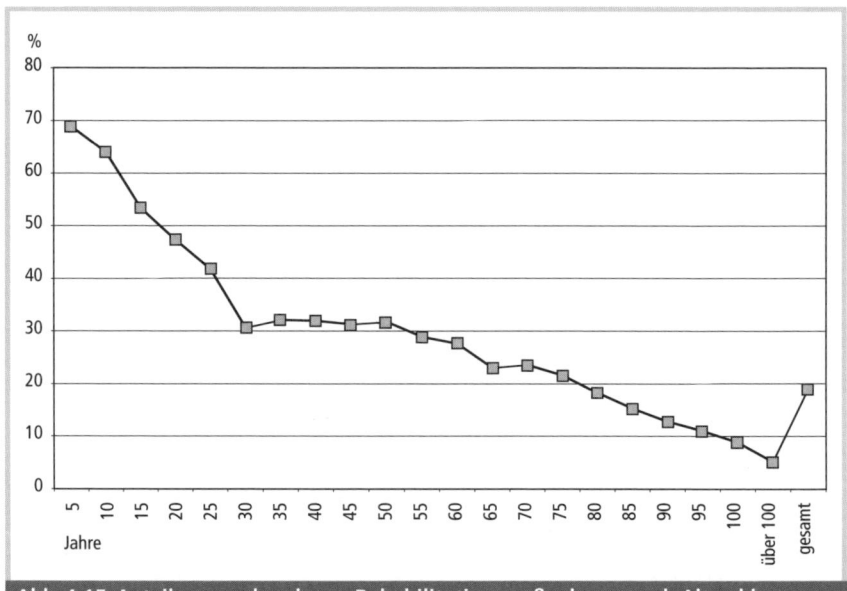

Abb. 4.15: Anteile an vorhandenen Rehabilitationsmaßnahmen nach Altersklassen.

Die höheren Anteile in den Altersklassen bis unter 30 Jahre bzw. der steile Abfall der Kurve bis zum Alter von 29 Jahren sind erklärt durch die ICD-Diagnosengruppen „Kongenitale Anomalien", „Affekte der Perinatalzeit", die allerdings vor allem in den höheren Altersklassen recht selten sind, „Psychiatrische Krankheiten" und „Krankheiten der Nerven und Sinnesorgane" (☞ Abb. 4.16). Diese Diagnosengruppen führen gerade in den jüngeren Altersklassen zu größeren Anteilen an Rehabilitationsempfehlungen und treten zudem dort gehäuft auf (☞ auch Abb. 4.27).

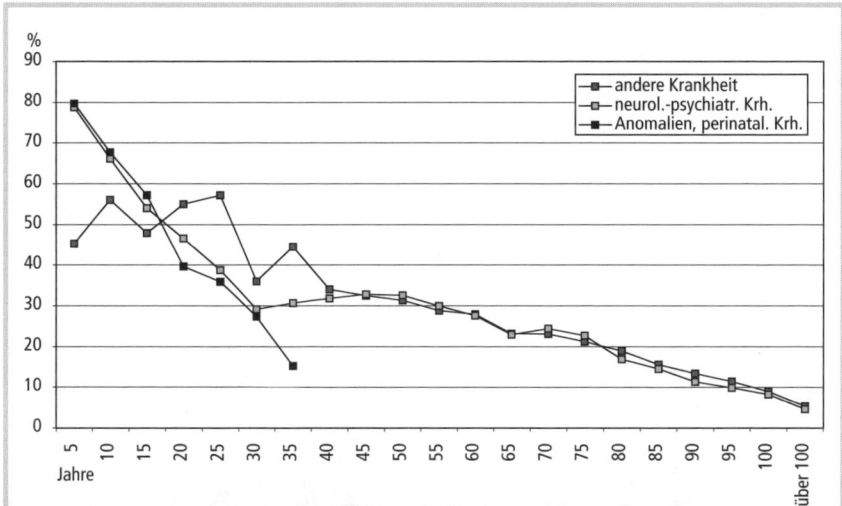

Abb. 4.16: Anteile an vorhandenen Rehabilitationsmaßnahmen nach ausgewählten Diagnosengruppen.

Vorhandene Rehabilitationsmaßnahmen unterscheiden sich nach Kassenzugehörigkeit der Pflegebedürftigen. Wie bereits festgestellt, kann es sich dabei nicht um einen direkten Einfluß handeln, sondern es ist zu vermuten, daß sich demographische und sozialstrukturelle Merkmale bzw. ein unterschiedliches Rehabilitationsverhalten durchsetzen. Erhöhte Anteile von Rehabilitationsmaßnahmen sind bei Ersatz- und Innungskrankenkassen festzustellen. Was die Ersatzkassen angeht, so hat wiederum die Techniker Krankenkasse die höchsten Anteile. Aufgrund der Varianz des Durchschnittsalters der Pflegebedürftigen nach der Kassenzugehörigkeit kann davon ausgegangen werden, daß ein beachtlicher Teil der hier festgestellten Unterschiede bei den Rehabilitationsanteilen dem Alter geschuldet ist.

Es besteht eine geringfügige Abhängigkeit zwischen vorhandenen Rehabilitationsmaßnahmen und der Gutachtenart. Im Zusammenhang mit Folgegutachten stehen 20,5 % der Rehabilitationsmaßnahmen, bei Erstgutachten sind es nur 18,1 %. Maßnahmen sind auch dann häufiger, wenn keine familiale Pflege erfolgt bzw. wenn die zu pflegende Person allein lebt.

Da vorhandene Rehabilitationsmaßnahmen nicht von den aktuell Begutachtenden abhängig sein können, müssen sich die Unterschiede zwischen den Gutachtern anders erklären lassen. Ein Grund besteht sicherlich darin, daß bestimmte Professionen fallspezifisch zur Begutachtung hinzugezogen werden. Allerdings ist auch festzustellen, daß die Unterschiede zwischen den Gutachter-

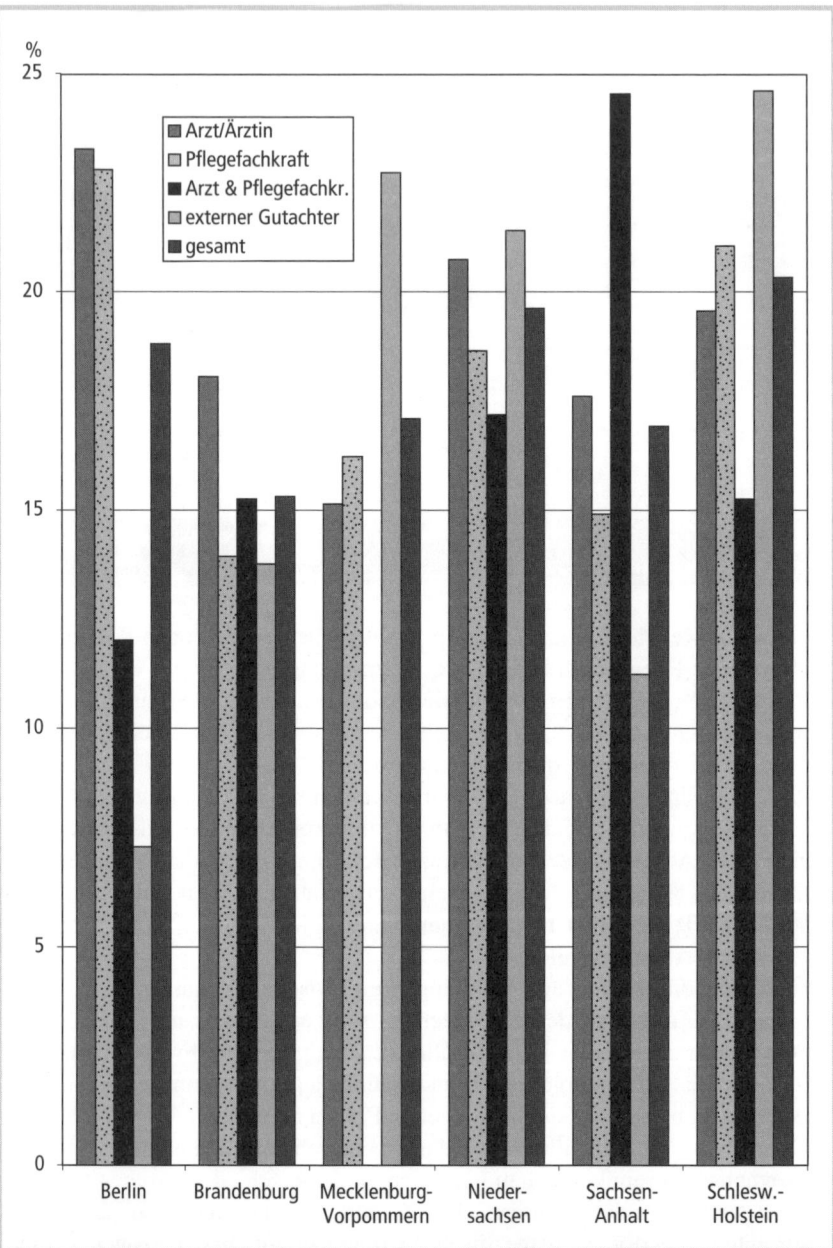

Abb. 4.17: Vorhandene Rehabilitationsmaßnahmen nach Ländern und Gutachter-profession.

professionen hier bei weitem nicht so groß sind wie bei den Rehabilitations-empfehlungen (☞ Abb. 4.9). Dies könnte darauf schließen lassen, daß die Anteile von Empfehlungen zu einem größeren Anteil gutachterabhängig sind und nicht mit der Spezifik des Falls allein erklärt werden können (☞ Abb. 4.17). In Mecklenburg-Vorpommern sind die Anteile vorhandener Rehabilitations-maßnahmen bei ärztlicher oder pflegerischer Begutachtung nahezu gleich; allerdings ist hier der Anteil pflegefachlicher Begutachtung sehr gering. Ärzte geben aber über viermal so häufig Rehabilitationsempfehlungen wie Pflege-fachkräfte. Ähnliches gilt in geringerem Ausmaß für Sachsen-Anhalt. Ver-gleichbare Unterschiede, allerdings länderspezifisch verschieden, werden auch für die externen Gutachter ausgewiesen. Rehabilitationsmaßnahmen sind mit 21,3 % häufiger vorhanden, wenn stationäre Pflege beantragt wird, und mit 34,9 %, wenn ein Antrag auf Einzug in eine Behinderteneinrichtung gestellt wird. Diese höheren Anteile sind plausibel, weil beide Variablen, sowohl die vorhandene Rehabilitationsmaßnahme als auch die Beantragung einer Heim-übersiedlung, über einen erhöhten Pflegebedarf miteinander verbunden sind. So ist auch zu erklären, daß Rehabilitationsmaßnahmen mit 43,2 % besonders häu-fig dann vorhanden sind, wenn vor der aktuellen Begutachtung eine Einstufung nach Pflegestufe III (inklusive Härtefall) gegeben war. Auch mit den weiteren Variablen, die den Bedarf an Pflege angeben, korrelieren die vorhandenen Rehabilitationsmaßnahmen positiv. Das betrifft die Häufigkeit und Dauer der Pflegemaßnahmen und insbesondere die notwendige Anwesenheit der Haupt-pflegeperson pro Woche.

Von den pflegebegründenden Befunden sind die Bewegungsdefizite stärker mit vorhandenen Rehabilitationsmaßnahmen assoziiert. Bei schwerem Bewe-gungsdefizit bestehen sie in 23,5 %, bei Ausfall sogar in 30,7 % aller Fälle. Ähnliches gilt für psychische Einschränkungen und solche des Zentralnerven-systems. Hingegen ist der Zusammenhang mit dem Allgemeinbefund eher negativ. Ähnliches gilt für Beeinträchtigungen der inneren Organe und der Sin-nesorgane. In bezug zu den Aktivitäten des täglichen Lebens (ATL) sind Abhängigkeiten nur dort ausgeprägt, wo es sich um ATL handelt, die (will-kür-)motorische Fähigkeiten betreffen, wie die ATL „essen und trinken kön-nen", „ausscheiden können" und „sich bewegen können". Diese Abhängigkei-ten sind positiv, das heißt, erhöhte Unselbständigkeiten bei den ATL ziehen vermehrt vorhandene Rehabilitationsmaßnahmen nach sich. Zu allen anderen ATL bestehen geringere oder keine Abhängigkeiten. Bei den binär codierten Eintragungen zum Hilfebedarf aufgrund der Verrichtungen des täglichen Lebens finden sich vorhandene Rehabilitationsmaßnahmen verstärkt dort, wo es um Hilfebedarf bei Bewegungen geht, das heißt beim Gehen, Stehen, Trep-pensteigen, Verlassen der Wohnung, beim Zubereiten der Nahrung und beim Ausscheiden. Was die Hilfsmittel angeht, so besteht ein Zusammenhang zwischen den vorhandenen Rehabilitationsmaßnahmen und den Hilfsmitteln zur Mobilität und Ernährung. Ferner kommen bei vorhandenen Rehabilitationsmaßnahmen Entlastungen der Pflegeperson durch stationäre Aufnahme oder Beratungen häufiger vor.

4.1.6 Entscheidung nach Aktenlage

Bei Entscheidungen nach Aktenlage bezogen auf die Gesamtdatei sind Rehabilitationsmaßnahmen nur in einer sehr geringen Anzahl von Fällen vorhanden oder empfohlen. Das hat damit zu tun, daß bei Aktenbegutachtung ein gesondertes Formblatt Verwendung findet, das den Abschnitt zu Rehabilitationsempfehlungen nicht enthält. Zudem können bei Wiederholungsgutachten ausreichend Informationen in den Akten vorhanden sein, die nicht noch zusätzlich auf Datenträger übernommen werden, und schließlich können bei Erstgutachten die Beantragenden in der Zwischenzeit verstorben sein.

Entscheidungen nach Aktenlage erfolgen im Jahr 1996 zu 9,4 %, im Jahr 1997 zu 16,4 % und 1998 zu 16,6 %. Wie bereits festgestellt, werden Widerspruchsgutachten zu 40,4 % nach Aktenlage entschieden, Folgegutachten zu 19,3 %, Erstgutachten zu 7,9 %. Während in Pflegeheimen nur zu 6,7 % nach Aktenlage entschieden wird, geschieht das bei ambulant Versorgten zu 19,3 %. Entscheidungen nach Aktenlage werden häufiger in Verbindung mit Anträgen auf Geldleistung (14,5 %) und Kombinationsleistungen (15,8 %) oder mit stationärer Pflege als mit Anträgen auf Sachleistung (11,4 %) getroffen. Nach Aktenlage wird anteilsmäßig häufiger dann entschieden, wenn bis dato Pflegestufe II oder III vorliegt. Es fehlen hier nahezu komplett Eintragungen zur vorhandenen Pflege, deren Umfang und Häufigkeit, ebenso weitgehend Angaben zum allgemeinen Befund und den speziellen Befunden, zu sämtlichen ATL und allen Hilfebedarfen.

4.1.7 Pflegestufen

Die Variable „Pflegestufen" enthält fünf Ausprägungen, nämlich die Stufen I bis III, die Stufe 0, die Ablehnung oder keinen Eintrag bedeutet, sowie den Härtefall. Von den über eine Million Fällen sind lediglich ca. 320 Härtefälle.[3] Im Unterschied zu den Rehabilitationsempfehlungen gibt es bei der Verteilung der Pflegestufen keine stark ausgeprägten länderspezifischen Schwankungen. Es fällt lediglich auf, daß in Niedersachsen Stufe III besonders häufig und Stufe 0 besonders selten empfohlen wird (☞ Tab. 4.18).

---

[3] Die tatsächliche Zahl der Härtefälle ist allerdings erheblich größer, nur wurde für die meisten Härtefälle „Stufe III" ohne Zusatz eingetragen. Aufgrund der geringen Fallzahl wurden deshalb für die vorliegende Untersuchung Härtefälle der Stufe III zugeschlagen, so daß lediglich vier Ausprägungen, nämlich die drei Pflegestufen plus Stufe 0, betrachtet werden.

Pflege-stufe	Berlin (%)	Bran-den-burg (%)	Meck-lenburg-Vorpom-mern (%)	Nieder-sachsen (%)	Sachsen-Anhalt (%)	Schles-wig-Holstein (%)	gesamt (%)
Stufe 1	30,2	31,6	29,6	31,4	33,0	30,1	31,1
Stufe 2	28,4	27,9	28,2	29,6	28,4	27,1	28,7
Stufe 3	11,8	12,6	12,3	17,0	13,6	14,3	14,7
Härtefall	0,1	0,0	0,0	0,0	0,0	0,0	0,0
kein Eintrag/ fehlend	29,6	27,9	29,8	21,9	25,0	28,5	25,4

Tab. 4.18: Anteile der Pflegestufen in den Bundesländern.

Es liegt auf der Hand, daß insbesondere bei Widerspruchsgutachten, aber auch bei Erstgutachten Stufe 0 besonders häufig vertreten ist. Bei Folgegutachten sind hingegen Stufe II und III deutlich häufiger (☞ Tab. 4.19). Das deutet darauf hin, daß bei Folgegutachten im allgemeinen eine Bestätigung oder eine Erhöhung der Pflegestufe eher zu erwarten ist als eine Herabsetzung. Unter anderem ist dies sicher auch eine Folge des erhöhten Pflegebedarfs im fortschreitenden Alter.

	Erst-gutachten (%)	Folge-gutachten (%)	Konsiliar-gutachten (%)	Widerspruch (%)	gesamt (%)
Stufe 1	32,9	26,7	33,4	30,1	31,1
Stufe 2	23,2	44,3	27,7	25,1	28,7
Stufe 3	11,5	24,8	9,4	9,8	14,7
Härtefall	0,0	0,0	0,0	0,0	0,0
kein Eintrag/ fehlend	32,3	4,2	29,6	34,9	25,4

Tab. 4.19: Pflegestufen nach Gutachten(unter)art.

Liegt einer Begutachtung bereits eine Einstufung zugrunde, so wird diese häufig bestätigt. Nahezu mit gleicher Häufigkeit werden Pflegebedürftige mit Stufe I der Stufe II zugeordnet, und in knapp 40 % erhalten Schwerpflegebedürftige bei erneuter Begutachtung Stufe III. In zirka 20 % wird Schwerst-

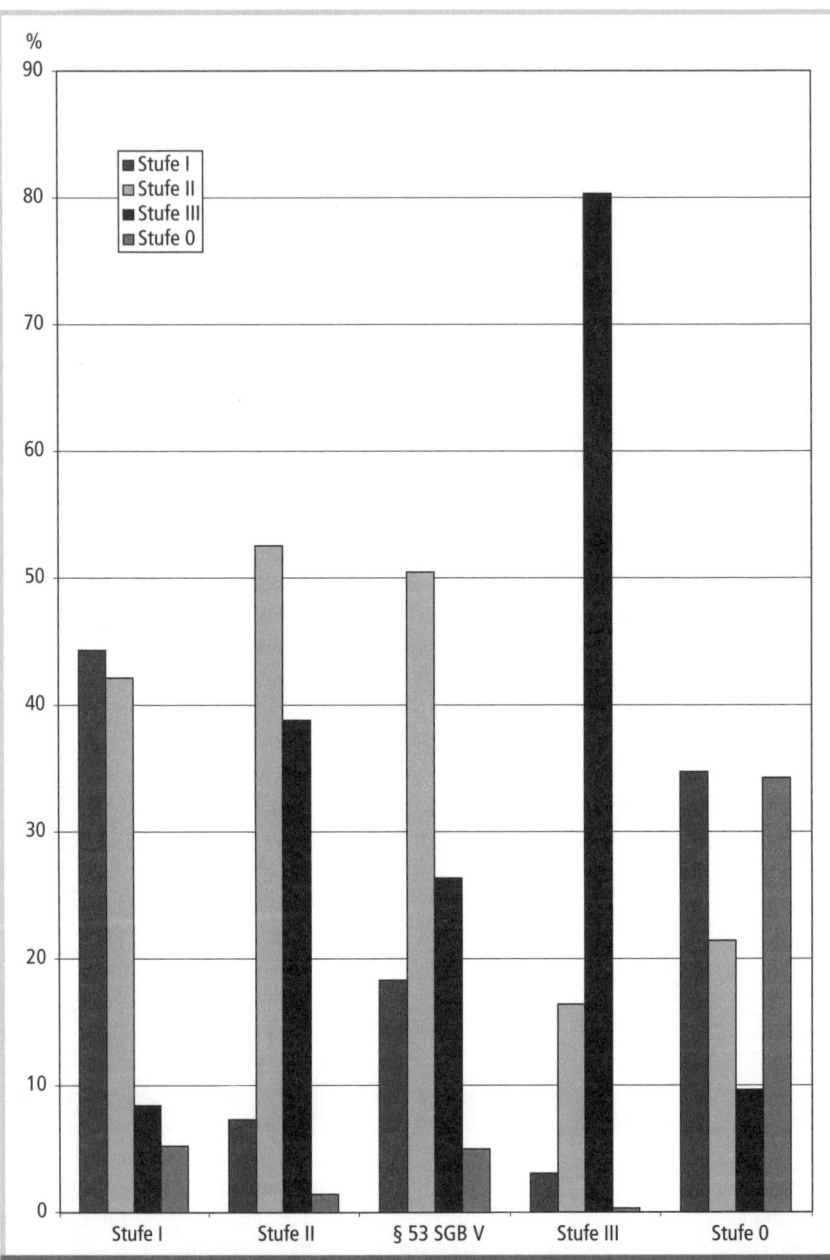

Abb. 4.20: Anteile der aktuellen Einstufungen bei bereits vorhandener Pflegestufe.

pflegebedürftigen die Stufe II zuerkannt. Bei Vorstufe 0 ist nachfolgend Pflegestufe I häufiger vergeben worden als Pflegestufe 0. Die Regelungen des § 53 SGB V zur Schwerpflegebedürftigkeit, die quasi als Vorgängerregelung einen Teil der Regelungen der Pflegeversicherung darstellen, sind mit deren Einführung außer Kraft getreten. Schwerpflegebedürftige aufgrund der krankenversicherungsrechtlichen (Vorgänger-)Regelung wurden grundsätzlich in die Stufe II der Pflegeversicherung übergeleitet, außer bei Nachbegutachtungen. Wie in Abbildung 4.20 zu sehen ist, gibt es bei Pflegebedürftigen, die zuvor Leistungen nach §§ 53 ff SGB V hatten, eine erhebliche Variation, das heißt einen hohen Anteil an Neueinstufungen in Stufe I und auch in Stufe III. Insgesamt betrifft das aber nur etwa 1,2 % aller Fälle. Bei den nachfolgenden Begutachtungen handelt es sich hierbei bis auf einzelne Widerspruchgutachten immer um Erstgutachten.

Tabelle 4.21 zeigt, daß unterschiedliche Zuordnungen der Pflegestufen bei verschiedenen Gutachtern auftreten. Sind Ärzte oder externe Gutachter beteiligt, so wird weitaus häufiger in Pflegestufe 0 eingestuft, als wenn ausschließlich Pflegefachkräfte begutachten. Sie klassifizieren häufiger nach Stufe II. Entscheidungen nach Aktenlage führen weitaus häufiger zu Stufe II oder III, seltener zu Stufe 0 oder I. Das ist darin begründet, daß es sich hierbei sehr viel öfter um Widerspruchsverfahren handelt und die Erstgutachten seltener nach Aktenlage entschieden werden. Zumindest ein Teil der unterschiedlichen Einstufungen durch verschiedene Gutachterprofessionen ist der Tatsache geschuldet, daß verschiedene Gutachter in unterschiedlichen Situationen eingesetzt werden und das auch noch länderspezifisch verschieden.[4]

Pflegestufe	Arzt (%)	Pflegefachkraft (%)	Arzt & Pflegefachkraft (%)	externer Gutachter (%)	Akte/keine Angabe (%)
Stufe I	32,6	32,9	27,1	34,7	21,9
Stufe II	25,8	30,6	27,6	26,6	33,4
Stufe III	12,2	14,6	16,3	9,6	24,1
Härtefall	0,0	0,0	0,1	0,0	0,0
kein Eintrag/ fehlend	29,3	21,9	28,9	29,2	20,6

Tab. 4.21: Pflegestufen nach der Profession der Gutachter.

---

[4] Bei Widerspruchsgutachten begutachtet in der Regel die jeweils andere Profession. Je nach Bundesland sind mehr oder weniger Pflegefachkräfte in die Begutachtung involviert.

Ärzte und externe Gutachter führen sehr viel häufiger Erstgutachten, Pflegefachkräfte dagegen häufiger Folgegutachten durch (☞ Tab. 4.22).

Gutachter	Erstgutachten (%)	Folgegutachten (%)	Konsiliargutachten (%)	Widerspruch (%)
Arzt	71,3	23,9	0,1	4,8
Pflegefachkraft	56,2	38,9	0,3	4,6
Arzt & Pflegefachkraft	82,0	12,4	0,3	5,3
externer Gutachter	69,4	24,7	0,5	5,4
Akte/keine Angabe	39,8	43,7	0,5	16,0
gesamt	61,1	32,2	0,3	6,5

Tab. 4.22: Art des Gutachtens nach der Profession des Gutachters.

Es stellt sich mithin die Frage, inwiefern die unterschiedlichen Anteile der Pflegestufen bedingt sind durch die Gutachterprofession oder durch unterschiedliche Situationen der Pflegebedürftigen, zu denen jeweils spezifische Gutachter hinzugezogen werden. Die Abbildungen 4.23a–c stellen die verschiedenen Anteile zunächst nach der Profession der Gutachter, dann nach Pflegestufen und schließlich nach Gutachtenarten getrennt dar.

Innerhalb der einzelnen Pflegestufen variieren die Gutachter. An der relativen Homogenität der Blöcke ist zu erkennen, daß die Unterschiede der Klassifizierungen durch die Gutachter relativ gering sind im Vergleich zu den Unterschieden, die durch die verschiedenen Untersuchungsarten gegeben sind. So liegen z.B. bei Erstbegutachtungen in der Pflegestufe II alle Gutachter bei zirka 23 bis 26 %. Abgesehen von dem Sonderfall der Aktenentscheidung, ist für die einzig größere Variation zwischen den Gutachtern die Kombination Arzt und Pflegefachkraft verantwortlich. Sie tritt bei Erstgutachten, aber auch bei Folgegutachten gehäuft mit Stufe III auf und in geringerem Maß mit Pflegestufe I. Dies könnte damit zusammenhängen, daß Arzt und Pflegefachkraft gleichzeitig vor allem in Heimen, und damit häufiger in Fällen mit hohem Pflegebedarf, hinzugezogen werden. Bei Widerspruchsgutachten und den Stufen II und III steigen die Anteile der Einschätzungen von Arzt über Pflegefachkaft bis zu externen Gutachtern hin leicht an, bei Stufe 0 fallen sie in derselben Reihenfolge ab. Zumindest hier könnte sich unter den besonderen Bedingungen von Widerspruchsverfahren doch ein unterschiedliches Gutachterverhalten abbilden.

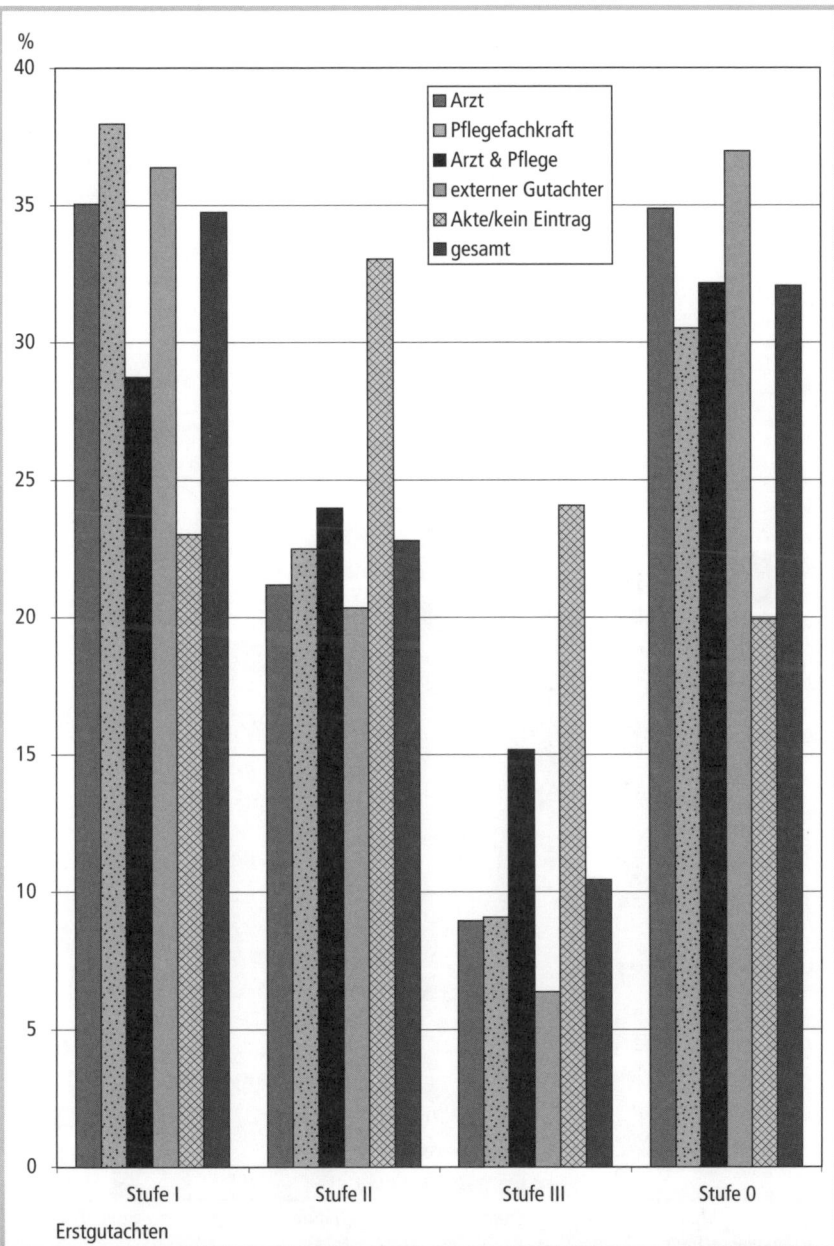

Abb. 4.23a: Pflegestufen nach der Art des Gutachtens und der Profession des Gutachters.

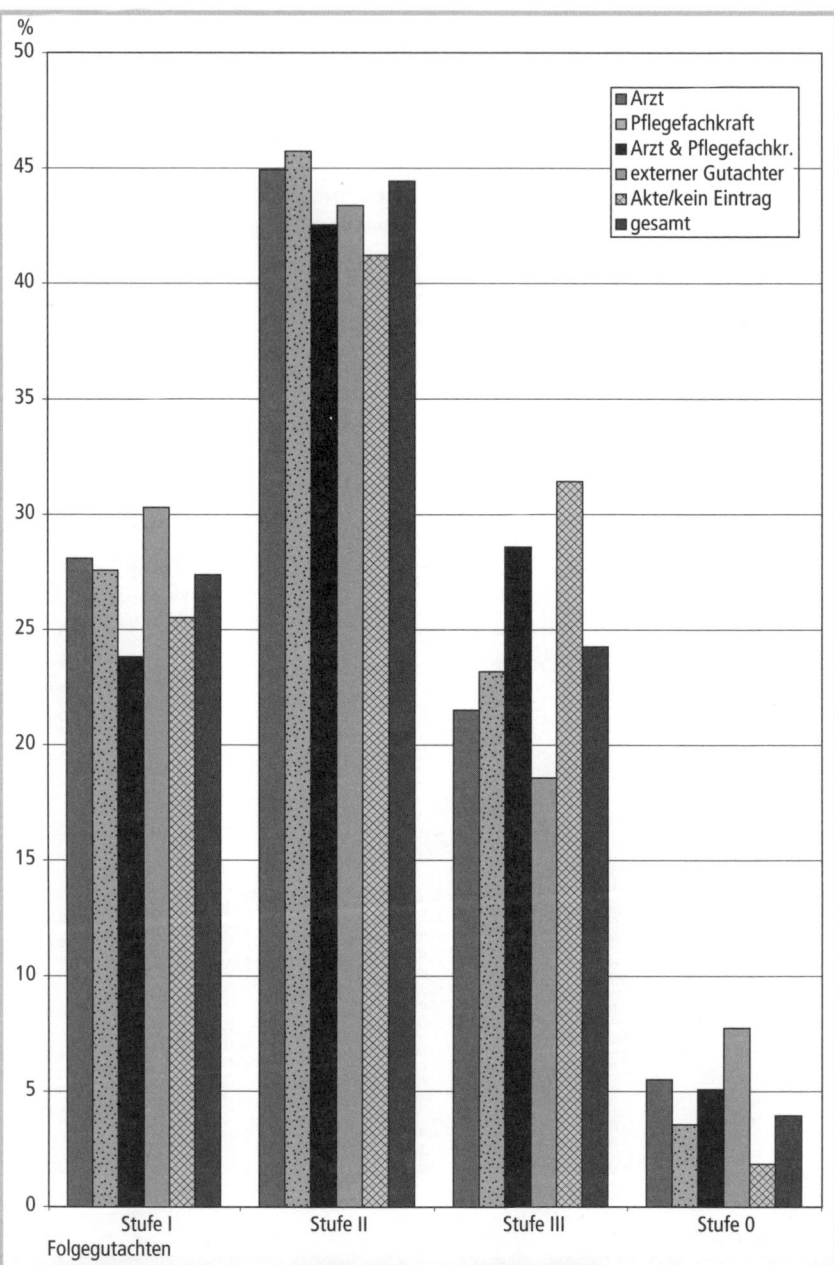

Abb. 4.23b: Pflegestufen nach der Art des Gutachtens und der Profession des Gutachters.

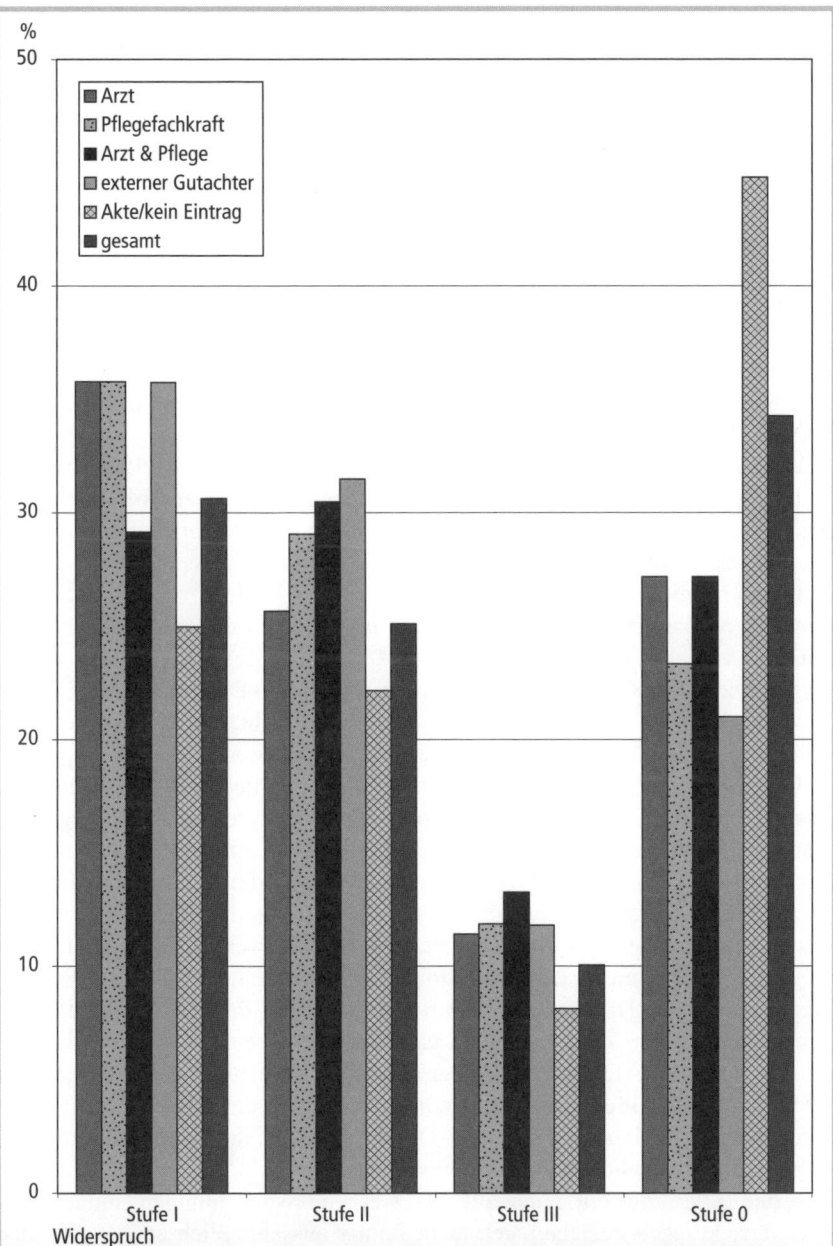

Abb. 4.23c: Pflegestufen nach der Art des Gutachtens und der Profession des Gutachters.

Mit höherem Alter nimmt die Pflegestufe zu (☞ Abb. 4.24). Dies gilt insbesondere für Pflegebedürftige über 50 Jahre. Kinder haben im Vergleich zu Erwachsenen unter 50 Jahren einen höheren Anteil an der Pflegestufe II. Kassenartentypische Einstufungen gibt es kaum. Allenfalls ist bei Stufe III die AOK leicht unterrepräsentiert, dort erreicht sie 13,5 %, Ersatzkassen 15,6 %. Es gibt einige diagnosenspezifische Zusammenhänge: So sind psychiatrische Krankheiten und Krankheiten der Nerven und Sinnesorgane bei Stufe III überrepräsentiert, Krankheiten der Atmungsorgane und des Skeletts bzw. der Muskeln ziehen häufig Stufe I oder 0 nach sich.

Pflegebedürftige höheren Alters befinden sich häufiger in Heimen. In Pflegeeinrichtungen sind Einstufungen nach Stufe III mit 21,7 % häufiger als bei Begutachtungen zu Hause oder in den MDK (11 %). Pflegebegründende Befunde sind erwartungsgemäß umso gravierender, je höher die Pflegestufe ist. Bei den ATL ist es zumeist so, daß bei Stufe I am häufigsten „bedingte Selbständigkeit", bei Stufe II „teilweise Unselbständigkeit" und bei Stufe III „Unselbständigkeit" verzeichnet ist. Ferner sind die meisten Hilfebedarfe in den 21 Verrichtungen des täglichen Lebens um so häufiger angegeben, je höher die Pflegestufe ausfällt. Allerdings sind die Zusammenhänge der Pflegestufen mit den Hilfebedarfen längst nicht so eindeutig wie die der Pflegestufen mit den ATL, was unter anderem auch mit der höheren Anzahl von Ausprägungen, nämlich vier, bei den ATL zu tun hat. Die Dauer der Hilfebedarfe ist, im Gegensatz zu den Gutachtenformularen, nicht auf den Datenträgern erfaßt; es wird nur festgehalten, ob ein Bedarf vorliegt oder nicht. Das bedeutet, daß die Hilfebedarfe lediglich in binärer Codierung vorhanden sind.

Versuche, mit Hilfe von Item-Kombinationen die Pflegestufe zu bestimmen, liegen vor (Michel et al., 1998). Wir führten diese Analysen für die vorliegenden Daten und nach Länderunterschieden ebenfalls durch und kamen zu ähnlichen Ergebnissen wie die Arbeitsgruppe in Witten, allerdings mit nicht ganz so hohen Kappa-Werten. Kappa gibt den Anteil der durch die Prädiktor-Variablen zusätzlich vergrößerten Vorhersagegenauigkeit an. Es werden hier Kappa-Werte von zirka 0,70 erreicht. Die Schlußfolgerung von Michel et al., daß die ATL ergänzend zu den Hilfebedarfen zur Bestimmung der Pflegestufen herangezogen werden sollen, kann hier nicht nachvollzogen werden, denn das bessere Abschneiden der ATL bei der Vorhersage von Pflegestufen ist allein dadurch erklärt, daß der Hilfebedarf binär codiert ist anstelle der erhobenen Minutenwerte für den täglichen Hilfebedarf. Da mit den ATL die Befähigung für Verrichtungen des täglichen Lebens operationalisiert wird, ist dieser Effekt zu erwarten. Allerdings gilt: Nicht alle ATL werden in Verrichtungen „umgesetzt", und Verrichtungen beziehen sich nicht immer ausschließlich auf jeweils eine Aktivität des täglichen Lebens und andererseits beziehen sich bestimmte Verrichtungen auf mehrere Aktivitäten (Dangel-Vogelsang, 1999, S. 19–21). Die

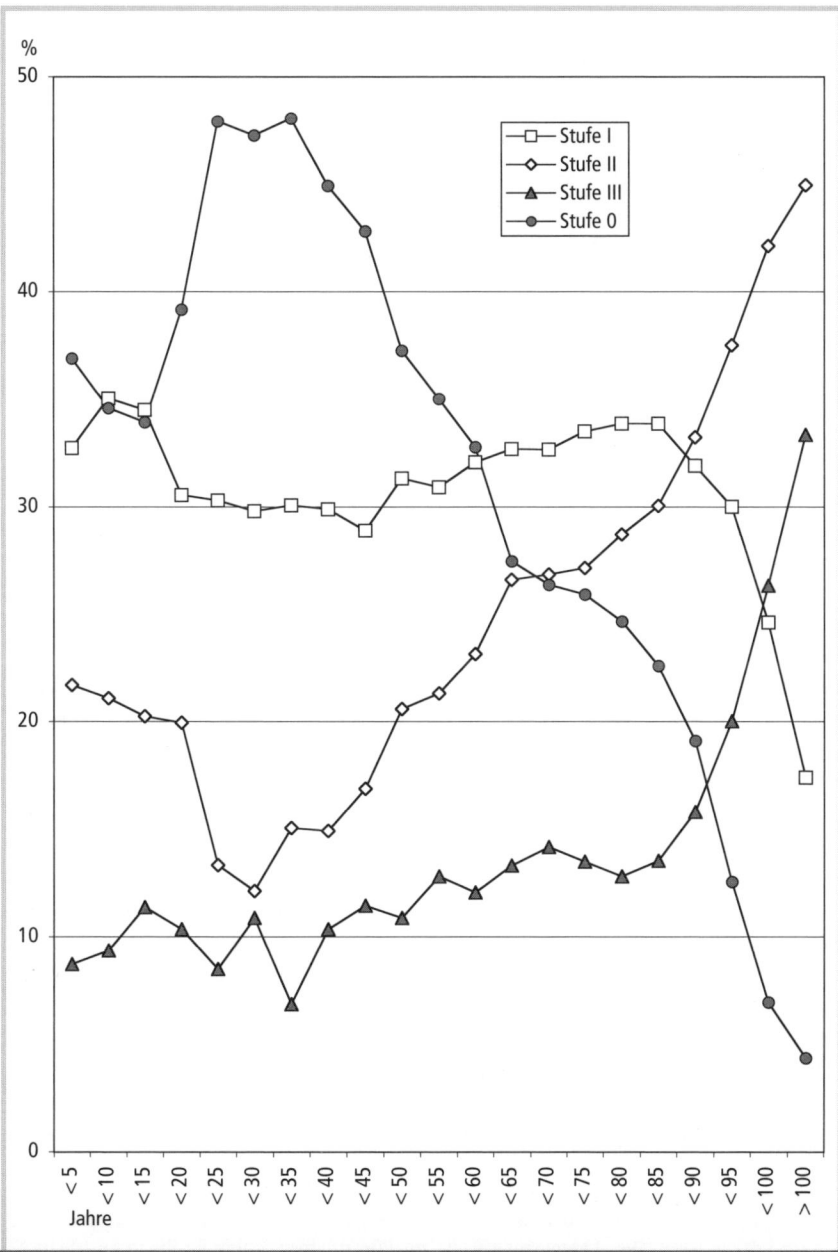

Abb. 4.24: Pflegestufen nach Altersklassen.

Zeitwerte zusammengenommen sollten aber eindeutig die Pflegestufe bestimmen.[5] Ferner ist zu sagen, daß Kappa-Werte von 0,7 weit von einer eindeutigen Zuordnungsmöglichkeit entfernt sind. Auch wird die korrekte Wiedergabe der Pflegestufe 0 durch die ATL häufiger erreicht, als dies bei den anderen Pflegestufen möglich ist, das heißt, die Zuordnung von Pflegestufe 0 liefert einen größeren Beitrag zu Kappa als die der anderen Pflegestufen. Dies schränkt den zu erwartenden Zuwachs an Präzision bei der Einführung der ATL als Prädiktor-Variable zusätzlich ein. Insgesamt ist fraglich, welche zusätzliche Rolle die ATL bei der Einschätzung der Pflegestufen spielen sollen, wenn mit den genauen Zeiteingaben bei den Hilfebedarfen bereits eine eindeutige Festlegung möglich ist. Das Streitpotential, das durch die subjektive Einschätzung des Hilfebedarfs gegeben ist, dürfte auch für die ATL relevant werden, sobald diese Relevanz für die Einstufung haben sollten. Es bliebe aber zu überlegen, ob die ATL nicht zur nachträglichen Validierung und statistischen Überprüfung der Pflegestufenentscheidungen erhalten bleiben sollten. Auch sollte bei einer Diskussion über die Rolle der ATL berücksichtigt werden, welche Orientierungsmöglichkeiten sie den Gutachtern bieten. Dies könnte in Form eines Quasi-Experiments (Entscheidungen bezüglich der Hilfebedarfe mit und ohne vorheriger Einschätzung der ATL) ermittelt werden.

4.1.8 Stationäre Versorgung im Heim

Begutachtungen im Heim sind besonders häufig in Brandenburg, Mecklenburg-Vorpommern, Sachsen-Anhalt und Schleswig-Holstein. Die Raten betragen in fast allen Ländern über 48 %, nur in Berlin sind es lediglich 31,5 % (Gesamtdatei).

Im Jahr 1996 stammen über 56 % aller Gutachten aus Heimen, im Jahr 1997 nur noch 44,3 % und 1998 39,9 %. Dies ist bedingt durch das Inkrafttreten der vollstationären Leistungen Mitte 1996 und den damit zusammenhängenden vermehrten Begutachtungen in Heimen. In Mecklenburg-Vorpommern wurden 1996 alle Pflegebedürftigen in Heimen begutachtet (persönliche Mitteilung).

Heimbewohner sind im Durchschnitt älter als ambulant Pflegebedürftige. Letztere werden bis zum 21. Lebensjahr sehr viel häufiger zu Hause versorgt. Dies gilt auch, wenngleich in etwas geringerem Maße, für Pflegebedürftige im Alter zwischen 50 und 80 Jahren (☞ Abb. 4.25).

Die Gründe für die in Ansätzen periodische Verteilung zwischen stationär und ambulant versorgten Pflegebedürftigen nach dem Lebensalter dürften vor

---

[5] Diese sogenannten Zeitkorridore traten mit den überarbeiteten Begutachtungs-Richtlinien am 21.3.1997 in Kraft. Die „Orientierungswerte zur Pflegezeitbemessung für die in § 14 SGB XI genannten Verrichtungen der Grundpflege" waren bis zum 31.12.1999 befristet (MDS, 1997, S. 68–75). Zeitwerte standen unserer Auswertung nicht zur Verfügung.

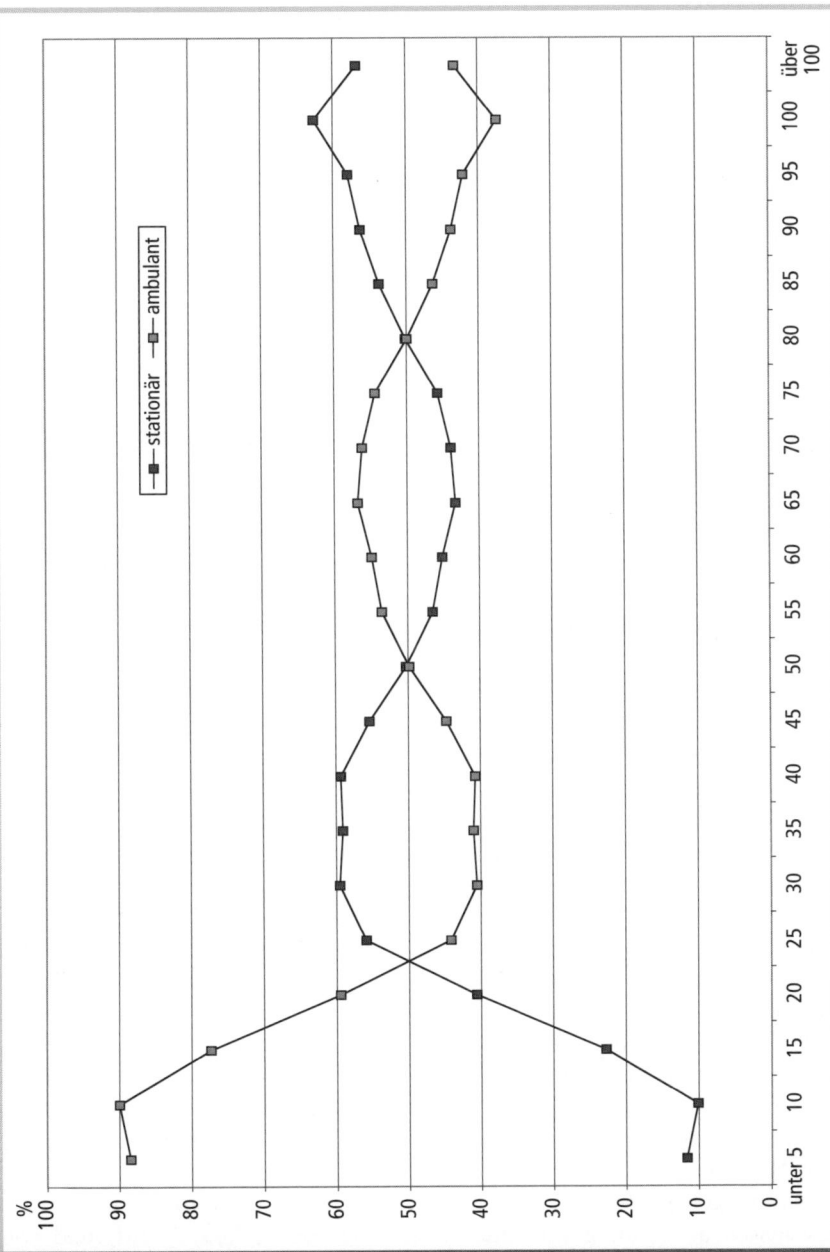

Abb. 4.25: Ort der Versorgung nach Altersklassen (reduzierte Datei).

allem in den Lebenszusammenhängen, das heißt der familiären Einbindung etc., zu finden sein, zum Teil sind sie aber auch abhängig von Diagnosen. Im Hinblick auf die sechs häufigsten Diagnosengruppen werden vor allem Pflege-bedürftige mit psychiatrischen Krankheiten zu einem großen Teil in Heimen versorgt, aber auch Menschen mit Krankheiten der Nerven und Sinnesorgane, des Kreislaufsystems und mit „Symptomen" bzw. „Affektionen". Hingegen werden Pflegebedürftige mit Krankheiten des Skeletts und Muskelsystems sowie Neubildungen vor allem ambulant gepflegt (☞ Abb. 4.26).

Der Anteil psychiatrischer Krankheiten in den Altersklassen von 20 bis über 50 Jahre ist auffällig und für den erhöhten Anteil von Heimbewohnern in diesen Altersklassen mit verantwortlich. Ab einem Lebensalter von 70 Jahren überwie-gen Krankheiten des Kreislaufsystems, ab 95 Jahren „Symptome und Affektio-nen", die ebenfalls mit einer häufigeren vollstationären Versorgung verbunden sind (☞ Abb. 4.27). Allerdings dürfte in diesen Gruppen der Hochaltrigen auch die Lebens- und Familiensituation eine entscheidende Rolle spielen.

Länderspezifische Unterschiede bei den dokumentierten Diagnosen sind nicht sehr ausgeprägt. Auffällig ist trotzdem der höhere Anteil an psychiatri-schen Krankheiten in Berlin sowie Krankheiten des Herz-Kreislaufsystems in Brandenburg, Sachsen-Anhalt und Mecklenburg-Vorpommern und Symptome und Affektionen in Berlin, Schleswig-Holstein und Niedersachsen.

4.1.9 Besonderheiten der Versorgung von Kindern

Wie Abbildung 4.27 zeigt, stellen im Kindesalter Krankheiten der Nerven und Sinnesorgane, psychiatrische Krankheiten und kongenitale Anomalien sowie auch Endokrinopathien die häufigsten Diagnosengruppen – und dies in deutli-chem Unterschied zu verschiedenen Stufen des Erwachsenenalters.

In 74 % aller Fälle ist bei Kindern die erste Pflegeperson eine Angehörige im Unterschied zu 43 % bei den Erwachsenen. Dies drückt den höheren Grad der Belastung von Angehörigen, in der Regel sind es die Mütter, bei der Ver-sorgung pflegebedürftiger Kinder aus. Ebenfalls höher als bei Erwachsenen ist die durchschnittlich aufgewendete Pflegezeit und die wöchentliche Häufigkeit des Pflegeeinsatzes.

Während Rehabilitationsmaßnahmen zirka dreimal so häufig sind wie bei Erwachsenen, beträgt der Anteil an der Behandlungspflege nur rund ein Drit-tel, der Anteil an der Grundpflege nur die Hälfte. Dagegen besteht „sonstige Pflege" bei zirka 50 % aller Kinder im Unterschied zu 35 % bei den Erwachse-nen. Hier handelt es sich um weitere therapeutische Maßnahmen.

Die pflegebegründenden Befunde sind insgesamt „günstiger" als bei den Erwachsenen, allerdings gilt dies nicht für Einschränkungen aufgrund von Krankheiten des Zentralnervensystems und der Psyche. Unselbständigkeiten bei den Aktivitäten des täglichen Lebens betreffen vor allem die komplexeren

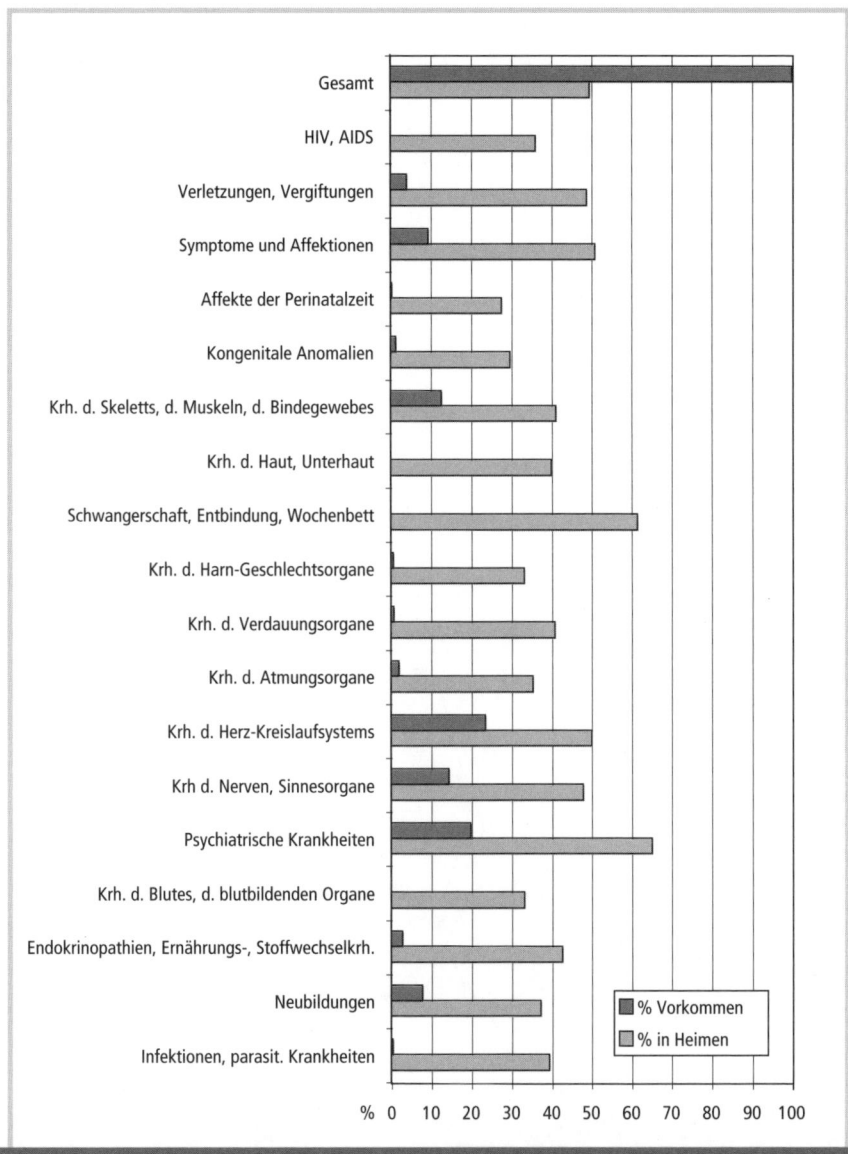

Abb. 4.26: Begutachtete Pflegebedürftige nach den zugrunde liegenden Diagnosen.

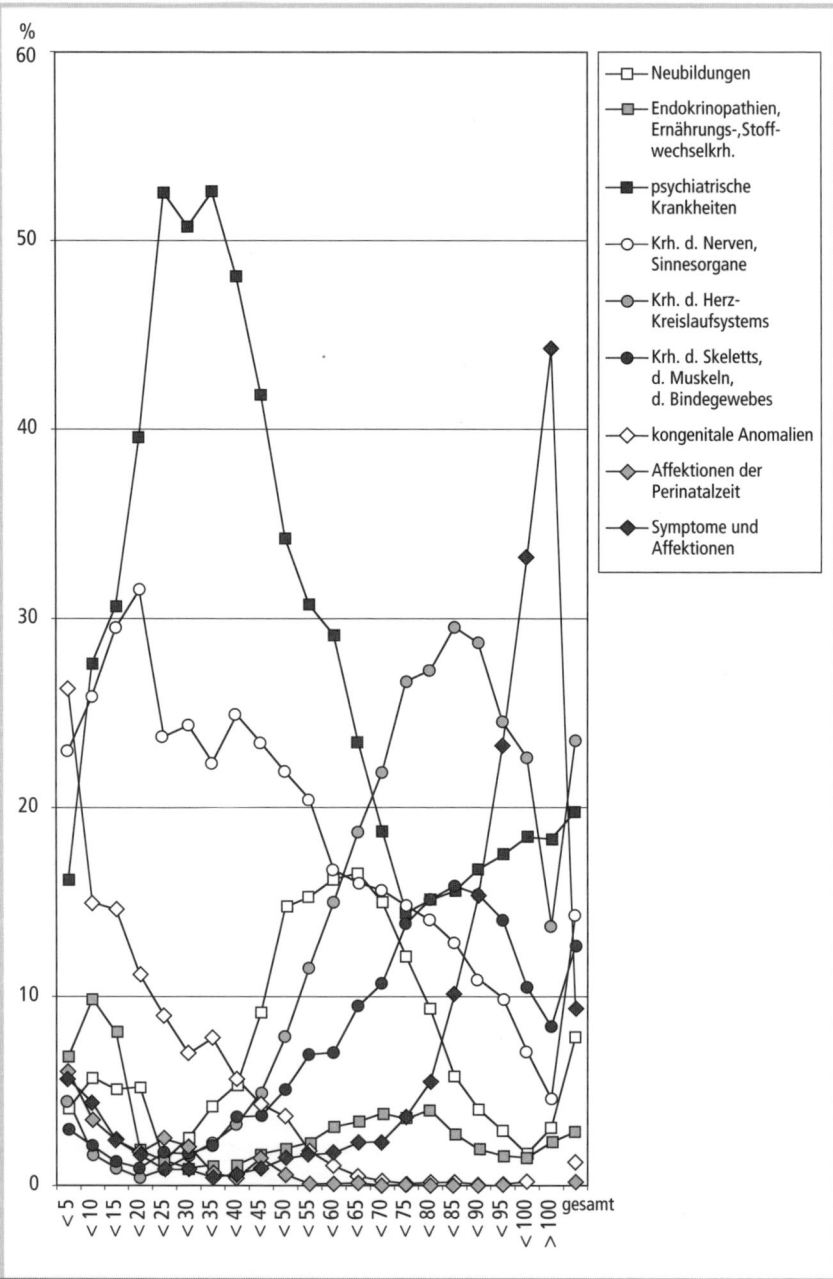

Abb. 4.27: Diagnosengruppen der begutachteten Pflegebedürftigen nach Altersklassen.

Funktionen wie „sich situativ anpassen können", „für Sicherheit sorgen können" und „kommunizieren können" sowie „soziale Bereiche des Lebens sichern können", ferner aber auch „essen und trinken können" und „ausscheiden können". Hilfebedarfe ergeben sich weniger bei den (willkür-)motorischen Tätigkeiten als beim Verlassen der Wohnung, bei der Nahrungsaufnahme, Zahnpflege, beim Ausscheiden und beim Duschen. ATL und Hilfebedarf werden hinsichtlich der altersspezifischen Fähigkeiten der Kinder ermittelt: Sind Kinder altersbedingt nicht in der Lage, bestimmte Tätigkeiten auszuführen, so gelten sie trotzdem als „selbständig". Der altersspezifische Grundbedarf ist also im versicherungsrelevanten Pflegebedarf nicht enthalten.

Die Vergabe von Pflegestufen erscheint vergleichsweise restriktiver als bei Erwachsenen, der Anteil mit Stufe 0 ist mit 33 % um 12 % höher. Die größere Problematik der pflegerischen Versorgung von Kindern unter Inanspruchnahme der Pflegeversicherung drückt sich auch in der wesentlich höheren Zahl an Widerspruchsgutachten aus: Für Kinder beträgt der Anteil 13,8 %, für Erwachsene 7,2 %.

4.2 Multivariate Analysen

4.2.1 Zielvariable vorhandene Rehabilitationsmaßnahmen

Die vorangehenden Analysen zeigen eine Vielfalt von möglichen Einflußgrößen auf die zu erklärenden Zielvariablen, insbesondere die Maßnahmen und Empfehlungen zur Rehabilitation. Vielfach zeigen sich Zusammenhänge auch zwischen den Einflußgrößen untereinander. So erklären sich Einflüsse der Variablen Geschlecht größtenteils durch das Alter, die der Gutachter durch die Gutachtenart. Die Einflüsse solcher wechselseitig voneinander abhängiger Variablen lassen sich adjustiert, das heißt mit Berücksichtigung ihrer Verhältnisse untereinander, nur mit multivariaten Modellen berechnen. Logistische Regressionen ermöglichen die rechnerische Rückführung der binären Zielvariable auf Einzeleinflüsse unter Berücksichtigung sämtlicher anderer im Modell enthaltenen Variablen.

Es wurden daher logistische Regressionen mit der Zielvariable „vorhandene Rehabilitationsmaßnahmen" durchgeführt. Zugrunde lagen dabei sämtliche Gutachtendaten mit Ausnahme der Daten für die Pflegestufe 0 und der Entscheidungen nach Aktenlage. Tabelle 4.28 gibt die größten Effekte, das heißt die in der zweidimensionalen Analyse wichtigsten Einflußgrößen auf die „vorhandenen Rehabilitationen" wieder.[6]

---

[6] Der Übersichtlichkeit halber wurden auch die Effektschätzungen für die Kontrastwerte abgedruckt. Die Berechnung wurde mit Hilfe des Programmpakets SPSS Version 8.0 für Windows durchgeführt.

Für die inhaltliche Interpretation liefern die exponentierten Regressionskoeffizienten (in den folgenden Tabellen unter Exp(B) abzulesen) den wichtigsten Beitrag. Epidemiologisch gesehen geben sie die adjustierten Odds-Ratios wieder (Kreienbrock & Schach, 1997, S. 49). Sie bezeichnen also den relativen Beitrag der Variablenausprägung zum Verhältnis der Häufigkeiten (hier Odds oder Verhältniszahl genannt) von vorhandenen zu nicht vorhandenen Rehabilitationsmaßnahmen in adjustierter Form, das heißt unter Berücksichtigung aller anderen in die logistische Regressionsrechnung einbezogenen Variablen. Für Merkmalsausprägungen mit sehr geringer Häufigkeit kommen die Odds der Chance (relative Häufigkeit, Risiko) dem Vorliegen des Merkmals gleich (☞ Tab. 4.28). Da Rehabilitationen keine seltenen Ereignisse sind, kann diese Entsprechung hier allerdings nicht genutzt werden.

In Tabelle 4.28 ist der weitaus größte Effekt unter „Alter", und zwar in der Altersstufe 0 bis unter 25 zu finden. Der exponentierte Regressionsparameter beträgt 3,34. Das bedeutet hier, daß die Altersgruppe 0 bis unter 25 alleine eine um mehr als das Dreifache erhöhte Verhältniszahl (Odds) von vorhandenen Rehabilitationen aufweist, unter Berücksichtigung sämtlicher anderer Modellvariablen. Im Unterschied dazu haben die über 70jährigen ein Verhältnis der Häufigkeiten von vorhandenen zu nicht vorhandenen Rehabilitationsmaßnahmen von nur noch 36 % des Durchschnitts aller Altersklassen. Dies macht den Einfluß der Ausprägung „Alter über 70 Jahre" auf das Gesamtmodell aus: Wenn alle anderen ins Modell einbezogenen Variablen festgehalten werden, so sind die Odds für die über 70jährigen nur noch zirka 36 % der durchschnittlichen Odds.

Die zweite wichtige Einflußgröße auf die vorhandenen Rehabilitationsmaßnahmen sind die Diagnosen. Insbesondere die Diagnosengruppe „Verletzungen" zeigt einen sehr hohen Beitrag. Aber auch für Kreislaufkrankheiten und Krankheiten der Nerven und Sinnesorgane besteht eine erhöhte Chance auf das Vorliegen von Rehabilitationsmaßnahmen. Die Verhältniszahl für das Vorliegen von Rehabilitationsmaßnahmen im Zusammenhang mit Neubildungen beträgt dagegen nur ungefähr die Hälfte der durchschnittlichen Verhältniszahl (wenn sämtliche anderen einbezogenen Variablen gleich sind).

Die Kassenarten, die ja nicht als direkte Ursachenvariablen für vorhandene Rehabilitationsmaßnahmen in Frage kommen können, sondern eher als Scheineffekte für verdeckte sozialstrukturelle Variablen und verdeckte Variablen der Rehabilitationsmotivation und des Copings fungieren, zeigen einen eher geringen bis mäßigen Einfluß. So ist nach den zweidimensionalen Analysen erwartungsgemäß die Techniker Krankenkasse mit um zirka 31 % erhöhten Odds auf vorhandene Rehabilitationsmaßnahmen vertreten, während bei der AOK die Wahrscheinlichkeit um rund 20 % geringer ist. In ähnlichen Größenordnungen verhalten sich die Einflüsse der Länder. So ist in Berlin die Ver-

Variable	Regressions-koeffizient B	Standard-fehler	Wald	df	Sig.	Exp(B)
Kassen			*133,842*	*3*	*,000*	
AOK	–,218	,064	11,811	1	,001	,804
Land-KK	–,072	,179	,163	1	,686	,930
TK	,272	,083	10,756	1	,001	1,313
sonstige	,019	,064	,086	1	,769	1,019
Diagnosen			*2050,077*	*7*	*,000*	
Neubildungen	–,754	,045	286,590	1	,000	,470
psychiatrische Krankheiten	–,456	,026	310,651	1	,000	,634
Krankheiten der Nerven, Sinnesorgane	,484	,023	425,980	1	,000	1,622
Herz-Kreislauf-Krankheiten	,435	,021	419,329	1	,000	1,545
Krankheiten des Skeletts, der Muskeln, des Bindegewebes	–,057	,030	3,438	1	,064	,945
Symptome und Affektionen	–,357	,037	93,198	1	,000	,700
Verletzungen, Vergiftungen	1,027	,039	710,168	1	,000	2,792
sonstige	–,321	,032	97,827	1	,000	,725
Alter			*2976,193*	*2*	*,000*	
0 bis unter 25	1,209	,029	1731,320	1	,000	3,349
25 bis unter 70	–,197	,020	101,165	1	,000	,822
über 70	–1,012	,019	2974,663	1	,000	,363
Land			*205,818*	*5*	*,000*	
Berlin	,243	,030	64,067	1	,000	1,275
Brandenburg	–,257	,030	72,866	1	,000	,773
Mecklenburg-Vorpommern	–,148	,034	18,428	1	,000	,862
Niedersachsen	,126	,019	42,691	1	,000	1,134
Sachsen-Anhalt	–,136	,031	19,276	1	,000	,873
Schleswig-Holstein	,172	,026	44,665	1	,000	1,188

Variable	Regressions-koeffizient B	Standard-fehler	Wald	df	Sig.	Exp(B)
Gutachter			2,917	3	,405	
Arzt	,032	,022	2,130	1	,144	1,033
Pflegefachkraft	,007	,023	,091	1	,762	1,007
Arzt und Pflegefkr.	−,009	,048	,038	1	,845	,991
externer Gutachter	−,030	,034	,749	1	,387	,971
Landkreis	−,056	,014	16,770	1	,000	,945
Stadt	,056	,014	16,770	1	,000	1,058
Gutachtenart			1,626	2	,444	
Erstgutachten	−,014	,019	,525	1	,469	,986
Folgegutachten	,015	,020	,559	1	,455	1,015
Widerspruch	−,001	,032	,002	1	,967	,999
Konstante (B_0)	−,736	,067	119,583	1	,000	,479

Tab. 4.28: Zielvariable vorhandene Rehabilitationsmaßnahmen.

hältniszahl für Rehabilitationsmaßnahmen um zirka 27 % höher als im Durchschnitt, in Brandenburg um zirka 23 % niedriger, wobei der Alterseinfluß wie die anderen Modellvariablen bereits berücksichtigt wurde. Einflüsse über die Gutachter sind nicht festzustellen. Das heißt, zwischen Ärzten, Pflegefachkräften oder auch Arzt und Pflege gemeinsam finden sich keine Unterschiede im Hinblick auf vorhandene Rehabilitationsmaßnahmen.

Der Einfluß von „Landkreis" bzw. „kreisfreier Stadt" ist mit 5 % hier ebenfalls denkbar gering. Noch geringer ist der von Gutachtenarten (Erst-, Folge- und Widerspruchsgutachten), der insgesamt nicht signifikant ist. Allerdings muß hier – wie auch generell – berücksichtigt werden, daß sämtliche anderen Modellvariablen im Hintergrund stehen und somit die Unabhängigkeit der vorhandenen Rehabilitationsmaßnahmen von der Gutachtenart lediglich dann gilt, wenn sämtliche anderen Variablen im Modell festgehalten werden. Für die Verdrängung des Einflusses der Untersuchungsart dürfte vor allem die Variable Gutachter verantwortlich sein.

Die Likelihoodfunktion (genauer: logarithmierte Likelihood) erhöht sich bei der Einführung der Modellparameter um 10 %. Das heißt, daß bei der Berücksichtigung der Informationen über die betrachteten Variablen die Wahrscheinlichkeit für die empirischen Daten um 10 % größer ist als bei der Anwendung eines simplen Modells, das lediglich den Einfluß einer Konstanten mißt. Dies wird von vielen Autoren als ein Ausdruck der erklärten Varianz im Falle von diskreten Variablen angesehen (Hosmer & Lemeshow, 1989, S. 25–39). Genauer betrachtet ist hier allerdings nicht die Varianz gemeint, sondern es wird eine Wahrscheinlichkeitsaussage über die empirischen Daten getroffen. Unterschiede in den Likelihoods zeigen dann an, um wieviel wahrscheinlicher die vorliegenden Daten bei Zugrundelegen des einen Modells im Unterschied zum anderen Modell sind.

Zusammenfassend kann man sagen, daß vorhandene Rehabilitationsmaßnahmen vor allem in Abhängigkeit zum gesundheitlichen Zustand (Diagnosen, Befunde) und Alter der Pflegebedürftigen stehen. Eine weniger starke Rolle spielen sozialstrukturelle Einflüsse und die Motivation zu Rehabilitationsmaßnahmen bzw. das Coping, die sich über die Variable Krankenkasse ausdrücken mögen. Auch gibt es länderspezifische Unterschiede, die aber im Vergleich zu den Diagnosen und dem Lebensalter nicht sehr stark ins Gewicht fallen. Somit dürfte sich die Vermutung hier bestätigen, daß Rehabilitationsmaßnahmen vor allem sach- und situationsbezogen und weniger in Abhängigkeit von bestimmten Vergabestrategien, die sich an den zuständigen Länderorganisationen oder differierenden Sichtweisen der beteiligten Professionen orientieren, verordnet werden. Insgesamt trägt das Modell einen mäßig großen Anteil der Gesamtinformation, die in den Daten vorhanden ist. So erhöht sich die Likelihoodfunktion bei Einführung der Modellvariablen um ungefähr 10 %.

4.2.2 Zielvariable Rehabilitationsempfehlungen

Die Analyse wurde wieder auf Grundlage des reduzierten Datensatzes durchgeführt, das heißt, es fehlen die Fälle mit Pflegestufe 0 und die Entscheidungen nach Aktenlage. Die wichtigsten Einflüsse ergeben sich wiederum über das Lebensalter und die Diagnosen. Für die Klasse bis 25 Jahre gibt es 2,4mal größere Odds als für den Durchschnitt, für die Klasse ab 70 Jahre lediglich ungefähr 50 % der Verhältniszahl der Rehabilitationsempfehlungen wie für den Durchschnitt.

Was die Diagnosen angeht, so sind erwartungsgemäß Rehabilitationsempfehlungen vor allem mit der Diagnosengruppe Verletzungen/Vergiftungen verbunden. Mehr Rehabilitationsempfehlungen als der Durchschnitt bekommen auch Pflegebedürftige mit Krankheiten der Nerven und Sinnesorgane, des Kreislaufsystems, des Skeletts und der Muskeln. Erwartungsgemäß weniger Empfehlungen liegen bei Neubildungen, psychiatrischen Krankheiten, Symptomen und Affektionen sowie sonstigen Diagnosengruppen vor. Ähnlich wie auch bei den vorhandenen Rehabilitationsmaßnahmen gibt es einen Einfluß, der sich über die Kostenträger ausdrückt und vermutlich Gründe sozialstruktureller Art oder unterschiedliches Copingverhalten im Hintergrund hat. So bekommen Klienten der Techniker Krankenkasse um etwa 42 % häufiger Rehabilitationsempfehlungen.

Im Unterschied zu den vorhandenen Rehabilitationsmaßnahmen zeigen sich bei den Rehabilitationsempfehlungen länderspezifische Unterschiede (☞ Tab. 4.29). Wie bereits beschrieben, liegt dies vor allem an spezifischen Begutachtungsvorgaben von Rehabilitationsempfehlungen wie in Niedersachsen. Das führt dazu, daß in Niedersachsen gleichzeitige Eintragungen von vorhandenen und empfohlenen Rehabilitationsmaßnahmen geringer sind als anderswo. Allerdings sind auch Rehabilitationsempfehlungen ohne vorhandene Rehabilitationsmaßnahmen in Niedersachsen weniger häufig (☞ Tabelle 4.3).

Variable	Regressions-koeffizient B	Standard-fehler	Wald	df	Sig.	Exp(B)
Kassen			*77,560*	*3*	*,000*	
AOK	−,001	,099	,000	1	,989	,999
Land-KK	−,573	,285	4,046	1	,044	,564
TK	,352	,117	9,042	1	,003	1,422
sonstige	,222	,099	5,073	1	,024	1,249
Diagnosen			*1200,709*	*7*	*,000*	
Neubildungen	−,712	,050	201,323	1	,000	,491
psychiatrische Krankheiten	−,534	,031	305,804	1	,000	,587
Krankheiten der Nerven, Sinnesorgane	,242	,028	77,372	1	,000	1,274
Herz-Kreislauf-Krankheiten	,361	,024	220,341	1	,000	1,435
Krankheiten des Skeletts, der Muskeln, des Bindegewebes	,087	,034	6,689	1	,010	1,091
Symptome und Affektionen	−,219	,042	26,625	1	,000	,803
Verletzungen, Vergiftungen	,975	,043	519,191	1	,000	2,650
sonstige	−,201	,037	29,620	1	,000	,818
Alter			*1546,233*	*2*	*,000*	
0 bis unter 25	,873	,031	788,787	1	,000	2,394
25 bis unter 70	−,065	,022	9,087	1	,003	,937

Variable	Regressions-koeffizient B	Standard-fehler	Wald	df	Sig.	Exp(B)
über 70	−,808	,021	1545,969	1	,000	,446
Land			*1702,460*	*5*	*,000*	
Berlin	,357	,033	117,388	1	,000	1,429
Brandenburg	,539	,027	389,120	1	,000	1,715
Mecklenburg-Vor-pommern	,007	,035	,045	1	,832	1,007
Niedersachsen	−,881	,024	1311,277	1	,000	,414
Sachsen-Anhalt	,042	,031	1,825	1	,177	1,043
Schleswig-Holstein	−,065	,028	5,168	1	,023	,937
Gutachter			*185,140*	*3*	*,000*	
Arzt	,337	,026	174,218	1	,000	1,401
Pflegefachkraft	,100	,027	14,016	1	,000	1,106
Arzt und Pflegefkr.	−,375	,057	43,397	1	,000	,687
externer Gutachter	−,063	,039	2,628	1	,105	,939
Landkreis	*−,027*	*,016*	*2,742*	*1*	*,098*	*,974*
Stadt	*,027*	*,016*	*2,742*	*1*	*,098*	*1,027*
Gutachtenart			*14,546*	*2*	*,001*	
Erstgutachten	,083	,022	14,521	1	,000	1,087
Folgegutachten	,025	,023	1,150	1	,284	1,025
Widerspruch	−,109	,037	8,687	1	,003	,897
Konstante (β_0)	*−1,524*	*,102*	*225,392*	*1*	*,000*	*,218*

Tab. 4.29: Zielvariable empfohlene Rehabilitationsmaßnahmen.

Ein weiterer Grund für die länderspezifischen Unterschiede sind erhöhte Odds für Empfehlungen in Berlin und Brandenburg, die im multivariaten Modell rund 40 bis 70 % höher sind als im Durchschnitt. Durch die erhöhten Empfehlungsraten werden die niedrigeren Quoten von vorhandenen Rehabilitationsmaßnahmen in diesen Ländern möglicherweise kompensiert bzw. mehr als kompensiert. Bei der logistischen Analyse der vorhandenen Rehabilitationsmaßnahmen beträgt der Unterschied zwischen Berlin und dem Durchschnitt der einbezogenen Länder nur zirka 27 %, in Brandenburg gibt es sogar weniger vorhandene Rehabilitationsmaßnahmen als im Durchschnitt. Bei den höheren Raten an Rehabilitationsempfehlungen könnte sich also auch eine besondere Gewichtung, ein stärkeres Interesse an Rehabilitationsmaßnahmen in diesen Ländern ausdrücken.

Im Unterschied zur Analyse mit der Zielvariable vorhandene Rehabilitationsmaßnahmen zeigt sich hier zudem ein deutlicher Einfluß der Gutachter. So empfehlen Ärzte weitaus häufiger Rehabilitationsmaßnahmen als Pflegefachkräfte, externe Gutachter oder Ärzte gemeinsam mit Pflegefachkräften. Die vermehrte Empfehlung von Rehabilitationsmaßnahmen durch Ärzte könnte berufsspezifische Handlungsperspektiven oder differierende Verlaufsprognosen zum Ausdruck bringen. Sicherlich unterscheiden sich die beteiligten Professionen in den Erwartungen und Einschätzungen der Möglichkeiten, die die Einflußnahme der jeweiligen spezifischen Rehabilitationskonzepte und ihre Praxis mit sich bringen. Hier zeigt sich also im Unterschied zur Zielvariablen vorhandene Rehabilitationsmaßnahmen ein deutlicher berufsspezifischer Beitrag. Denkbar sind auch institutionelle Faktoren im Sinne fachlicher „Mentalitäten", die ihren Ursprung in den verschiedenen Medizinischen Diensten haben und im Zusammenhang mit Aufgabenzuweisungen, Fortbildungen der Fachpersonen und Interaktionen im Umfeld der Dienste (Kassen, Ärzte) stehen. Die vermehrte Empfehlung von Rehabilitationsmaßnahmen durch Ärzte kann nicht mit der besonderen sozialen oder gesundheitlichen Lage der Pflegebedürftigen oder mit länderspezifischen Strategien der Begutachtung begründet werden, soweit im vorliegenden Modell diese Einflüsse durch andere Variablen bereits abgedeckt sind. Es ist also empirisch eher davon auszugehen, daß Pflegefachkräfte im allgemeinen weniger Rehabilitationsempfehlungen aussprechen als Ärzte. Ähnlich wie bei den vorhandenen Rehabilitationsmaßnahmen liegt der Zuwachs der Likelihoodfunktion bei diesem Modell auch bei ungefähr 10 %, es bleiben also erhebliche Einflußmöglichkeiten für weitere Variablen bzw. Zufallseinflüsse.

4.2.3 Zielvariable vorhandene und empfohlene Krankengymnastik

Krankengymnastik ist die bei weitem häufigste empfohlene oder vorhandene Rehabilitationsmaßnahme. Sie soll deshalb in einem eigenen Modell untersucht werden. Es werden dabei zugleich die empfohlenen wie die vorhandenen Maßnahmen betrachtet, weil beide für sich genommen zu ähnlichen Modellen führen, wie das bereits für die Rehabilitationsmaßnahmen gezeigt wurde (☞ Tab. 4.30).

Die Verhältniszahlen machen wiederum deutlich, daß es vor allem um Einflüsse des Alters und der Diagnosen geht, hier spielt naturgemäß die Diagnosengruppe 7 „Verletzungen und Vergiftungen" eine besonders große Rolle. Der Alterseinfluß ist nicht ganz so groß wie bei dem Modell mit der Zielvariablen

Variable	Regressions-koeffizient B	Standard-fehler	Wald	df	Sig.	Exp(B)
Kassen			*170,706*	*3*	*,000*	
AOK	−,207	,063	10,665	1	,001	,813
Land-KK	−,108	,178	,365	1	,546	,898
TK	,252	,082	9,348	1	,002	1,287
sonstige	,063	,063	,977	1	,323	1,065
Diagnosen			*2713,110*	*7*	*,000*	
Neubildungen	−,793	,042	352,395	1	,000	,452
psychiatrische Krankheiten	−,693	,026	711,865	1	,000	,500
Krankheiten der Nerven, Sinnesorgane	,440	,023	381,174	1	,000	1,553
Herz-Kreislauf-Krankheiten	,434	,020	463,891	1	,000	1,543
Krankheiten des Skeletts, der Muskeln, des Bindegewebes	,061	,028	4,831	1	,028	1,063
Symptome und Affektionen	−,342	,034	98,605	1	,000	,710
Verletzungen, Vergiftungen	1,179	,037	1020,914	1	,000	3,253
sonstige	−,286	,031	86,687	1	,000	,751
Alter			*2293,381*	*2*	*,000*	
0 bis unter 25	,980	,029	1160,436	1	,000	2,665
25 bis unter 70	−,111	,019	33,192	1	,000	,895
über 70	−,869	,018	2285,124	1	,000	,419
Land			*187,768*	*5*	*,000*	
Berlin	,336	,029	136,117	1	,000	1,399
Brandenburg	,000	,027	,000	1	,990	1,000
Mecklenburg-Vorpommern	−,243	,033	53,660	1	,000	,785
Niedersachsen	−,085	,019	21,178	1	,000	,918
Sachsen-Anhalt	−,065	,029	5,231	1	,022	,937
Schleswig-Holstein	,058	,025	5,393	1	,020	1,059

Variable	Regressions-koeffizient B	Standard-fehler	Wald	df	Sig.	Exp(B)
Gutachter			*54,540*	*3*	*,000*	
Arzt	,153	,022	50,704	1	,000	1,166
Pflegefachkraft	,099	,022	19,964	1	,000	1,104
Arzt und Pflegefkr.	−,166	,047	12,437	1	,000	,847
externer Gutachter	−,086	,034	6,582	1	,010	,917
Landkreis	*−,044*	*,013*	*10,999*	*1*	*,001*	*,957*
Stadt	*,044*	*,013*	*10,999*	*1*	*,001*	*1,045*
Gutachtenart			*3,948*	*2*	*,139*	
Erstgutachten	,018	,018	,950	1	,330	1,018
Folgegutachten	,038	,019	3,843	1	,050	1,039
Widerspruch	−,056	,031	3,272	1	,070	,946
Konstante (β_0)	*−,746*	*,067*	*123,994*	*1*	*,000*	*,474*

Tab. 4.30: Zielvariable vorhandene und empfohlene Krankengymnastik.

Rehabilitationsmaßnahmen insgesamt, die auch Logopädie und Ergotherapie enthält und noch stärker altersabhängig ist als die Krankengymnastik. Trotzdem ist das Alter auch in diesem Kontext die Variable mit dem stärksten Einfluß neben den Diagnosen. Besonders deutlich zeigt sich hier der Ländereinfluß. In Berlin ist die Verhältniszahl um 40 % höher als im Durchschnitt der Länder, in Mecklenburg um rund 22 % niedriger. Unterschiede zwischen den Professionen der Gutachter sind ebenfalls in der schon beschriebenen Weise sichtbar. Allerdings weichen Ärzte hier nicht so stark von den Pflegefachkräften ab wie beide Berufsgruppen von externen Gutachtern sowie Pflegefachkraft und Arzt zusammen.

Die Erklärungskraft des Modells liegt bei zirka 9 %, das heißt, um 9 % verbessert sich die Likelihood der Anwendung des Modells im Unterschied zu einem Modell ohne die betrachteten Variablen.

4.2.4 Multivariate Analyse der Aktivitäten des täglichen Lebens

Die Aktivitäten des täglichen Lebens wurden auf interne Konsistenz und auf latente Variablen überprüft, um ihre Brauchbarkeit als Indikatoren für den Allgemeinzustand sowie für spezielle körperliche oder geistige Fähigkeiten festzustellen. In den Gutachten werden elf Aktivitäten des täglichen Lebens eingeschätzt, sie sind mit ihrer Verteilung über die Ausprägungen (selbständig bis unselbständig) Tabelle 4.31 zu entnehmen.

Aktivitäten des täglichen Lebens	selbstän-dig (%)	bedingt selbstän-dig (%)	teilweise unselb-ständig (%)	unselb-ständig (%)	kein Ein-trag (%)
ATL 1 vitale Funktion aufrechterhalten	33,3	31,5	29,9	2,9	2,4
ATL 2 sich situativ anpassen können	11,8	28,4	36,5	20,9	2,4
ATL 3 für Sicherheit sorgen können	7,4	31,1	34,8	24,3	2,4
ATL 4 sich bewegen können	8,3	28,9	44,5	15,8	2,4
ATL 5 sich sauber-halten und kleiden können	,8	7,4	52,4	36,9	2,4
ATL 6 essen und trinken können	11,7	24,4	48,7	12,8	2,4
ATL 7 ausscheiden können	15,6	18,0	40,3	23,6	2,5
ATL 8 sich beschäfti-gen können	17,6	33,5	28,3	18,1	2,4
ATL 9 kommuni-zieren können	30,2	35,4	23,7	8,2	2,4
ATL 10 ruhen und schlafen können	26,8	42,6	23,8	4,2	2,5
ATL 11 soziale Bereiche des Lebens sichern können	5,3	31,3	36,7	24,1	2,5

Tab. 4.31: Verteilungen der Aktivitäten des täglichen Lebens.

Die „besten" Werte weisen „vitale Funktionen aufrechterhalten" (ATL 1), „ruhen und schlafen können" (ATL 10) und „kommunizieren können" (ATL 9) auf. ATL 1 und 10 sind Basisfunktionen, deren Einschränkung einer grund-legenden Beeinträchtigung gleichkommt. „Kommunizieren können" ist eine Fähigkeit, die auch bei starken Beeinträchtigungen noch erhalten bleiben mag. Erst eine Zusammenhangsanalyse kann zeigen, in wieweit diese drei ATL das gleiche messen. Die „schlechtesten" Ergebnisse im Sinne der Erhaltung der Selbständigkeit liegen vor bei den Variablen „sich sauber halten und kleiden können" (ATL 5), „ausscheiden können" (ATL 7), „für Sicherheit sorgen können" (ATL 3) und „sich bewegen können" (ATL 4), „soziale Bereiche des Lebens sichern können" (ATL 11) sowie „essen und trinken können" (ATL 6).

Die Überprüfung der internen Konsistenz zeigt, daß die Variablen sehr stark miteinander korrelieren und somit Ausdruck von im wesentlichen ein und derselben zugrunde liegenden Variablen sind, die als Vitalität oder Allgemeinzustand bezeichnet werden könnte (☞ Tab. 4.32). Alle Korrelationen sind signifikant positiv. Bis auf die Korrelation der ATL 1 zu den übrigen ATL liegen alle Korrelationskoeffizienten im mittleren bis oberen Bereich (größer 0,3), das heißt, die meisten Korrelationen sind stark bis sehr stark. Ferner zeigt auch Cronbach's Alpha mit einem Wert von 0,972 eine außerordentlich starke interne Konsistenz der ATL an. Auf der gleichen Linie liegt eine Faktorenanalyse (Hauptkomponentenanalyse): Es ergeben sich nur zwei Faktoren mit einem Eigenwert über 1. Der Hauptfaktor hat einen Eigenwert von 6,1 und erklärt alleine 56 % der Varianz. Auf ihm laden alle ATL stark positiv, lediglich ATL 1 hat eine Korrelation von (immerhin noch) 0,35.

Der zweite Faktor, der mit einem Eigenwert von knapp unter 1 gerade noch als Faktor in Frage kommt, erklärt 9 % der Gesamtvarianz. Er korreliert mit einigen ATL positiv, mit anderen negativ. Positive Korrelationen bestehen zu den Basisfunktionen wie „sich bewegen können", „sich sauber halten und kleiden können", „essen und trinken können", „ausscheiden können". Negative Korrelationen bestehen zu zerebral und motorisch komplexeren Funktionen wie „sich situativ anpassen können", „für Sicherheit sorgen können", „sich beschäftigen können", „kommunizieren können", „soziale Bereiche des Lebens sichern können".[7] Insgesamt zeigt die Faktorenanalyse, daß die ATL die ihnen zugedachte Funktion als konsistente Indikatoren des allgemeinen gesundheitlichen Zustands und als Indikatoren der Befähigung zu Basis- und komplexeren Funktionen vollständig realisieren (☞ Tab. 4.33).

Die in der Faktorenanalyse deutlich gewordene Unterteilung in Basis- und komplexe Funktionen setzt sich auch in einer Clusteranalyse durch (☞ Abb. 4.34). Benutzt man die Korrelationskoeffizienten als Abstandsmaße und das Average-Linkage-Verfahren für die Bestimmung der Abstände von Clustern, so ergeben sich recht deutlich zwei Gruppen plus zwei zusätzliche singuläre ATL. Zur ersten Gruppe gehören mit den ATL 2, 3, 8, 9 und 11 gerade die ATL, die für die komplexeren Vorgänge des täglichen Lebens stehen. Hingegen setzt

---

[7] Mit Katz et al. könnte man hier von Basis- und komplexen Funktionen sprechen, mit Lawton & Brody von physischen und instrumentellen Dimensionen (Katz et al., 1963, S. 914–919; Lawton & Brody, 1969, S. 179–186).

Aktivitäten des täglichen Lebens	ATL 1	ATL 2	ATL 3	ATL 4	ATL 5	ATL 6	ATL 7	ATL 8	ATL 9	ATL 10	ATL 11
ATL 1 vitale Funktion aufrechterhalten	1,000	,221	,167	,241	,195	,284	,229	,220	,191	,253	,158
ATL 2 sich situativ anpassen können	,221	1,000	,717	,337	,503	,480	,488	,663	,592	,369	,501
ATL 3 für Sicherheit sorgen können	,167	,717	1,000	,357	,496	,441	,479	,625	,547	,362	,524
ATL 4 sich bewegen können	,241	,337	,357	1,000	,484	,447	,530	,362	,280	,334	,253
ATL 5 sich sauberhalten und kleiden können	,195	,503	,496	,484	1,000	,496	,576	,512	,413	,345	,372
ATL 6 essen und trinken können	,284	,480	,441	,447	,496	1,000	,495	,510	,461	,383	,343
ATL 7 ausscheiden können	,229	,488	,479	,530	,576	,495	1,000	,527	,421	,415	,353
ATL 8 sich beschäftigen können	,220	,663	,625	,362	,512	,510	,527	1,000	,653	,415	,511
ATL 9 kommunizieren können	,191	,592	,547	,280	,413	,461	,421	,653	1,000	,369	,473
ATL 10 ruhen und schlafen können	,253	,369	,362	,334	,345	,383	,415	,415	,369	1,000	,316
ATL 11 soziale Bereiche des Lebens sichern können	,158	,501	,524	,253	,372	,343	,353	,511	,473	,316	1,000

Tab. 4.32: Rangkorrelationskoeffizienten der Aktivitäten des täglichen Lebens nach Spearman.

sich die zweite Gruppe mit den ATL 4, 6, 7 und 5 aus den Basisfunktionen des täglichen Lebens zusammen. Wie schon bei der Faktorenanalyse und bei den Korrelationen zu beobachten, fällt ATL 1 „vitale Funktionen aufrechterhalten" heraus. Der Grund dafür dürfte wohl sein, daß ihr Vorhandensein Voraussetzung für andere Lebensaktivitäten ist, die sich erst auf dieser Grundlage differenzieren können. Das heißt, vitale Funktionen müssen weitgehend selbständig bewältigt werden, damit überhaupt eine größere Selbständigkeit bei den

Aktivitäten des täglichen Lebens	Faktor 1	Faktor 2
ATL 1 vitale Funktion aufrechterhalten	,359	,494
ATL 2 sich situativ anpassen können	,801	−,277
ATL 3 für Sicherheit sorgen können	,781	−,296
ATL 4 sich bewegen können	,598	,504
ATL 5 sich sauberhalten und kleiden können	,724	,174
ATL 6 essen und trinken können	,708	,223
ATL 7 ausscheiden können	,736	,266
ATL 8 sich beschäftigen können	,817	−,219
ATL 9 kommunizieren können	,733	−,303
ATL 10 ruhen und schlafen können	,588	,209
ATL 11 soziale Bereiche des Lebens sichern können	,642	−,353

Tab. 4.33: Komponentenmatrix, Hauptkomponentenanalyse.

anderen Funktionen möglich ist. Auch ATL 10 „ruhen und schlafen können" spielt eine Sonderrolle, wohl wegen der häufigeren Verbindung zu den Diagnosen „Krankheiten der Nerven und Sinnesorgane".

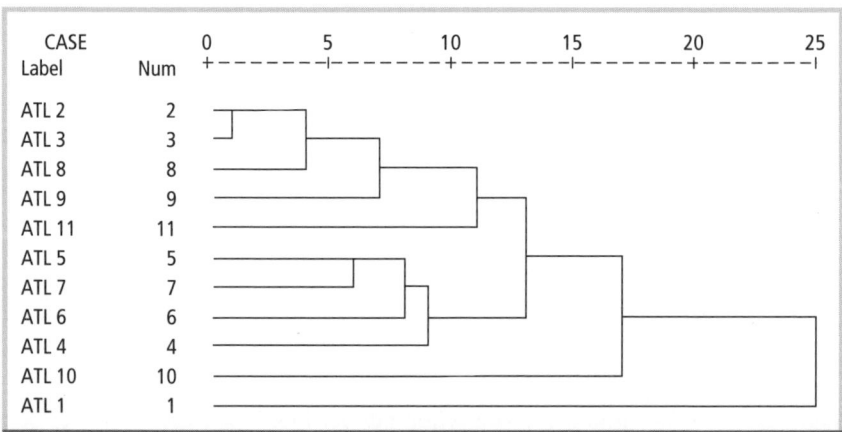

Abb. 4.34: Clusteranalyse (Dendrogramm) der Aktivitäten des täglichen Lebens.

Zur Veranschaulichung wurden die ATL mit Hilfe einer multidimensionalen Skalierung in einen zweidimensionalen Raum eingebettet. Als Abstandsmaße fungieren wiederum die Korrelationskoeffizienten nach Spearman. Die multidimensionale Skalierung versucht eine in dem Sinne optimale Darstellung, daß Variablen, die stark miteinander korrelieren, räumlich eng beieinander liegen. Das Ergebnis in Abbildung 4.35 zeigt wiederum eine deutliche Gruppierung von Basisfunktionen und komplexen Funktionen sowie ATL 1 „vitale Funktion aufrechterhalten" und ATL 10 „ruhen und schlafen können", die separat liegen. Kruskal's Stress für die Darstellung beträgt 0,076, das heißt, der Informationsverlust durch die Darstellung im zweidimensionalen Raum ist vergleichsweise gering.

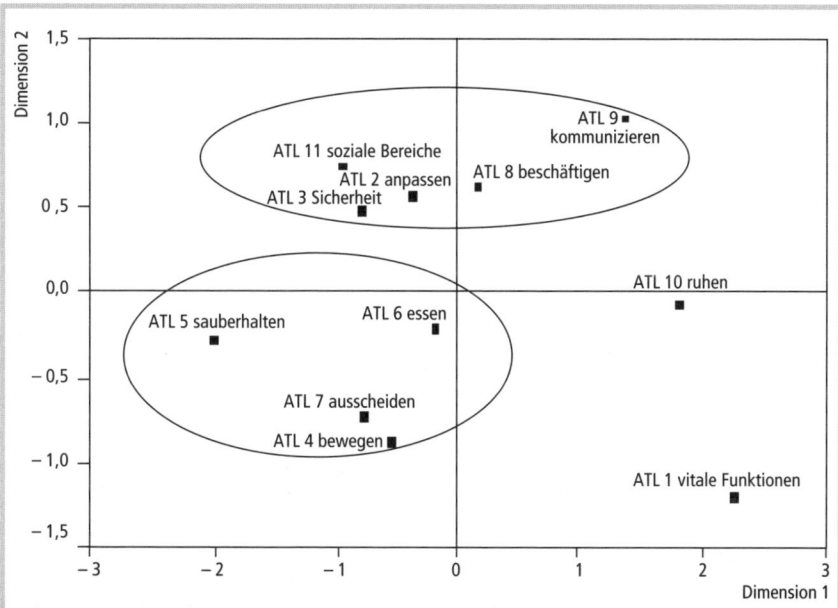

Abb. 4.35: Multidimensionale Skalierung (MDS) der Aktivitäten des täglichen Lebens.

4.2.5 Klassifikation der Hilfebedarfe

Eine Analyse der Hilfebedarfe mit Hilfe von Faktorenanalyse, Clusteranalyse und multidimensionaler Skalierung (MDS) zeigt wiederum ähnliche Variablengruppen wie die der ATL. Als Korrelationsmaß für die binär codierten Hilfebedarfe wurde der Phi-Koeffizient genommen.

Die Ergebnisse der Clusteranalyse sind in Abbildung 4.36 dargestellt. Wiederum wurde eine agglomerative hierarchische Analyse nach dem Average-Linkage-Verfahren durchgeführt. Als Distanzmaße wurden für die binär (vorhanden/nicht vorhanden) codierten Hilfebedarfe der Anteil der Übereinstimmungen an der Grundgesamtheit („simple matching") sowie der Euklidi-

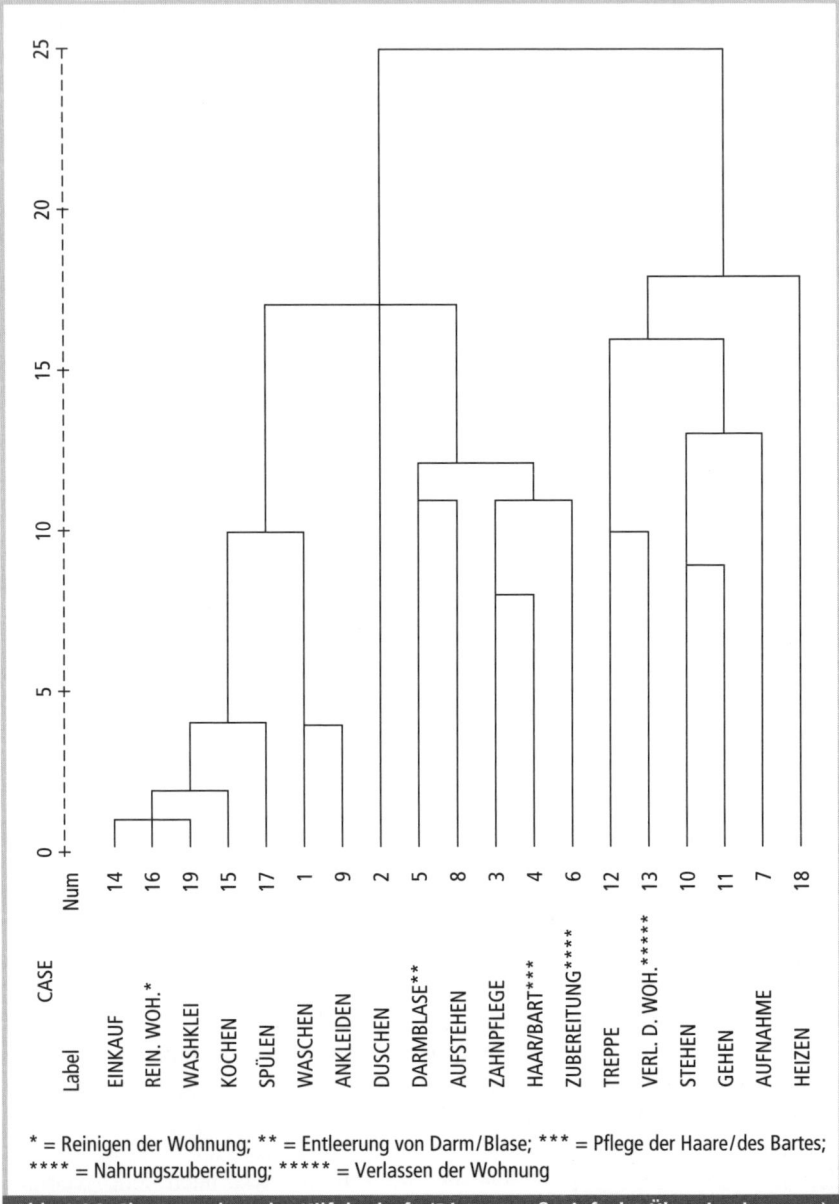

* = Reinigen der Wohnung; ** = Entleerung von Darm / Blase; *** = Pflege der Haare / des Bartes;
**** = Nahrungszubereitung; ***** = Verlassen der Wohnung

Abb. 4.36: Clusteranalyse der Hilfebedarfe (Distanzmaß: einfache Übereinstimmung).

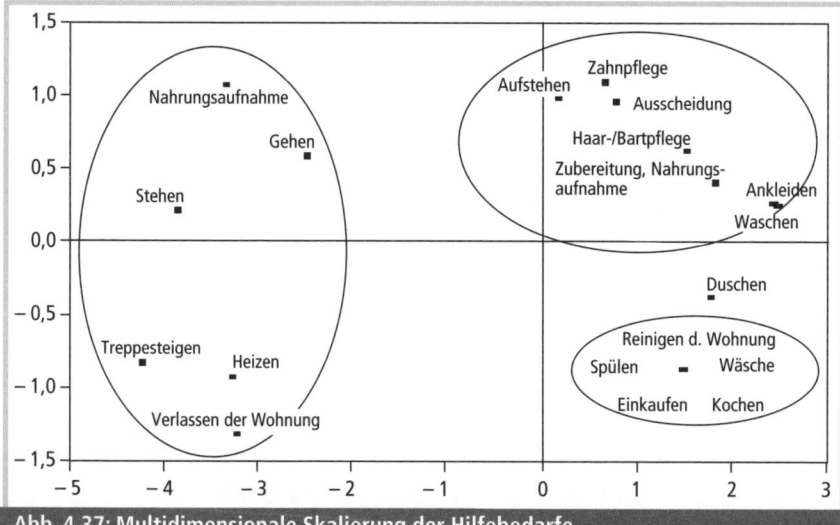

Abb. 4.37: Multidimensionale Skalierung der Hilfebedarfe..

sche Abstand benutzt. Beide Maße erzeugen ein nahezu identisches Dendrogramm. Dabei zeichnen sich im Ergebnis drei Gruppen plus zwei solitäre Hilfebedarfe ab: Eine Gruppe setzt sich zusammen aus den Bewegungsbedarfen Stehen, Gehen, Treppesteigen, Verlassen der Wohnung plus der Nahrungsaufnahme. Eine weitere Gruppe faßt Hilfebedarfe eher feinmotorischer Art zusammen, dazu gehören Zubereiten der Mahlzeiten, Zahnpflege, Haarpflege, aber auch Aufstehen und Ausscheiden. Eine dritte Gruppe besteht aus Hilfebedarfen im Zusammenhang mit hauswirtschaftlichen Tätigkeiten, die sicherlich bei Bedarf von hauswirtschaftlicher Versorgung in den Gutachten häufig zusammen genannt wurden. Es geht um das Reinigen der Wohnung, der Kleidung, um Einkaufen, Kochen und Spülen. Zu dieser Gruppe sind im weiteren, aber schon deutlich distanziert, auch das Waschen und Ankleiden zu zählen. Solitäre Hilfebedarfe, die nicht einer der Gruppen zugeordnet werden, sind das Duschen und das Heizen. Heizen ist von den anderen Hilfebedarfen weitgehend unterschieden, weil es nicht nur nicht im Zusammenhang mit anderen Bedarfen steht, sondern zusätzlich mit dem Vorhandensein einer Ofenheizung. Ebenso ist das Duschen von den in der Wohnung vorhandenen Möglichkeiten abhängig.

Wieder läßt sich für den Hilfebedarf ohne allzu großen Informationsverlust eine Darstellung im zweidimensionalen Raum anfertigen. Dazu wurden Euklidische Abstände berechnet. Die vorliegende multidimensionale Skalierung (MDS) hat einen Stress (nach Kruskal) von 0,13 und ist daher vom Informationsverlust her akzeptabel. Würde man „Heizen" und „Duschen" weglassen, so ergäbe sich ein ganz ähnliches Bild mit stark verbessertem Kruskal-Stress von 0,075. Die MDS bestätigt insgesamt das bereits beschriebene Ergebnis der Clusteranalyse. Allerdings liegen die Basisbedarfe wie die Hilfe beim Stehen, Gehen, Treppensteigen, Verlassen der Wohnung und Nahrungsaufnahme etc. recht weit auseinander, was durch die Zweidimensionalität der Darstellung bedingt ist: In drei Dimensionen können sich die entsprechenden Punkte enger zusammenziehen. Auch sind die hauswirtschaftlichen strenger von den grundpflegerischen Hilfebedarfen getrennt als bei der Clusteranalyse. Von daher bieten sich die eingezeichneten Cluster plus Duschen und Heizen als separate Hilfebedarfe für eine Klassifikation an (☞ Abb. 4.37).

4.2.6 Indexbildung

Die Aktivitäten des täglichen Lebens sowie die Hilfebedarfe eignen sich wegen ihrer internen Konsistenz als Indikatoren für die Bildung von Indizes. Es wurde jeweils ein Index durch die ungewichtete Summe der ATL und die der Hilfebedarfe gebildet.

Der ATL-Index korreliert hoch mit jeder ATL. Die Spearman-Rangkorrelationskoeffizienten zwischen dem Index und den ATL liegen im Bereich von 0,682 bis 0,838. Der Index nimmt Werte im Bereich von 0 bis 44 an. Allerdings liegen erst ab dem Wert 13 genügend große Anteilszahlen vor, so daß die Darstellung mit 13 beginnt und bei 44 endet. Abbildung 4.38 zeigt, daß die Anteile von vorhandenen oder empfohlenen Rehabilitationsmaßnahmen mit steigenden Indexwerten langsam wachsen.

Auch der Hilfebedarfsindex (die Summe der binär codierten Hilfebedarfsvariablen), der Werte zwischen 0 und 23 annimmt, verhält sich nahezu monoton wachsend zum Anteil an vorhandenen und empfohlenen Rehabilitationen (☞ Abb. 4.39).

Der Hilfebedarfsindex ist mit allen einzelnen Hilfebedarfsvariablen korreliert; die Korrelationskoeffizienten nehmen Werte zwischen 0,258 (Duschen) und 0,674 (Kochen) an.

Eine multiple Regression unter Einbeziehung dieser beiden Indizes sowie des Alters in Lebensjahren als metrische Variable mit der Zielvariable „vorhandene oder empfohlene Rehabilitationsmaßnahme" zeigt wenig Abweichungen von den vorgängigen Regressionsmodellen. Wiederum sind Alter und Diagnosen die stärksten Einflußgrößen. Der exponentierte Koeffizient des Alters in Lebensjahren von 0,97 bringt zum Ausdruck, daß mit jedem Lebensjahr die Verhältniszahl (Odds) von Rehabilitationen um 3 % sinkt. Ferner steigt die Verhältniszahl für jeden Indexpunkt der ATL- und Hilfebedarfsindizes jeweils auch etwa um 3 %. Der Einfluß der Kranken-/Pflegekassen ist recht gering, nur AOK und TKK leisten einen signifikanten Beitrag. Ähnlich verhält es sich

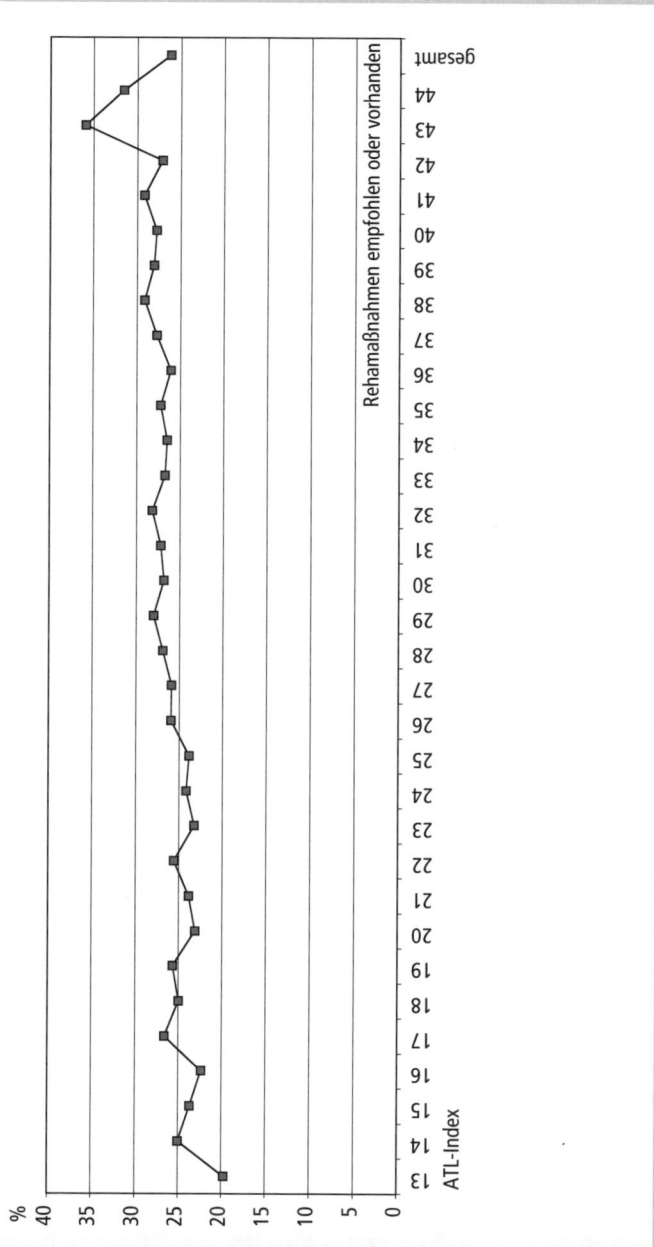

Abb. 4.38: Anteile von Rehabilitationsmaßnahmen nach ATL-Index.

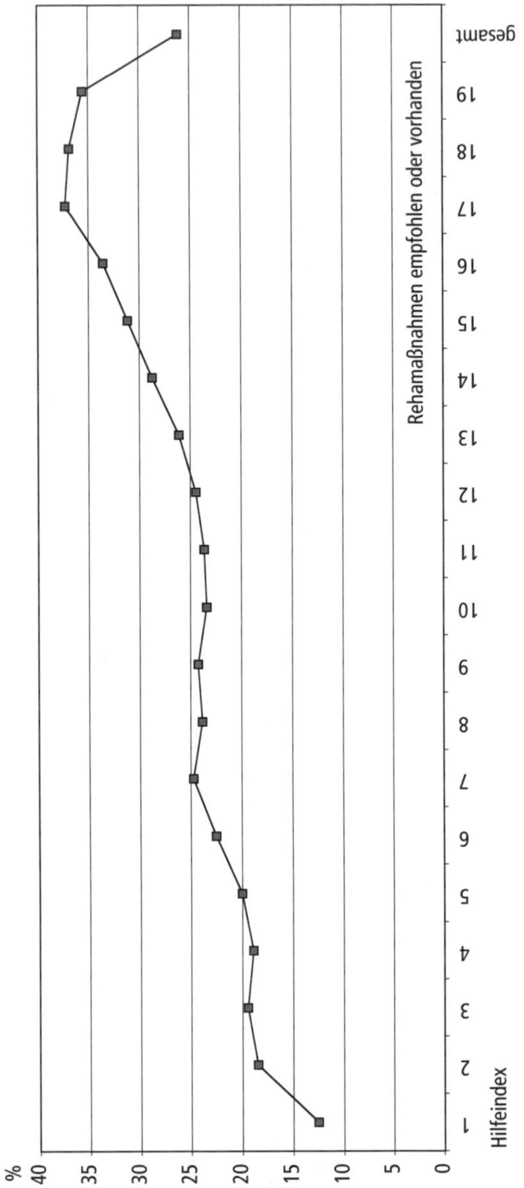

Abb. 4.39: Anteile an vorhandenen oder empfohlenen Rehabilitationsmaßnahmen nach dem Hilfebedarfsindex.

bei den Gutachtern: Lediglich die Ärzte tragen mit um 11 % erhöhten Odds nicht ganz unerheblich dazu bei.

Bei den Ländern fällt einzig Berlin auf, mit einer hier um 45 % gegenüber dem Durchschnitt erhöhten Verhältniszahl. Geringfügige Beiträge berechnen sich für Gutachtenarten und die Variable Stadt/Landkreis (☞ Tab. 4.40). Das Modell vergrößert die logarithmierte Likelihood um 13,5 %.

Variable	Regressions-koeffizient B	Standard-fehler	Wald	df	Sig.	Exp(B)
ATL-Index	,033	,001	516,792	1	,000	1,033
Hilfebedarfsindex	,034	,003	139,132	1	,000	1,035
Alter in Jahren	−,032	,001	3681,576	1	,000	,968
Kassen			*121,694*	*3*	*,000*	
AOK	−,141	,063	5,028	1	,025	,868
Land-KK	−,135	,177	,576	1	,448	,874
TK	,191	,083	5,349	1	,021	1,211
Sonstige	,085	,063	1,794	1	,180	1,088
Diagnosen			*2506,176*	*7*	*,000*	
Neubildungen	−,885	,039	518,580	1	,000	,413
psychiatrische Krankheiten	−,577	,024	587,880	1	,000	,562
Krankheiten der Nerven, Sinnesorgane	,295	,022	175,652	1	,000	1,343
Herz-Kreislauf-Krankheiten	,399	,019	424,142	1	,000	1,491
Krankheiten des Skeletts, der Muskeln, des Bindegewebes	,172	,027	40,838	1	,000	1,188
Symptome und Affektionen	−,231	,033	49,842	1	,000	,794
Verletzungen, Vergiftungen	1,170	,037	985,999	1	,000	3,223
Sonstige	−,344	,030	132,715	1	,000	,709
Land			*242,712*	*5*	*,000*	
Berlin	,308	,028	122,256	1	,000	1,361
Brandenburg	,087	,025	12,041	1	,001	1,091

Variable	Regressions-koeffizient B	Standard-fehler	Wald	df	Sig.	Exp(B)
Mecklenburg-Vorpommern	–,106	,030	12,619	1	,000	,900
Niedersachsen	–,195	,018	120,906	1	,000	,823
Sachsen-Anhalt	–,058	,027	4,665	1	,031	,943
Schleswig-Holstein	–,036	,024	2,263	1	,133	,964
Gutachter			*67,086*	*3*	*,000*	
Arzt	,140	,020	48,703	1	,000	1,151
Pflegefachkraft	–,004	,021	,029	1	,865	,996
Arzt und Pflegefkr.	–,083	,044	3,595	1	,058	,921
externer Gutachter	–,054	,031	2,980	1	,084	,947
Landkreis	*–,062*	*,013*	*24,416*	*1*	*,000*	*,940*
Stadt	*,062*	*,013*	*24,416*	*1*	*,000*	*1,064*
Gutachtenart			*54,809*	*2*	*,000*	
Erstgutachten	,110	,018	39,321	1	,000	1,117
Folgegutachten	–,031	,019	2,691	1	,101	,970
Widerspruch	–,080	,030	7,222	1	,007	,923
Konstante (β_0)	*–,020*	*,085*	*,054*	*1*	*,817*	*,981*

Tab. 4.40: **Zielvariable vorhandene oder empfohlene Rehabilitationsmaßnahmen, Einbeziehung der Indizes.**

Ebenfalls errechnet wurden Modelle unter Einbeziehung von Wechselwirkungseffekten. Hierdurch lassen sich insbesondere die (altersabhängigen) Einflüsse der Diagnosen besser erklären. Die logarithmierte Likelihood läßt sich insgesamt um ein weiteres Prozent steigern. Allerdings verändern sich die Haupteffekte mit geringen Einflußstärken kaum, ferner leidet die Übersichtlichkeit mit sich differenziert ändernden Haupt- und Wechselwirkungseffekten, so daß auf eine Darstellung hier verzichtet wird.

4.2.7 Zusammenfassung der Ergebnisse

Nachdem in den bivariaten Analysen die vordergründig wichtigsten Einflußgrößen auf die Rehabilitationen festgestellt wurden, konnte in den multivariaten Analysen ihre Einflußstärke unter Berücksichtigung aller anderen wichtigen Variablen bestimmt werden. Dabei ergab sich, daß die stärksten Einflüsse vom Lebensalter und den Diagnosen herrühren. Erst in zweiter Linie sind ATL-Kompetenzen, Hilfebedarfe sowie die äußeren Einflüsse durch die Region sowie, noch schwächer, durch die Gutachter feststellbar.

Wesentlich erhöhte Chancen auf Rehabilitation haben danach die Jüngeren, insbesondere Kinder, sowie Pflegebedürftige mit Verletzungen, Krankheiten der Nerven und Sinnesorgane und des Herz-Kreislaufsystems. Die Chancen auf Rehabilitationen vergrößern sich, je größer der Hilfebedarf und je schlechter die Fähigkeiten zur selbständigen Bewältigung der Aktivitäten des täglichen Lebens sind.

An regionalen Besonderheiten fällt die Situation in Berlin auf, wo besonders in Heimen, die früher Krankenhäuser für chronisch Kranke waren, vergleichsweise mehr Rehabilitationsmaßnahmen durchgeführt oder empfohlen werden. Für die länderspezifischen Unterschiede sind insbesondere die (in Berlin und Brandenburg höheren) Empfehlungsraten ausschlaggebend.

Während sich zunächst erheblich unterschiedliche Häufigkeiten bei den Rehabilitationsempfehlungen der verschiedenen beteiligten Professionen ausmachen lassen, werden diese durch Berücksichtigung von den spezifischen Situationen, zu denen jeweils spezifische Professionen hinzugezogen werden, erheblich relativiert. Allerdings bleibt auch bei ansonsten gleichen Bedingungen eine etwas höhere Rate (ca. 10 %) von Empfehlungen bei den Ärzten bestehen.

Unterschiedliche Anteile von Rehabilitationen bei Pflegebedürftigen verschiedener Kassen reduzieren sich bei der Einbeziehung z. B. des Alters. Vermutlich verbergen sich hinter der Variable Krankenkasse weitere sozialstrukturelle und verhaltensspezifische Besonderheiten der Klientel. Nach Berücksichtigung mehrerer weiterer Variablen bleibt im Modell ein Effekt bei der AOK in der Größenordnung einer um 18 bis 20 % verringerten Verhältniszahl (adjustierte Odds-Ratio) übrig.

5 | Schriftliche Befragung von Pflegebedürftigen

5.1 Erhebungsinstrument der schriftlichen Kurzbefragung

Der im Rahmen der Studie entwickelte und eingesetzte Erhebungsbogen zur Befragung Pflegebedürftiger hatte das Ziel, die Situation von Pflege und Versorgung, das (häusliche) Pflegesetting, die Leistungen zur Pflege, die Hilfsmittelausstattung und -nutzung, die Maßnahmen der Rehabilitation und ihre Realisierung, die Erbringung einer aktivierenden Pflege und vor allem auch die Akzeptanz und Zufriedenheit der Pflegebedürftigen zu erfassen. Das Instrument wurde als von den Pflegebedürftigen oder Pflegepersonen schriftlich zu beantwortender Fragebogen konzipiert.

Unter Berücksichtigung des Alters und der Pflegebedürftigkeit der Klientele erfolgten der Satz des Erhebungsbogens in großer Schrift und die Gestaltung in einem übersichtlichen und insgesamt locker gestalteten Layout. Die Fragen waren kurz gefaßt und erstreckten sich über acht Seiten. Der Bogen enthält 34 Variablen, die sich in sechs Bereiche zusammenfassen lassen: Neben sozialstrukturellen Parametern sind dies Leistungen zur Pflege basierend auf verschiedenen Sozialrechtsbereichen, Merkmale zur Pflege-/Versorgungssituation, Angaben zu Maßnahmen der (medizinischen) Rehabilitation und zu Hilfsmitteln, Parameter, die es gestatten, „Pflege" zu erfassen, und solche, die über die Zufriedenheit der Befragten Auskunft geben sollen. Die Variablen des Erhebungsbogens fragen die Merkmalsausprägungen überwiegend standardisiert ab, bei einigen wenigen Variablen sind klartextliche Angaben vorgesehen.

5.2 Durchführung der Befragung

Die schriftliche Befragung von Pflegebedürftigen wurde in den Untersuchungsregionen durchgeführt, für die Daten der Gutachten der Medizinischen Dienste vorliegen. Dabei handelt es sich um die Bundesländer Berlin, Brandenburg, Mecklenburg-Vorpommern, Niedersachsen, Schleswig-Holstein und Sachsen-Anhalt. Der Umfang der Stichprobe wurde wie folgt festgelegt:

Wir gingen nach den eigenen Erfahrungen der Rücksendung im Pretest und denjenigen der Arbeitsstelle Rehabilitations- und Präventionsforschung der

Universität Hamburg von einer erreichbaren Rücklaufquote von etwa 30 % aus (Runde et al., 1997, S. 6). Auch ohne die Möglichkeit eines Erinnerungsschreibens, das wir aus dem Budget der Förderung nicht finanzieren konnten, erschien uns dieser Anteil an Rückantworten realistisch. Planung und Durchführung der Umfrage berücksichtigten die Kriterien erfolgreicher Förderung von Rücklaufquoten sinngemäß, wie sie in der Arbeit von Porst zusammengestellt wurden (Porst, 1999, S. 72–87): Als singuläre fördernde Maßnahmen werden hier kurze Fragebögen, offizielle Briefbögen der umfragenden Hochschullehrer, die Nennung von Adressen und telefonischen Verbindungen für Rückfragen und zusätzliche Auskunftserteilungen, frankierte Rückumschläge und bei lokalen Umfragen Ankündigungen in der örtlichen Presse genannt.

Die sieben beteiligten Kranken-/Pflegekassen[1] unterstützten uns mit zum Teil persönlich gehaltenen und an den einzelnen Versicherten adressierten Anschreiben. Möglicherweise trug eine persönliche Anrede und Adressierung im Anschreiben an den einzelnen Versicherten der Pflegekassen zu einem etwas überdurchschnittlichen Rücklauf bei. Die Aussendungen in Niedersachsen, Schleswig-Holstein und Sachsen-Anhalt erfolgten mit erheblicher zeitlicher Verzögerung, was die Antwortraten gesenkt haben dürfte. Die lokale Bekanntheit des Projekts und der Umfrage stellten wir durch die Bitte an die Pflegekassen sicher, ihre Geschäftsstellen über die Umfrage in Kenntnis zu setzen. Die einzelnen Sozialstationen oder Hauspflegedienste sollten über die Trägerverbände informiert werden. In einigen Fällen mußten wir feststellen, daß dies nicht ausreichte und die Informationen vor Ort nicht angekommen waren.

Aufgrund entsprechender Rückmeldungen gingen wir zu Recht davon aus, daß sich die angeschriebenen Versicherten bei der Geschäftsstelle ihrer Kranken-/Pflegekasse von der Bekanntheit und der „Richtigkeit" der Umfrage überzeugten. Angeschriebene Versicherte waren darüber hinaus sehr findig, sich von der Seriosität der Befragung bzw. der Identität der Interviewer zu überzeugen. In einem Fall wurde sogar die Polizei informiert, die während des Interviews eintraf, um die Personalpapiere zu kontrollieren.

Bei einer Reihe von Einzelfällen hatten wir den Eindruck und weitergehende Anhaltspunkte, daß die versorgende Institution keine Transparenz der Pflege wünschte und direkt oder über die Pflegebedürftigen den Kontakt beeinträchtigte oder absagte. Kenntnis von der Behinderung der Umfrage von seiten der Pflegedienste erhielten wir in den Fällen, in denen Pflegedienste die Teilnahme an der Befragung für ihre Klienten absagten, obwohl die Pflegebedürf-

---

[1] Neben den beiden Ersatzkassen Barmer Ersatzkasse und Deutsche Angestellten Krankenkasse waren dies die folgenden Landes-Ortskrankenkassen: Berlin, Mecklenburg-Vorpommern, Niedersachsen, Schleswig-Holstein, Sachsen-Anhalt (in der Reihenfolge der Versendung).

tigen dem Ausfüllen des Fragebogens oder einem Interview zugestimmt hatten. Den Einfluß dieser Effekte versuchten wir – wenigstens zu einem Teil – zu relativieren, indem wir vor dem Versand der Fragebögen die Trägerverbände von Sozialstationen oder privaten Pflegeeinrichtungen durch Vorlage von Anschreiben und Fragebogen von unserer Umfrage in Kenntnis setzten und sie baten, ihre Mitgliedsorganisationen zu informieren.

Da die ausschließliche Aussendung der Fragebögen an Versicherte mit rehabilitativen Maßnahmen über die Kranken-/Pflegekassen mit einer Ausnahme nicht möglich war, blieb nur die Alternative, eine Zufallsstichprobe *aller* Versicherten mit einer Pflegestufe zur Grundlage zu machen.[2] Bei erwarteten 10 % (umgesetzten) Rehabilitationsempfehlungen bei pflegebedürftigen Menschen ergab sich die Notwendigkeit, einen sehr großen Stichprobenumfang zu wählen, um ein auswertbares Kollektiv mit rehabilitativen Leistungen überhaupt zu erhalten. Wir gingen daher – zunächst ohne die Berücksichtigung von Sachsen-Anhalt – von einem Stichprobenumfang von 10.000 Fällen aus, bei dem mindestens 300 Fälle mit Rehabilitationsempfehlung für die Auswertung zur Verfügung stehen mußten. Die Ansätze für die einzelnen Kranken-/Pflegekassen und die Länder schätzten wir aus den Daten der Gutachten für das letzte uns zu diesem Zeitpunkt vorliegende Jahr (1997). Die Zahlen für Sachsen-Anhalt und die dortige Landes-Ortskrankenkasse wurden analog festgelegt. Damit ergab sich die in Tabelle 5.1 ausgewiesene geplante Stichprobe nach Kassen und Bundesländern.

Kasse	Berlin	Branden-burg	Mecklen-burg-Vor-pommern	Nieder-sachsen	Schles-wig-Holstein	Sach-sen-Anhalt	gesamt
AOK	1.370	–	2.100	4.100	1.320	1.752	10.642
BEK	170	70	40	630	260	(65)*	1.235
DAK	70	40	30	570	220	(29)*	959
gesamt	1.610	110	2.170	5.300	1.800	1.846	12.836

* Konnten wegen der zeitlichen Verzögerung dieser Stichprobe nicht berücksichtigt und angeschrieben werden.

Tab. 5.1: Geplante Stichprobe für die schriftliche Befragung von Pflegebedürftigen.

---

[2] Die Ergebnisdarstellung zur Auswertung der Gutachtendaten in diesem Bericht zeigt, daß die Rehabilitationsempfehlungen länder-/kassenspezifisch unterschiedlich sind und daß vor allem die Berücksichtigung laufender Maßnahmen zur Rehabilitation von pflegebedürftigen Menschen unterschiedlich gehandhabt wird. Diese Tatsache war uns zunächst nicht bekannt, spricht aber für unsere Wahl der Stichprobe.

Nach intensiven Vorbereitungen zur Durchführung der Befragung mit den betreffenden Kranken-/Pflegekassen, die sich ebenfalls am Ablauf vergleichbarer Untersuchungen orientierte, und nach der datenschutzrechtlichen Freigabe der „Übermittlung von Sozialdaten für die Forschung und Planung" durch die zuständige Aufsichtsbehörde entsprechend § 75 (1, 2) SGB X erfolgte in zeitlicher Abstufung die Versendung der 12.742 Fragebögen über sieben Pflegekassen (☞ Tab. 5.2). In einem Bundesland konnte seitens der Pflegekasse die Stichprobe differenziert nach Klientel mit und ohne Rehabilitationsempfehlung verschickt werden. Wir hatten im Zusammenhang der Stichprobenziehung eine Auszählung der versandten Fragebögen möglichst auch nach Geschlecht, Alter und Region des Adressaten erbeten. Diese Informationen zur Kontrolle der Antwortverzerrungen waren nur zum kleinen Teil verfügbar.

Pflegekasse	versandte Fragebögen (n)	Anteil an der Stichprobe (%)
Barmer Ersatzkasse	1.170*	9,2
Deutsche Angestellten Krankenkasse	930*	7,3
AOK Berlin	1.370	10,8
AOK Mecklenburg-Vorpommern	2.100	16,5
AOK Niedersachsen	4.100	32,2
AOK Schleswig-Holstein	1.320	10,4
AOK Sachsen-Anhalt	1.752	13,7
Gesamt	*12.742*	*100,1*

* Konnten wegen der zeitlichen Verzögerung dieser Stichprobe in Sachsen-Anhalt nicht berücksichtigt und angeschrieben werden.

Tab. 5.2: Absolute Zahl und relativer Anteil von Erhebungsbögen, die über die Pflegekassen versandt wurden.

Der Rücklauf der Fragebögen beträgt insgesamt nur 18,3 % mit allerdings erheblichen Schwankungen nach Bundesländern und den aussendenden Kranken-/Pflegekassen (☞ Tab. 5.3). Die Ursachen dieser Varianz dürften auf verschiedene Gründe zurückzuführen sein: Zunächst einmal handelt es sich um hochaltrige und/oder auch kranke oder behinderte Klientele, die – nach Auskunft der antwortenden Angehörigen bzw. Pflegepersonen – zum Teil nicht mehr in der Lage sind (oder von den betreffenden Pflegepersonen so eingeschätzt wurden), die Erhebungsbögen ohne Hilfe auszufüllen. Allein diese Tatsache wird die Antwortraten gegenüber anderen Befragungen erheblich abgesenkt haben. Berücksichtigt man zudem, daß wir aus Kostengründen keine Erinnerungsbriefe versenden konnten, liegt die Antwortrate in etwa im Bereich der kassenbezogenen Rücklaufanteile der Hamburger Umfrage bei pflegebedürftigen Menschen.

Bei der angeschriebenen Klientel mußte aufgrund der Erfahrungen mit Kontaktanbahnungen von außen (Anschreiben, Haustürkontakte, Hausbesuche u. a. m.) und den nicht selten schlechten Erfahrungen, die damit gemacht wurden, mit Unsicherheit, Angst und Mißtrauen gerechnet werden. Dies wurde in den Interviews oder bei telefonischen Kontakten auch vermittelt. Auch Angehörige, Pflegepersonen und Betreuer haben sich vermutlich im Einzelfall rückversichert. Einerseits wird das Anschreiben einer vertrauten Institution einigen Sicherheit geboten haben, andererseits könnte die Kontaktaufnahme durch die eigene Kranken-/Pflegekasse nicht selten auch Angst vor dem Verlust von Leistungen bewirkt haben.

Vor allem während der ersten Tage nach der Versendung der Fragebögen waren unsere Diensttelefone in der Hochschule bis in den Abend hinein besetzt, um die zahlreich eintreffenden Rückfragen entgegennehmen und beantworten zu können. Nicht selten entwickelten sich längere Gespräche, in denen komplexe Fragestellungen vorgetragen und erörtert wurden. Auch die aussendenden Kassen erhielten auf Geschäftsstellen- und Landesebene Rückfragen zum Vorhaben. Da dies abzusehen war, hatten wir vor der Aussendung die Geschäftsstellen gebeten, ihre Versicherten über die Befragung zu informieren, und hierfür Material zur Verfügung gestellt. Hinweise, daß von unserem telefonischen Informationsangebot rege Gebrauch gemacht wurde, erhielten wir auch während der Interviews mit Pflegebedürftigen, die parallel zur schriftlichen Befragung durchgeführt wurden.

Aus den vielen sich rückversichernden telefonischen Anfragen im Projekt nach der Aussendung der Fragebogenbriefe durch die Kassen kann man schlußfolgern, daß die datenschutzrechtlich vorgegebenen Rollen und Regelungen bei Anschreiben der Versicherten zum Teil irritierend, verunsichernd und insgesamt überfordernd sind. Insbesondere die Differenzierung der institutionellen Rollen in aussendende Pflegekasse und erhebendes Institut und die Verwechslung mit Terminklärungen für Beratungs- oder Begutachtungsbesuche der Medizinischen Dienste oder der Sozialstationen bereiteten Probleme. Da das Sozialgesetzbuch X keine besonderen datenschutzrechtlichen Regelungen für die Forschung vorsieht, was den Zugang zu postalischen Adressen von Sozialversicherten, der quasi als eine einfache Melderegisterauskunft mit dem Zusatzmerkmal Kassenzugehörigkeit betrachtet werden kann, und die Überlassung von materiellen Sozialdaten betrifft, kommt es bei Umfragen wie dieser häufig zu Problemen, die größer sind, als sie sein sollten (Bundesversicherungsanstalt für Angestellte, 1998, S. 525–534). Eine direkte Versendung der

Fragebögen durch die Forschungsinstitution nach der Überlassung der Adressen könnte hier für die Befragten transparenter und für das Antwortverhalten – und damit natürlich auch den Geltungsanspruch der Ergebnisse – förderlicher sein. Wenn also der zweckgebundenen und genehmigten Überlassung der Adressen von Sozialversicherten entsprechend § 75 SGB X ein datenschutzrechtlich analoger Status zu einer einfachen Melderegisterauskunft mit dem Zusatzmerkmal Kranken-/Pflegekasse, um den es ja eigentlich geht, zukäme, wären einige Probleme bei einer Umfrage wie der vorliegenden weniger gravierend.

In einigen Fällen trafen die Angaben, nach denen versandt wurde, nicht zu. Hierzu zählen Adressänderungen von Versicherten, Veränderungen des Sozialversicherungsstatus oder – selten – Todesfälle, die bereits einige Zeit zurücklagen. Eine Reihe angeschriebener pflegebedürftiger Menschen befand sich mittlerweile in vollstationärer Heimversorgung, einige waren wegen eines Krankenhausaufenthalts oder „Urlaubs" nicht erreichbar oder waren soeben verstorben. Todesfälle gelangten uns dann häufiger zur Kenntnis, wenn eine Aussendung, die aufgrund verschiedener Probleme der Abstimmung oder Entscheidung verzögert wurde, erst längere Zeit nach der Ziehung der Zufallsstichprobe erfolgte. Das gilt im übrigen auch für die mündlichen Interviews, wenn die Kontaktaufnahme erst eine längere Zeit nach der Interviewzusage erfolgen konnte.

Nicht alle Pflegekassen begrenzten die Stichprobe auf ambulant zu versorgende Pflegebedürftige. In diesen Fälle schickten nicht selten die Angestellten oder die Leitung der Pflegeheime oder auch Angehörige der Pflegebedürftigen die zum Teil unausgefüllten Bögen unter Hinweis auf die inzwischen vollstationäre Versorgungssituation als nicht zutreffend zurück.

Damit ergibt sich in unserer Untersuchung der folgende Rücklauf bezogen auf die einzelnen Pflegekassen nach absoluter Zahl und dem relativem Anteil in der Reihenfolge der Versendung der Briefe (☞ Tab. 5.3). Nach der Versendung von Erinnerungsschreiben erreichten Runde et al. bei der schriftlichen Befragung von Pflegeversicherten der AOK 34,2 %, der Barmer Ersatzkasse 32,6 % und der Deutschen Angestellten Krankenkasse 36,5 % (Runde et al., 1997, S. 6).

Die Erhebungsbögen sind in der Regel gut ausgefüllt (☞ Tab. 5.4). Wer den Erhebungsbogen nicht ausfüllen wollte oder konnte, führte meist Gründe dafür auf. In der Regel geschah dies allerdings im Namen des Pflegebedürftigen durch Angehörige, Pflegepersonen oder Pflegeeinrichtungen. Hinderungsgründe für das eigenständige Ausfüllen sind nahezu ausschließlich Alter, Krankheit oder eine vollstationäre Pflege. Die Erhebungsbögen erreichten uns nicht selten kommentiert, ergänzt und zum Teil von langen Briefen begleitet. Persönliche Problematiken, Krankheits- und Behandlungsverläufe, die Pflege-

Pflegekasse	versandte Bögen (n)	Rücklauf (n)	Rücklauf (%)
Barmer Ersatzkasse	1.170*	300	25,6
Deutsche Angestellten Krankenkasse	930*	221	23,8
AOK Berlin	1.370	363	26,5
AOK Mecklenburg-Vorpommern	2.100	365	17,4
AOK Niedersachsen	4.100	600	14,6
AOK Schleswig-Holstein	1.320	290	22,0
AOK Sachsen-Anhalt	1.752	214	12,2
Gesamt	12.742	2.353	18,5

* Konnten wegen der zeitlichen Verzögerung dieser Stichprobe in Sachsen-Anhalt nicht berücksichtigt und angeschrieben werden

Tab. 5.3: Rücklauf nach Zahl und Anteil bezogen auf die aussendenden Pflegekassen.

und Versorgungssituation werden zum Teil sehr detailliert – auch unter Beilegen von Befundberichten und anderen Dokumenten – dargestellt. Des öfteren wurden wir um Hilfe bei konkreten Problematiken und Antworten auf Fragen gebeten. Außerdem wurden uns Anregungen und Hinweise gegeben, besonders was die Situation und Problematik von behinderten Kindern im Hinblick auf Verfahren und Leistungen der Pflegeversicherung und weiterer Sozialleistungen betrifft. In der Regel nahmen wir in solchen Fällen schriftlich oder mündlich Kontakt auf und boten je nach Problematik eine Beratung, Klärung oder Verweisung an. Teilweise handelte es sich um Problematiken von erheblicher Komplexität, die bisher nicht oder unzureichend Zugang zu Hilfs- oder Beratungsinstitutionen gefunden hatten und nicht selten zu einer starken Isolierung, Marginalisierung und Rückzug der Klienten geführt hatten. Ein Teil der Informationen, die wir erhielten, wurde gleichzeitig auch der Pflegekasse mitgeteilt. Hier ergaben sich vereinzelte Gespräche mit den uns bekannten Mitarbeiterinnen und Mitarbeitern der Pflegeversicherung oder der Hauptverwaltungen der Versicherungen, die für unsere Untersuchung zuständig waren. Im Interesse der Differenziertheit unserer Informationen boten wir einigen dieser Pflegebedürftigen oder Pflegepersonen ein über den Fragebogen hinausgehendes ausführliches Interview an.

Den Auswertungen liegen also insgesamt 2.145 ausgefüllte und verwertbare Bögen zugrunde (16,8 %).[3] Angesichts der Ausschöpfung der Stichprobe und

---

[3] Vereinzelt kamen auch nach Abschluß des Berichts noch Fragebögen zurück. Sie wurden in dieser Auswertung nicht mehr berücksichtigt.

vor dem Hintergrund des unterschiedlichen Antwortverhaltens in den einzelnen Regionen können wir nicht von einer Repräsentativität unseres Untersuchungskollektivs ausgehen, was auch nicht zu erwarten war. Vergleiche mit Referenzdaten machen Differenzen unserer Stichprobe oder Übereinstimmungen deutlich.

Hinsichtlich einiger Parameter liegen Übereinstimmungen der Stichprobenverteilungen mit Referenzzahlen der Leistungsstatistiken der Kassen oder anderen Parametern vor. Insofern begrenzen wir uns im wesentlichen auf eine Beschreibung bzw. eine problemlagenspezifische Interpretation der vorliegenden Ergebnisse.

5.3 Dateneinsicht

Entsprechend dem ursprünglichen Konzept der Anlage der Studie und wegen der Nichtverfügbarkeit der Entscheidungen der Kranken-/Pflegekassen zur Rehabilitation baten wir die Pflegebedürftigen in den Anlagen zum Fragebogen, uns neben der Zustimmung zur Datenüberlassung, -speicherung und -verarbeitung auch bei den Kassen datenschutzrechtlich wirksam die Einsicht in die Gutachtendaten und die Klartexteintragungen zur Rehabilitation zu gestatten.[4] 894 Pflegebedürftige erteilten ihre Einwilligung zur Einsicht der Gutachtenakten. Bezogen auf das Gesamtkollektiv entspricht dies 41,7 %. Bei drei Pflegekassen (n = 775) war eine Einsicht in die Gutachtendaten im Konsens von vornherein ausgeschlossen worden. Damit umfaßt das hier zugrunde liegende Teilkollektiv 1.367 Befragte. Von ihnen gestatteten uns 65,4 % die Dateneinsicht und waren teilweise, laut Eintragungen oder Begleitbrief, gerade hieran sehr interessiert. Je nach der Zugehörigkeit zur Kranken-/Pflegekasse unterscheiden sich die Anteile der Einverständniserklärungen hochsignifikant (☞ Abb. 5.5).

---

[4] Vor allem aus prozeduralen Gründen und wegen erwarteter Arbeitsüberlastung wurde im Bereich dreier Kassen nicht nach der Möglichkeit der Dateneinsicht gefragt.

Pflegekasse	Rücklauf	ausgefüllte Bögen	
	n	n	%
Barmer Ersatzkasse	300	285	95,0
Deutsche Angestellten Krankenkasse	221	196	88,7
AOK Berlin	363	314	86,5
AOK Mecklenburg-Vorpommern	365	332	91,0
AOK Niedersachsen	600	579	96,5
AOK Schleswig-Holstein	290	265	91,4
AOK Sachsen-Anhalt	214	174	81,3
Gesamt	2.353	2.145	91,2

Tab. 5.4: Zahl und Anteil ausgefüllter Erhebungsbögen*.

* Differenzen zwischen Rücklaufzahlen und ausgefüllten Bögen sind unter anderem auch in ausschließlich mündlich geführten Interviews begründet, für die kein schriftlicher Bogen vorlag.

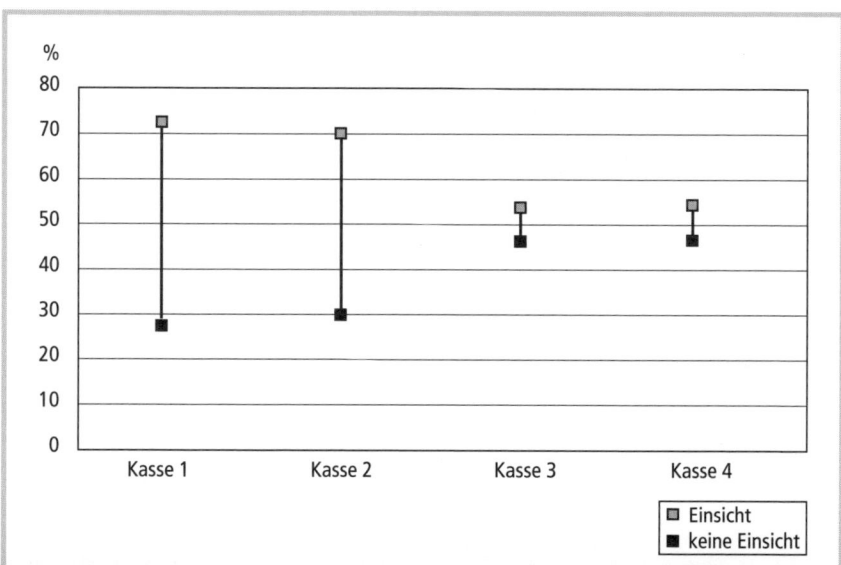

Abb. 5.5: Schriftliche Einverständniserklärungen von befragten Pflegebedürftigen zur Einsicht in Gutachtendaten und Leistungsentscheidungen zur Rehabilitation bei den Kranken-/Pflegekassen (n = 1.367).*

* Wegen der Nichtteilnahme einiger Kassen erfolgt die Ergebnisdarstellung zu diesem Punkt anonym.

6 | Soziale Situation, Pflege und Rehabilitation bei Pflegebedürftigen

6.1 Alters- und Sozialstruktur der Befragten

6.1.1 Altersstruktur

Die jüngsten antwortenden Pflegebedürftigen sind zwei, die ältesten 102 Jahre alt. Das durchschnittliche Alter des Befragungskollektivs liegt bei 76,2 Jahren. Der altersstrukturelle Vergleich mit den Daten ambulant Pflegebedürftiger der Bundesstatistik und Infratest weist größere Anteile hochaltriger Menschen im Kollektiv der Studie aus (BMAS, 1996, Abschnitt „Soziale Pflegeversicherung"; BMAS 1997, Abschnitt „Soziale Pflegeversicherung"; BMAS 1998a, Abschnitt „Soziale Pflegeversicherung"; BMAS 1999, Abschnitt „Soziale Pflegeversicherung"; Schneekloth & Müller, 2000, S. 31). Vor allem der relative Anteil der über 90jährigen erreicht mit 21,5 % den doppelten Wert der Referenzstatistik. Die Anteile jüngerer Pflegebedürftiger liegen in den meisten Altersgruppen unter denjenigen der Bundesstatistik (☞ Abb. 6.1). Kinder, Jugendliche und junge Erwachsene sind im Untersuchungskollektiv nur gering vertreten. Interessant sind im Vergleich zur Bundesstatistik auch die für die Jahre 1995 bis 1998 ausgewiesenen Veränderungen der Anteile der 75- bis 90jährigen. Für die übrigen Altersklassen werden gleiche Raten dokumentiert. Das Befragungskollektiv beinhaltet auch hundert in Heimen lebende Pflegebedürftige.[1] Bei der Altersverteilung der an der Studie beteiligten Pflegebedürftigen insgesamt und derjenigen, die ambulant gepflegt werden, zeigen sich hinsichtlich der Pflegekasse Unterschiede. Hierbei muß allerdings berücksichtigt werden, daß die Untersuchung primär auf ambulant Pflegebedürftige orientiert und der Erhebungsbogen auch entsprechend konzipiert ist. Die antwortenden Heimbewohner sind zum Teil durch Umzug während der Befragung oder durch eine der Pflegekasse nicht vorliegende Adressänderung in die Stichprobe gekommen. Vermutlich konnten nicht in jedem Fall ausschließlich ambulante

---

[1] Bei Pflegebedürftigen in Heimen wurde unterschieden zwischen Wohnheim (n = 32), Pflegeheim (n = 58) und Heim (wenn nicht zu differenzieren war, ob es sich um ein Pflege- oder Wohnheim handelt; n = 10).

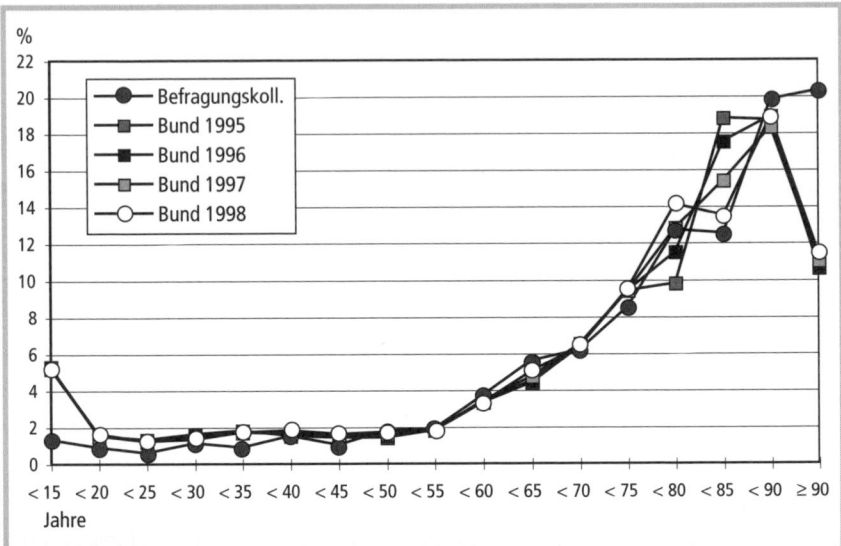

Abb. 6.1: Altersverteilung der Pflegebedürftigen im Befragungskollektiv (n = 2.082) und aufgrund der Zahlen der Bundesstatistik.

Klientele berücksichtigt werden. Folge dessen ist, daß das Teilkollektiv der Heimbewohner mit 4,2 % sehr klein ist. Reduziert auf eine außerstationär lebende Klientel ergibt sich ein etwas geringeres Durchschnittsalter von 75,8 Jahren, ein gegenüber dem Gesamtkollektiv um zirka ein halbes Jahr jüngeres Teilkollektiv. Werden lediglich Pflegebedürftige in Pflegeheimen (n = 58) ausgeschlossen, bleibt der Mittelwert mit 75,9 Jahren nahezu gleich. Insgesamt ist die Altersverteilung im Vergleich der Teilkollektive mit allen Befragten wenig different, lediglich in der höchsten Altersklasse nimmt der Anteil der ambulant Pflegebedürftigen etwas ab. Der Anteil dieser Klasse bleibt im Vergleich zu den Bundeszahlen deutlich höher (☞ Abb. 6.2).

Das Durchschnittsalter der in stationären Einrichtungen lebenden Pflegebedürftigen unterscheidet sich nach dem Einrichtungstyp: Mit 88,1 Jahren liegt das Altersmittel in Pflegeheimen über den in Heimen (82 Jahre) und in Wohnheimen (82,1 Jahre). Es handelt sich allerdings jeweils um kleine Teilkollektive. Wie zu erwarten, ist der Anteil der über 90jährigen in stationären Einrichtungen deutlich höher als bei ambulant versorgten Pflegebedürftigen und im Gesamtkollektiv.

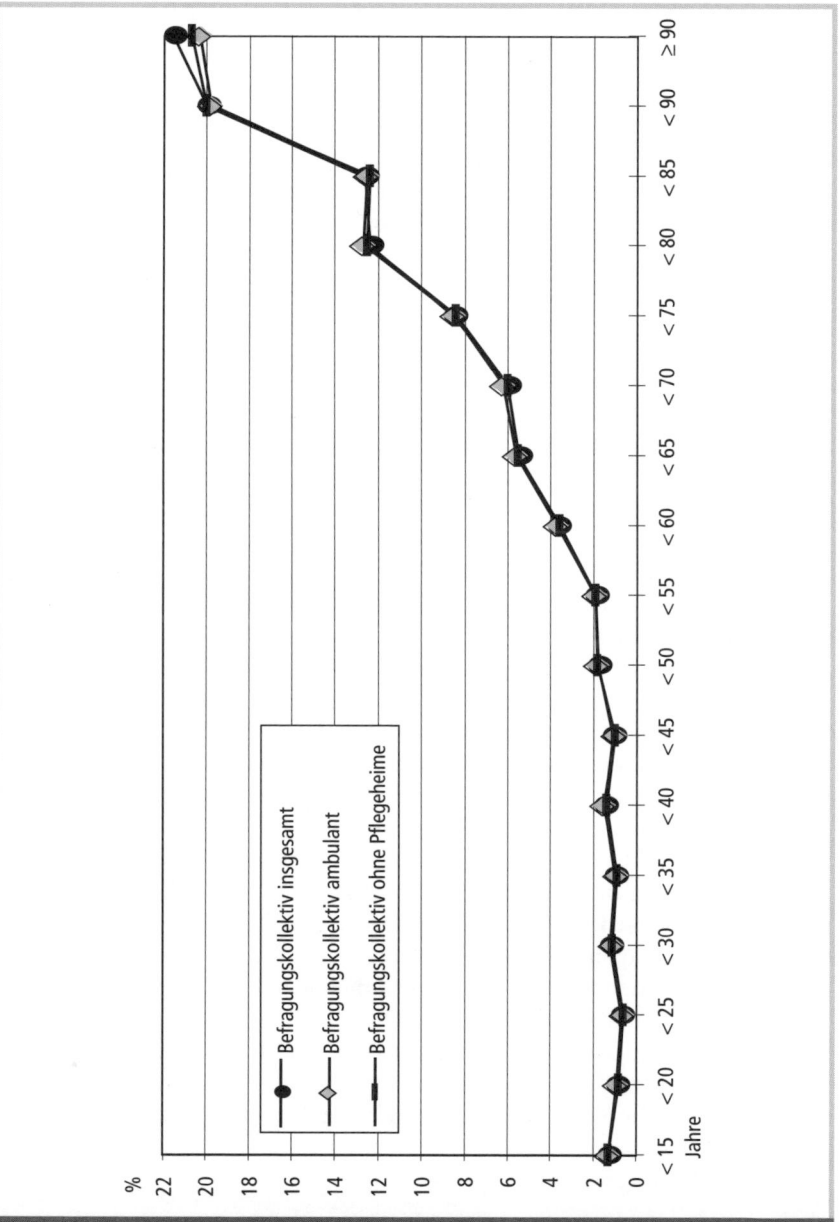

Abb. 6.2: Altersverteilung im Befragungskollektiv insgesamt (n = 2.082), ambulant (n = 1.996) und ohne in Pflegeheimen lebende Pflegebedürftige (n = 2.036).

6.1.2 Verteilung der Pflegebedürftigen nach Alter und Zugehörigkeit zu einer Pflegekasse

Die antwortenden Pflegebedürftigen weisen nach der Zugehörigkeit zu Pflegekassen auch nach den Leistungsstatistiken der Kassen deutliche Altersdifferenzen aus. Für Versicherte der DAK ergeben sich höhere Anteile an Kindern und Jugendlichen und eine geringere Besetzung der hochaltrigen Klassen über 85 Jahre. Hier wiederum werden hohe relative Anteile insbesondere für die AOK Niedersachsen, die AOK Berlin und intermediäre Werte für die weiteren Ortskrankenkassen ausgewiesen. Neben den höheren Anteilen jüngerer pflegebedürftiger Versicherter bei den beiden Ersatzkassen liegen hier die Anteile der AOK Schleswig-Holstein über denjenigen der anderen Ortskrankenkassen (☞ Abb. 6.3).

Verglichen mit den Leistungsstatistiken der Kassen weisen die uns antwortenden Versicherten zum Teil deutlich abweichende Altersstrukturen auf. Am krassesten ist dies bei Versicherten der AOK Sachsen-Anhalt der Fall: Von 174 Antwortenden waren 165 über 90 Jahre alt. Wir haben hier also ein quasi ausschließlich hochaltriges Kollektiv. Da es keine Rückmeldung zur Stichprobenziehung gibt, können wir diese auffällige Differenz zwischen Antworten des Kollektivs und Angaben der Leistungsstatistik nicht erklären. Daten der Antwortenden aus Sachsen-Anhalt werden wegen dieser Verzerrung in der Regel nicht berücksichtigt. Abbildung 6.4 zeigt die Altersproportionen bei den Antwortenden in einer semilogarithmischen Darstellung. Deutliche Unterschiede in der Altersstruktur der antwortenden Versicherten bestehen insbesondere in den Klassen unter 60 Jahren, vor allem aber bei Angehörigen der AOK Mecklenburg-Vorpommern: Klassen des Erwachsenen- und „jungen Rentneralters" sind höher besetzt, hochaltrige unterdurchschnittlich vertreten. Es handelt sich um ein insgesamt deutlich jüngeres Kollektiv (im Durchschnitt: 68,2 Jahre).

Die Berechnung der Altersdurchschnitte der Antwortenden ergibt hochsignifikante Unterschiede zwischen den Pflegekassen. Tabelle 6.5 stellt die Mittelwerte des Befragungskollektivs und eines auf die erwachsenen Pflegebedürftigen reduzierten Kollektivs dar. Sieht man von der extrem abweichenden Altersstruktur der Versicherten der AOK Sachsen-Anhalt ab, weisen die Erwachsenenkollektive der Ersatzkassen DAK und BEK sowie das der AOK Berlin die höchsten durchschnittlichen Alterswerte auf. Deutlich jünger sind im Durchschnitt die Versicherten der AOK Mecklenburg-Vorpommern.

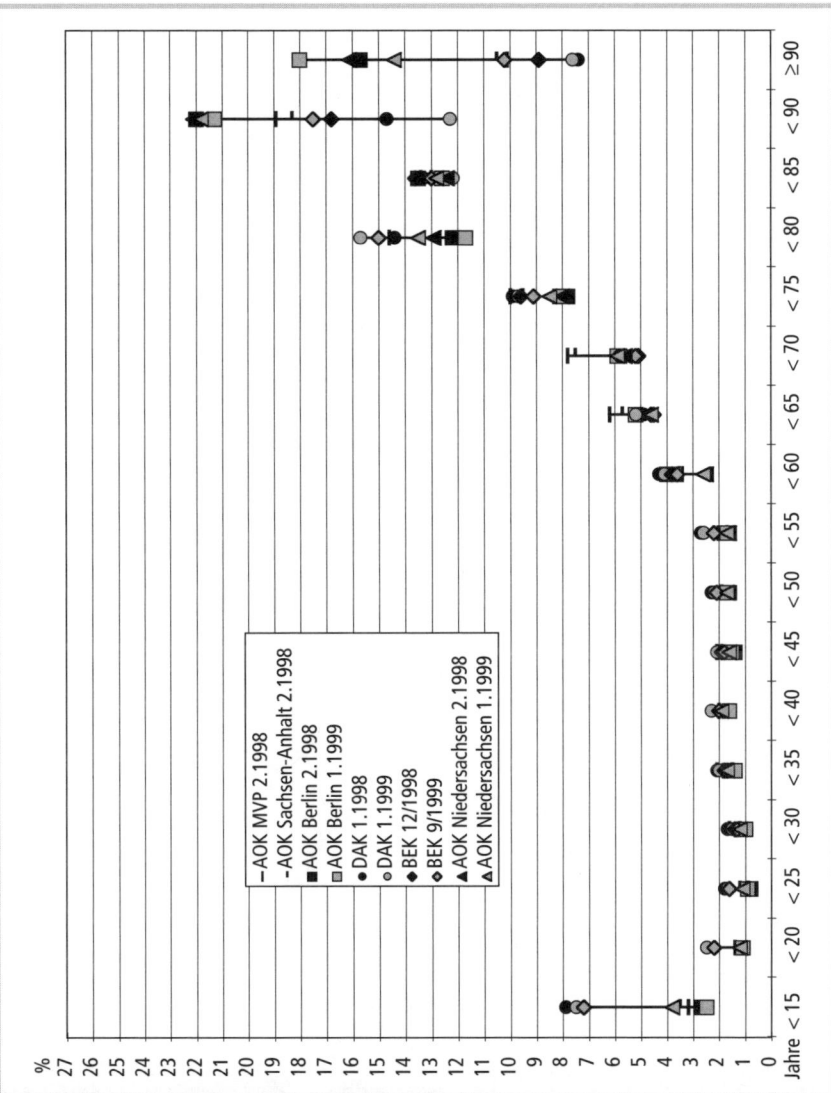

Abb. 6.3: Altersverteilung der Pflegebedürftigen nach den Statistiken der an der Studie beteiligten Pflegekassen*.

*Statistiken über Pflegebedürftige nach Pflegekassen liegen für folgende Zeiträume vor: DAK: 1. Halbjahr 1998 und 1. Halbjahr 1999; AOK Berlin: 2. Halbjahr 1998 und 1. Halbjahr 1999; AOK Niedersachsen: 1998 und 1. Halbjahr 1999; AOK Schleswig-Holstein: 1998 und 1999; AOK Mecklenburg-Vorpommern und Sachsen-Anhalt: jeweils 2. Halbjahr 1998; BEK: Zahlen zu den Stichtagen jeweils Ende 12/1998 und 9/1999. Wir danken für die freundliche Überlassung der Statistiken.

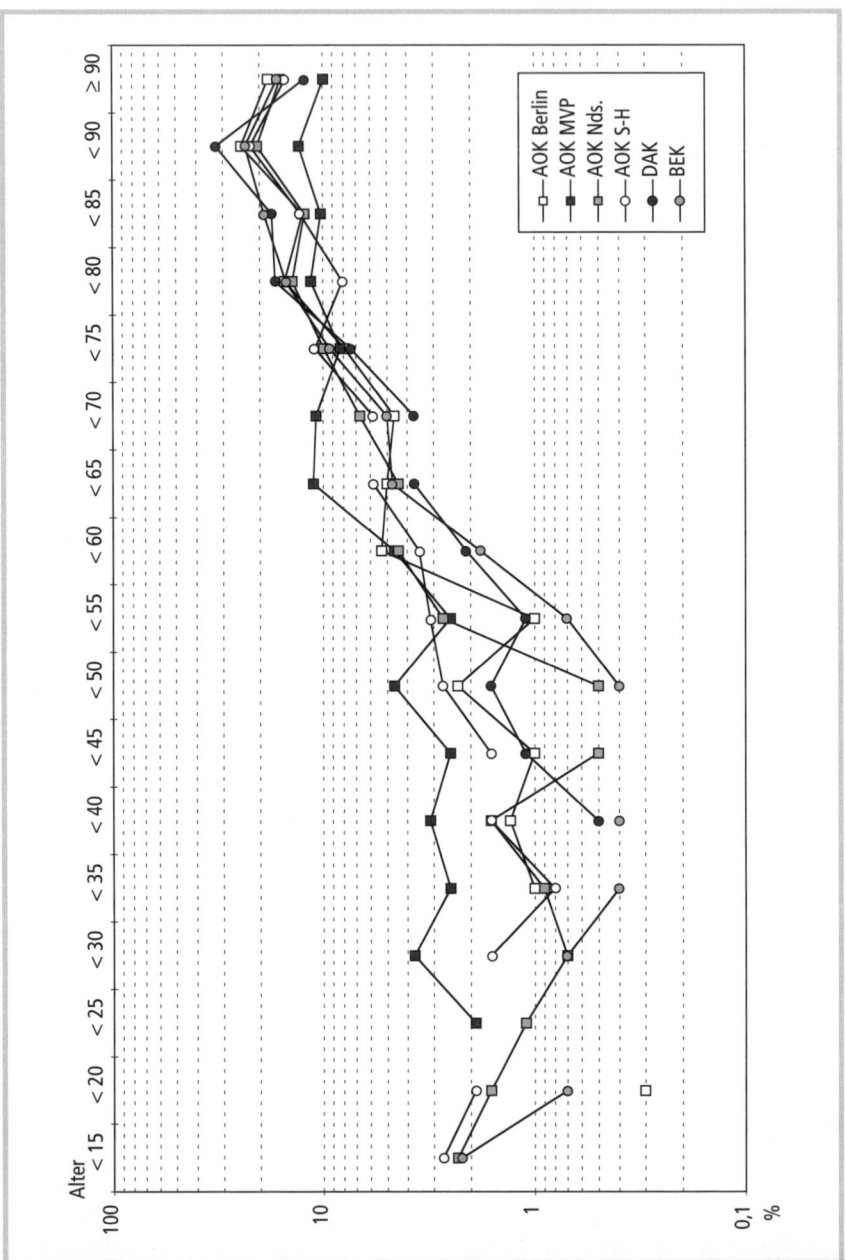

Abb. 6.4: Altersverteilung im Befragungskollektiv nach Pflegekassen (n = 2.082).

Pflegekasse	durchschnittliches Alter insgesamt (Jahre)	durchschnittliches Alter der Erwachsenen (Jahre)
DAK	80,0	80,0
BEK	78,1	80,1
AOK Berlin	78,0	78,2
AOK Niedersachsen	74,0	75,9
AOK Schleswig-Holstein	72,8	75,8
AOK Mecklenburg-Vorpommern	68,3	68,3
AOK Sachsen-Anhalt	93,8	93,8
gesamt	76,2	77,4

Tab. 6.5: Altersdurchschnitte im Gesamtkollektiv (n = 2.082) und im Teilkollektiv der Erwachsenen (n = 2.045) nach Pflegekassen.

Die Altersstruktur der pflegebedürftigen Versicherten der jeweiligen Pflegekassen im Vergleich mit derjenigen der Studie wird aufgrund der Leistungsstatistiken in den Abbildungen 6.6 bis 6.11 dargestellt. Die Vergleiche der Werte unterstreichen die zum Teil erheblichen Abweichungen der Altersverteilung in beiden Kollektiven.[2]

Identische Anteile von Pflegebedürftigen und im Rahmen der Studie Antwortenden werden für die Barmer Ersatzkasse für Menschen zwischen dem 65. und 80. Lebensjahr ausgewiesen. Bei den drei Altersklassen der über 80jährigen ist der Anteil im Befragungskollektiv um zirka 6 % höher. Die unter 65jährigen Angehörigen der Barmer Ersatzkasse sind in unserer Untersuchung unterrepräsentiert (☞ Abb. 6.6).

Das Teilkollektiv der Befragten der DAK läßt Kinder, Jugendliche und junge Erwachsene gänzlich vermissen. Pflegebedürftige im Befragungskollektiv liegen bis zu den Altersgruppen bis 75 Jahre anteilsmäßig unter denen der DAK-Leistungsstatistik; 75jährige und ältere sind deutlich häufiger, als es den Anteilen der Kassenstatistik entspricht, an der Untersuchung beteiligt (☞ Abb. 6.7).

Die Altersverteilung der Versicherten der AOK Berlin weicht nicht besonders von der des Befragungskollektivs ab (nicht signifikant). Lediglich hochaltrige Pflegebedürftige sind mit etwas höheren Anteilen in unserer Studie vertreten (☞ Abb. 6.8).

---

[2] Die Bezugskollektive der Leistungsstatistik und der Stichprobe sind für die Ortskrankenkassen deckungsgleich, bei den beiden Ersatzkassen bezieht sich die Stichprobe auf die Regionen unserer Erhebung insgesamt, die Leistungsstatistik der Ersatzkassen jedoch auf die Zahlen des Bundesgebiets.

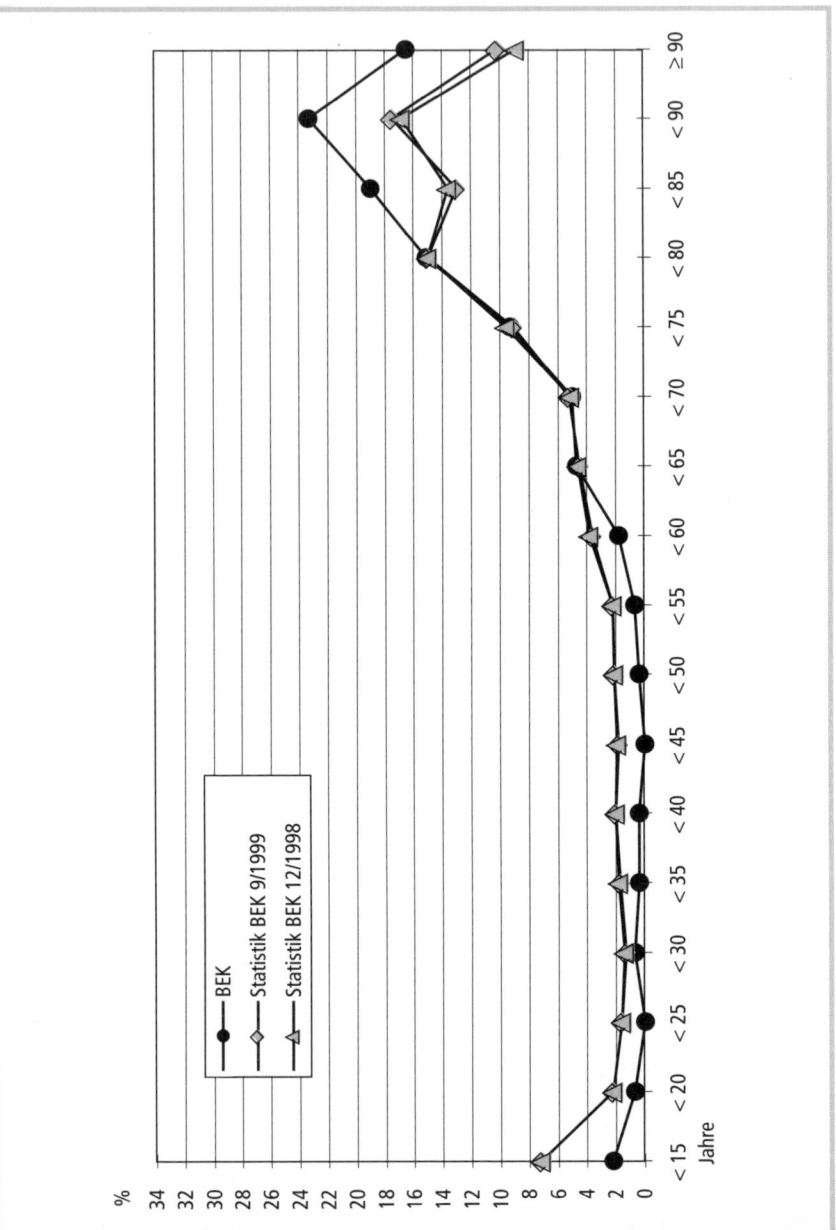

Abb. 6.6: Altersverteilung der pflegebedürftigen Versicherten der BEK nach der Statistik der Pflegekasse und im Befragungskollektiv.

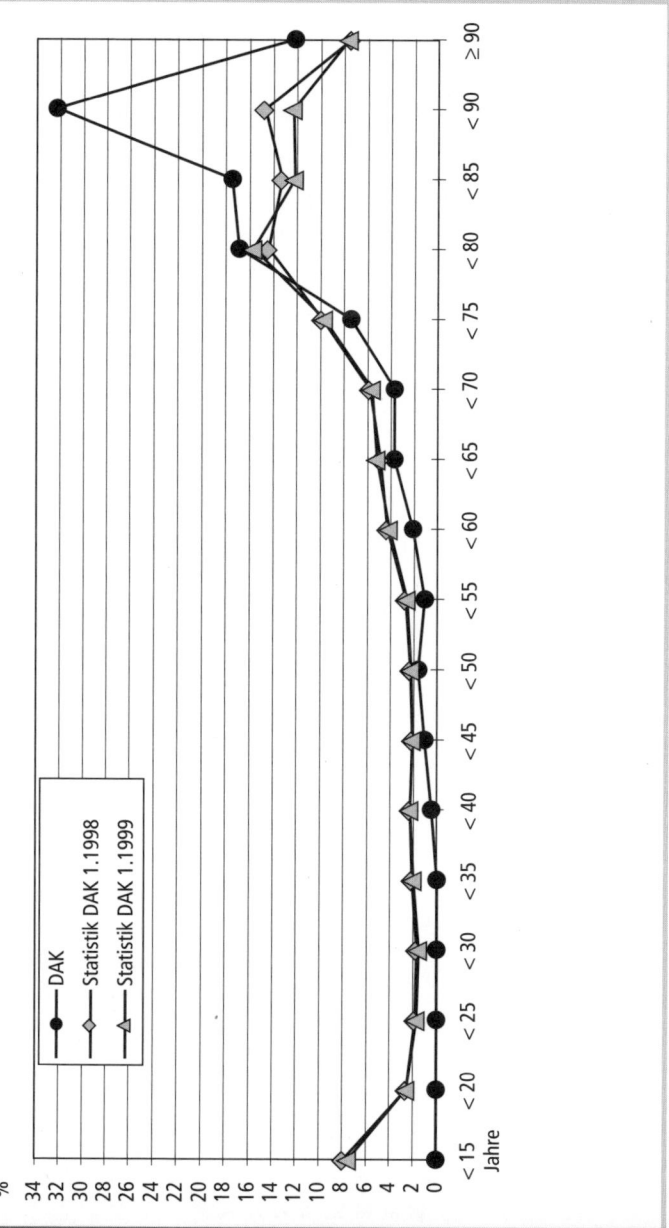

Abb. 6.7: Altersverteilung der pflegebedürftigen Versicherten der DAK nach der Statistik der Pflegekasse und im Befragungskollektiv.

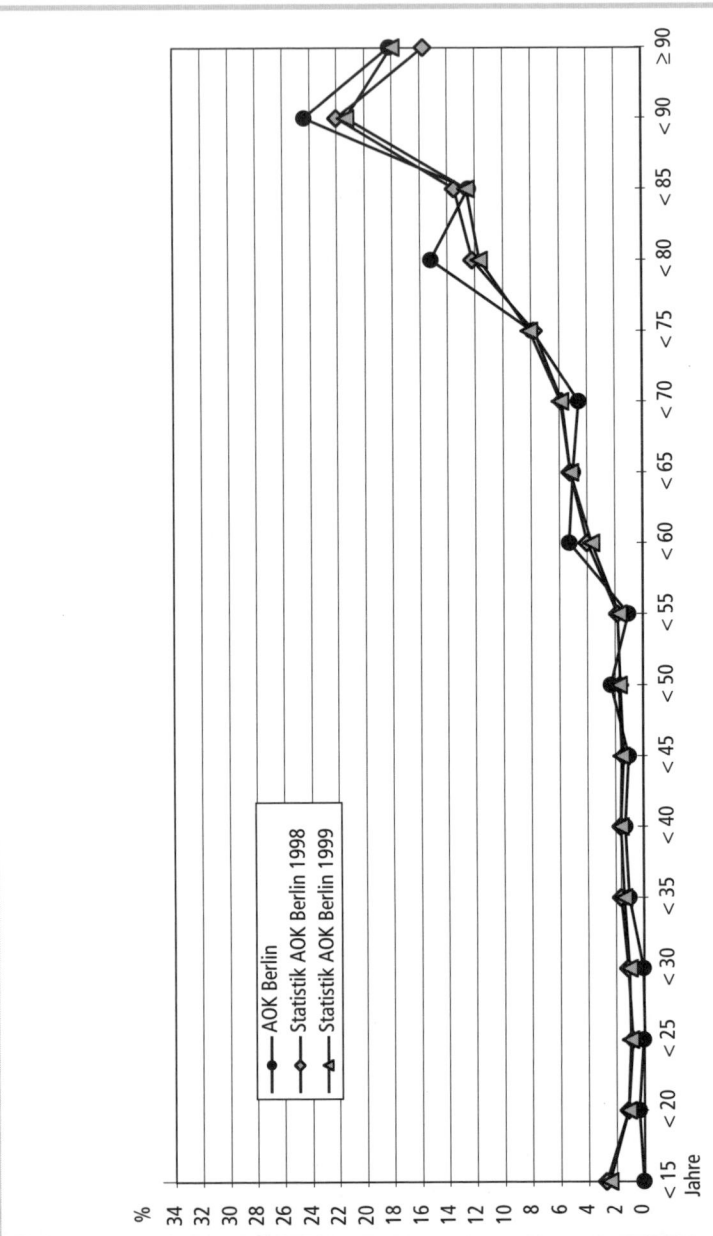

Abb. 6.8: Altersverteilung der pflegebedürftigen Versicherten der AOK Berlin nach der Statistik der Pflegekasse und im Befragungskollektiv.

Die Befragten der AOK Sachsen-Anhalt weisen im Vergleich zur Pflegekassenstatistik eine völlig untypische Altersstruktur auf, die am ehesten durch eine nichtrepräsentative Stichprobenziehung zu erklären sein könnte. Lediglich drei Altersklassen sind überhaupt besetzt, nahezu alle antwortenden Pflegebedürftigen (98,8 %) sind über 90 Jahre alt.

Die Altersklassen der an der Studie beteiligten Pflegebedürftigen der AOK Mecklenburg-Vorpommern sind gegenüber den der Leistungsstatistik der Kasse in jüngeren Klassen höher, in älteren geringer besetzt. Kinder, Jugendliche und junge Erwachsene sind an der Untersuchung nicht beteiligt (☞ Abb. 6.9). Das Studien-Teilkollektiv Mecklenburg-Vorpommern unterscheidet sich wegen seiner abweichenden jüngeren Altersstruktur am stärksten von den anderen Kassenkollektiven.

Das Teilkollektiv der Versicherten der AOK Schleswig-Holstein entspricht in einigen Altersgruppen der Kassenstatistik. Während an unserem Untersuchungskollektiv weniger Kinder als an den Kassenstatistiken beteiligt sind, ist der Anteil der Jugendlichen und Erwachsenen bis einschließlich der unter 45jährigen nahezu identisch. Gleiches gilt für die Altersklassen der 60- bis 70- und der 85jährigen. Zwischen 45 und 60 und zwischen 70 und 75 Jahren sowie ab einem Alter von 90 Jahren sind die befragten Pflegebedürftigen in der Studie gegenüber der Statistik der Pflegekasse häufiger vertreten (☞ Abb. 6.10).

Relativ gering sind auch die Abweichungen der an der Studie beteiligten Pflegebedürftigen der AOK Niedersachsen gegenüber den Leistungsstatistiken der Kasse (nicht signifikant; ☞ Abb. 6.11).

Wir können also davon ausgehen, daß die Befragungskollektive der AOK Berlin und Niedersachsen hinsichtlich ihrer Altersverteilung die Altersstruktur der Leistungsbezieher der Kassen repräsentieren. Bei Versicherten der BEK entspricht die Altersverteilung der 65- bis 80jährigen der der Leistungsstatistik. Die Altersstruktur der befragten Pflegebedürftigen der AOK Schleswig-Holstein folgt für einige Altersklassen der der Kassenstatistik.

6.1.3 Verteilung der Pflegebedürftigen nach Geschlecht und Alter

Zwei Drittel der Befragten sind Frauen. Ihr Anteil liegt etwas über den Zahlen der Bundesstatistik und von Infratest (☞ Tab. 6.12). Ein um die stationär lebenden und versorgten Pflegebedürftigen reduziertes Teilkollektiv der ambulant Pflegebedürftigen verschiebt die Proportionen etwas zugunsten der Männer. Auf der Basis von 2.039 Fällen leben 66,6 % der Frauen und 33,4 % der Männer außerstationär.

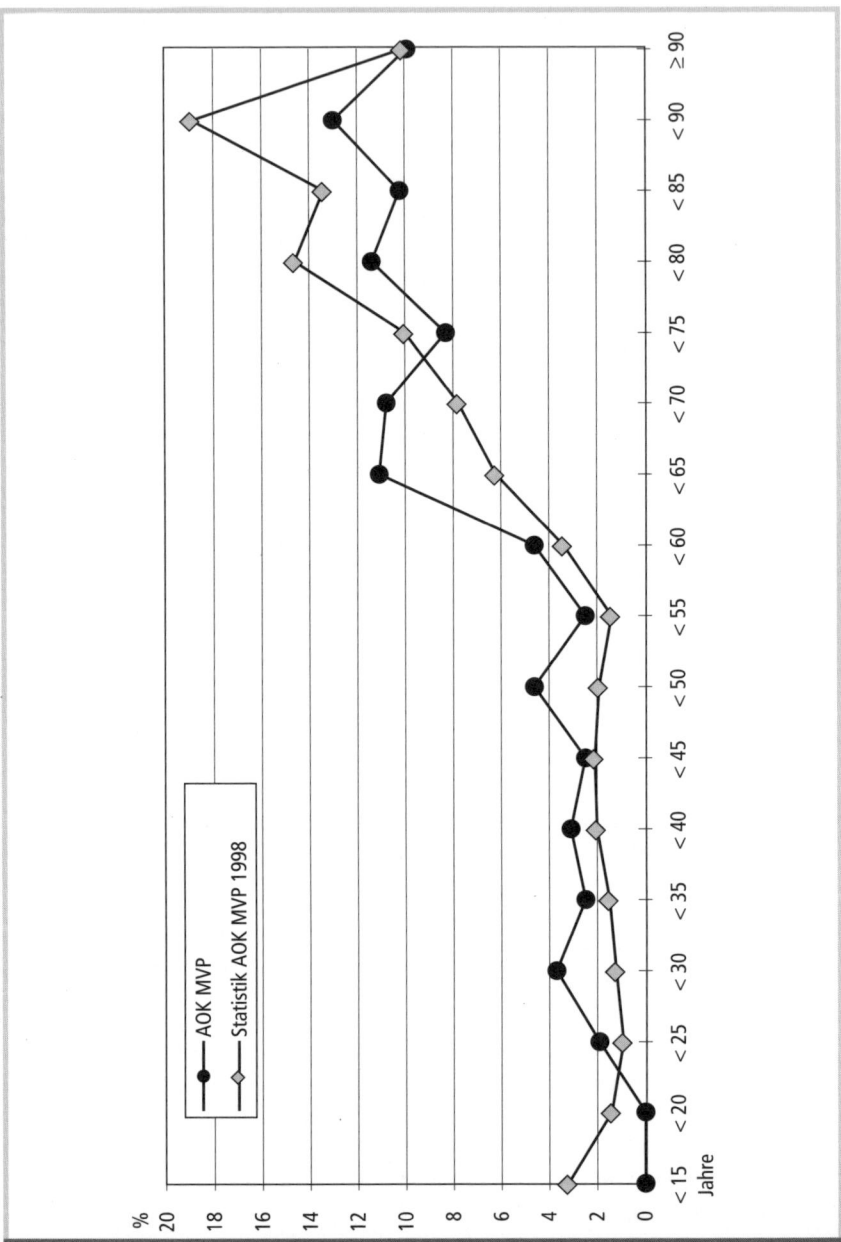

Abb. 6.9: Altersverteilung der pflegebedürftigen Versicherten der AOK Mecklenburg-Vorpommern nach der Statistik der Pflegekasse und im Befragungskollektiv.

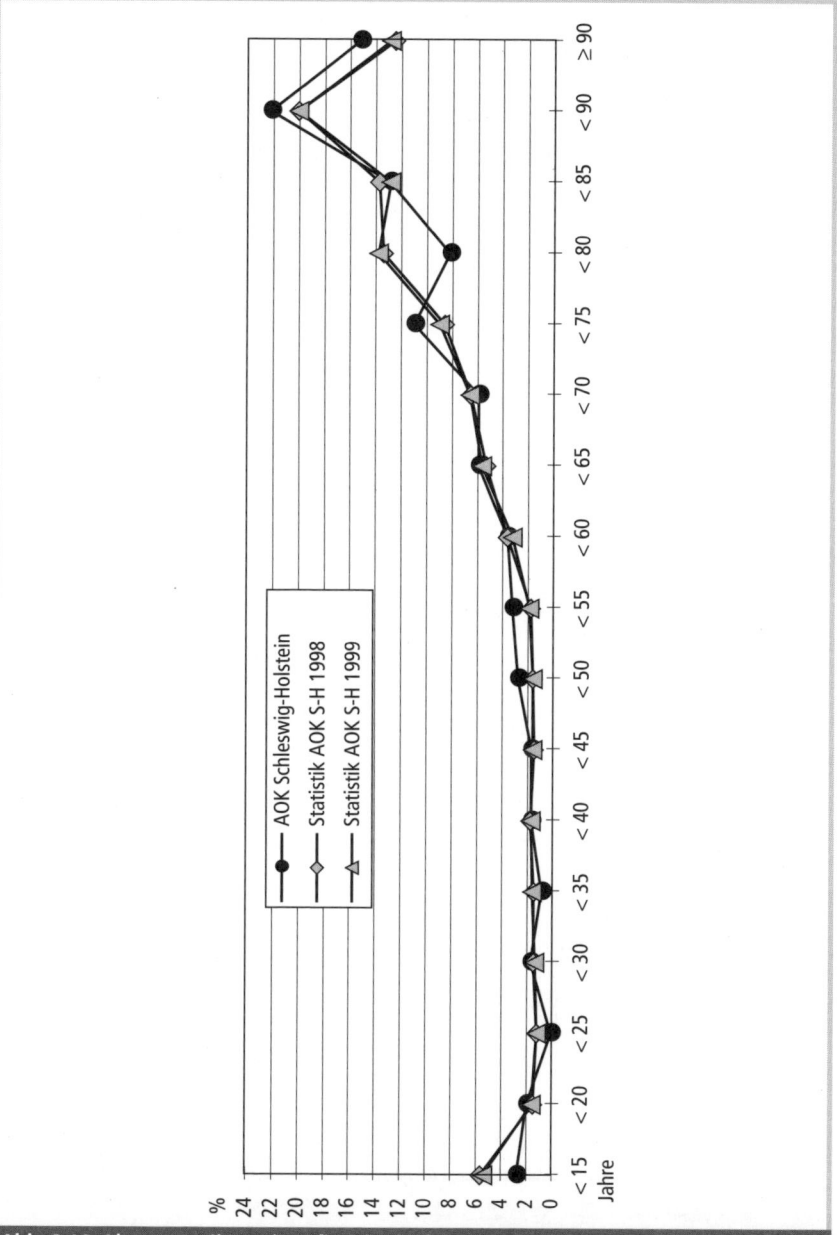

Abb. 6.10: Altersverteilung der pflegebedürftigen Versicherten der AOK Schleswig-Holstein nach der Statistik der Pflegekasse und im Befragungskollektiv.

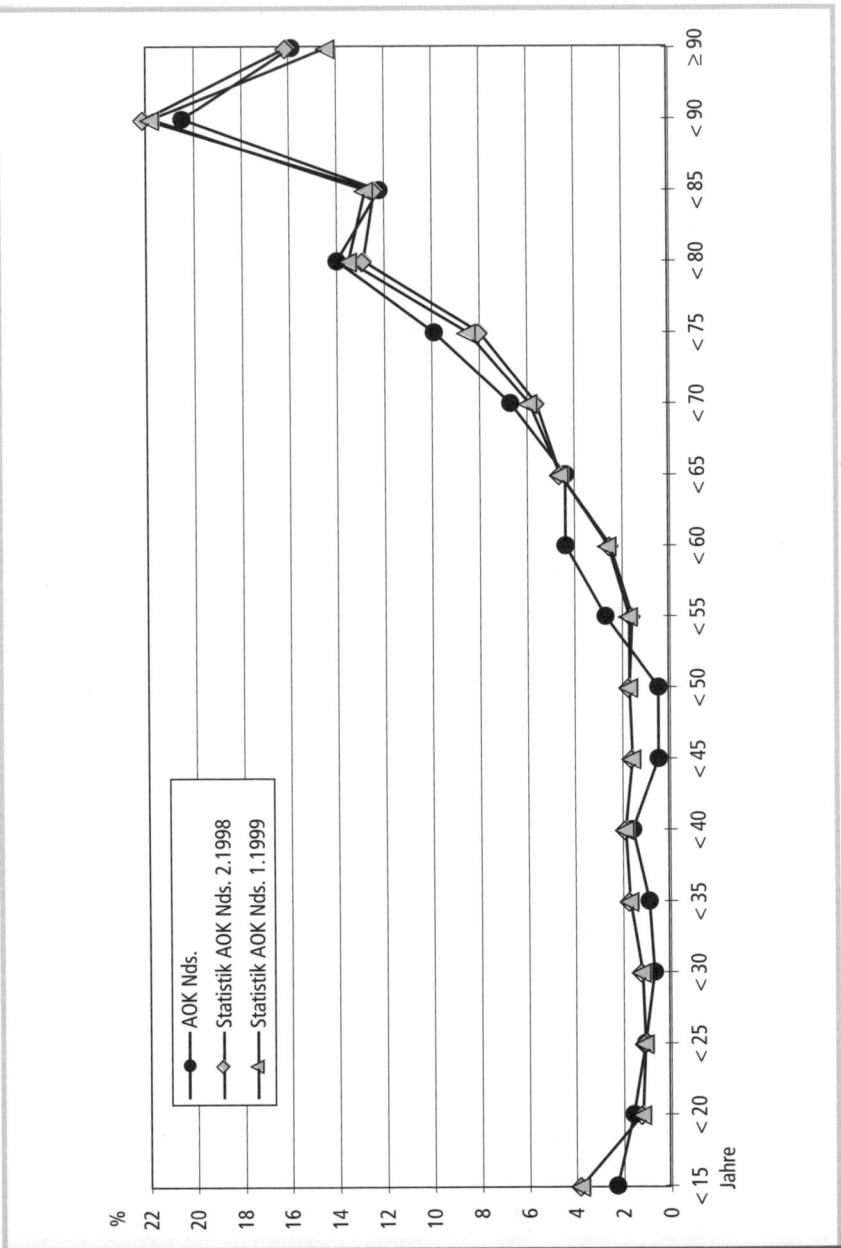

Abb. 6.11: Altersverteilung der pflegebedürftigen Versicherten der AOK Niedersachsen nach der Statistik der Pflegekasse und im Befragungskollektiv.

	Frauen (%)	Männer (%)
Bund 1998	64,7	35,3
Bund 1997	64,9	35,1
Bund 1996	65,0	35,0
Bund 1995	64,4	35,6
Infratest	64,0	36,0
Befragungskollektiv	66,0	33,0

Tab. 6.12: Verteilung der Pflegebedürftigen nach Geschlecht im Befragungskollektiv (n = 2.138), der Bundesstatistik und Infratest (BMAS, 1996, Abschnitt „Soziale Pflegeversicherung"; BMAS 1997, Abschnitt „Soziale Pflegeversicherung"; BMAS 1998a, Abschnitt „Soziale Pflegeversicherung"; BMAS 1999, Abschnitt „Soziale Pflegeversicherung"; Schneekloth & Müller 2000, S. 32).

Die Altersverteilung ist für Frauen und Männer deutlich verschieden. Männer sind in der Regel häufiger in jüngerem Alter pflegebedürftig als Frauen (Männer: 69,5 Jahre, n = 688; Frauen: 79,6 Jahre, n = 1.393). Dominieren Männer in den Altersklassen, ist die Differenz gegenüber den ausgewiesenen Raten für Frauen meist größer als umgekehrt. Ab dem 80. Lebensjahr nimmt der Frauenanteil kontinuierlich zu. Die Differenzen weisen hier auf einen Pflegebedarf hin, der vermutlich alters- und geschlechterspezifisch zu beschreiben ist. Die geschlechterspezifischen Alterskurven der in dieser Studie Befragten in Abbildung 6.13 zeigen die überproportionalen Anteile von Männern in jüngeren Altersklassen und die Umkehr zwischen dem 75. und 80. Lebensjahr. In der Phase der Hochaltrigkeit verdoppelt sich der Frauenanteil gegenüber dem der Männer.

6.1.4 Verteilung der Pflegebedürftigen nach Geschlecht, Alter und Pflegekasse

Bei einer nach den jeweiligen Pflegekassen differenzierten Betrachtung ergibt sich eine für jede Kasse spezifische und in ihren Unterschieden hochsignifikante Verteilung nach Alter und Geschlecht. Die Geschlechterstruktur weicht in nahezu jedem Fall von derjenigen der Leistungsstatistik der Kassen ab. Das Spektrum reicht von einer in etwa hälftigen Verteilung des Befragungs-Teilkollektivs nach dem Geschlecht (Barmer Ersatzkasse) bis hin zu einer Quote von 85 % Frauen und 15 % Männer (AOK Sachsen-Anhalt). Lediglich bei den antwortenden Pflegebedürftigen der AOK Berlin und Schleswig-Holstein entsprechen die Verteilungen nach dem Geschlecht der der Kassenstatistik

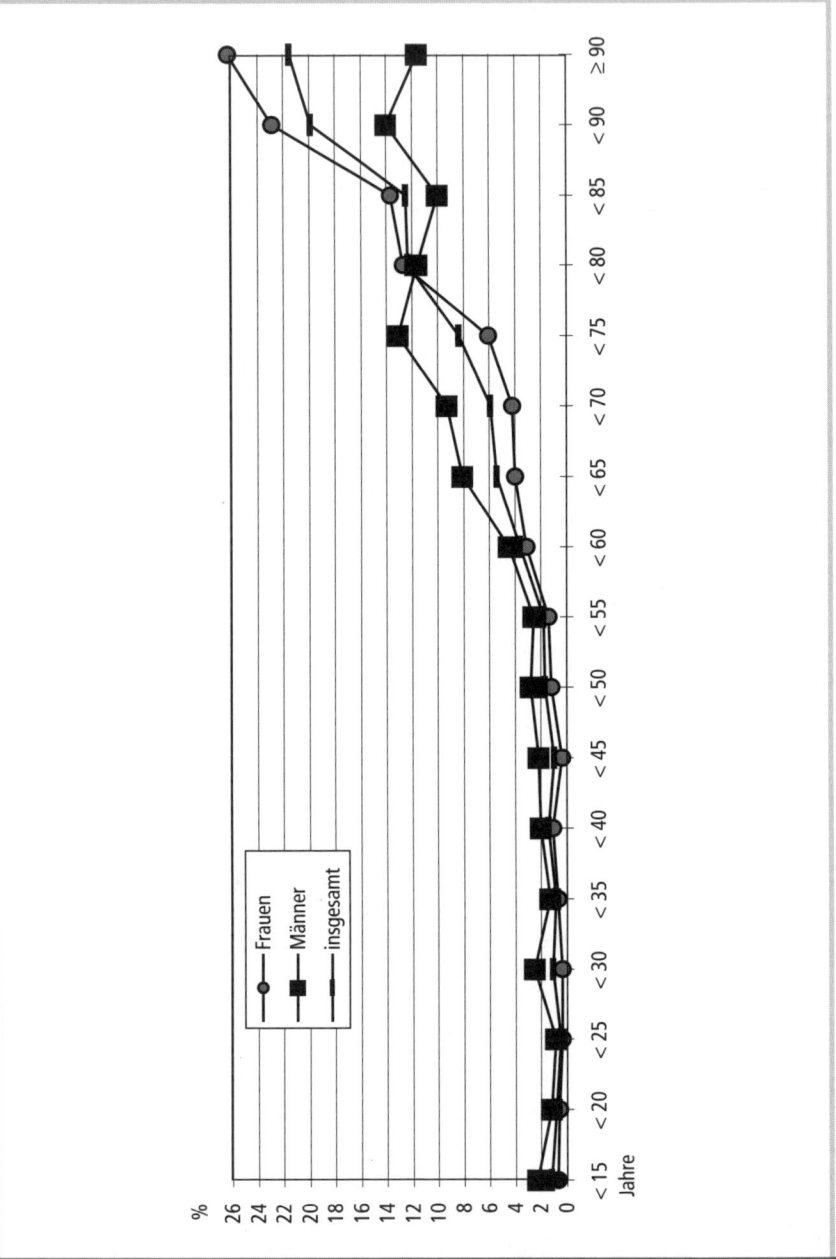

Abb. 6.13: Frauen und Männer nach Altersklassen (n = 2.081).

(☞ Abb. 6.14). Im Kollektiv der AOK Schleswig-Holstein nähert sich die Geschlechterstruktur der des Gesamtkollektivs an und entspricht nahezu der Bundesstatistik. Bei Ersatzkassen sind etwas häufiger pflegebedürftige Männer versichert als bei den Allgemeinen Ortskrankenkassen. Im Befragungskollektiv wirkt sich das insofern aus, als eine überdurchschnittliche hohe Zahl der Erhebungsbögen von Männern beantwortet wurde (BEK). Ein männerdominiertes Teilkollektiv läßt sich vermutlich mit einer von anderen Teilkollektiven abweichenden Sozialstruktur und einem differenten Pflegebedarf mit entsprechendem Pflegesetting erklären.

Bei der ausschließlichen Berücksichtigung der ambulant Pflegebedürftigen in der Studie ergeben sich geringfügige Veränderungen der Geschlechterproportionen: Die Anteile der Frauen der DAK, der AOK Niedersachsen und Mecklenburg-Vorpommern nehmen etwas zu.[3] Insgesamt können also zwei eher männerdominierte Teilkollektive (AOK Mecklenburg-Vorpommern und BEK), ein fast ausschließliches „Frauenkollektiv" (AOK Sachsen-Anhalt), frauendominierte Kollektive der DAK, der AOK Niedersachsen und Berlin und – eher untypisch – das den Zahlen der Bundesstatistik entsprechende und insofern repräsentative Teilkollektiv der AOK Schleswig-Holstein beschrieben werden. Die Befragungskollektive der AOK Berlin und Schleswig-Holstein entsprechen in etwa den Geschlechterproportionen der Leistungsstatistiken der Kassen.

Pflegebedürftige Frauen in der Studie sind im Durchschnitt zehn Jahre älter als pflegebedürftige Männer. Die geringste Altersdifferenz nach dem Geschlecht zeigt sich bei den Versicherten der Barmer Ersatzkasse (ca. drei Jahre), die größte Spanne errechnet sich bei der Klientel der AOK Berlin mit dem höchsten Durchschnittsalter bei den Frauen und nahezu dem niedrigsten bei den männlichen Pflegebedürftigen (über 13 Jahre). Die antwortenden Versicherten der AOK Sachsen-Anhalt weisen keine Altersunterschiede nach dem Geschlecht auf. Die Differenz im Durchschnittsalter der pflegebedürftigen Frauen und Männer nimmt bei Ausschluß der unter 18jährigen auf neun Jahre ab. Insgesamt steigt der Mittelwert des Alters für Frauen um zirka ein Dreivierteljahr auf 80,3 Jahre. Die Männer „gewinnen" zwei Jahre und sind durchschnittlich 71,5 Jahre alt.

Die Differenzierung des mittleren Alters im Erwachsenenkollektiv nach den beteiligten Pflegekassen ergibt für die Versicherten der AOK Niedersachsen und Schleswig-Holstein geringere Altersdifferenzen nach dem Geschlecht. Sie reduzieren sich von elf bzw. dreizehn auf acht Jahre (☞ Abb. 6.15). Keine nen-

---

[3] Anteile von ambulant pflegebedürftigen Frauen: DAK: 73,3 %; BEK: 50,7 %; AOK Berlin: 70,2 %; AOK Niedersachsen: 72,2 %; AOK Schleswig-Holstein: 63,7 %; AOK Mecklenburg-Vorpommern: 58,2 %; AOK Sachsen-Anhalt: 83,5 % (n = 2.042).

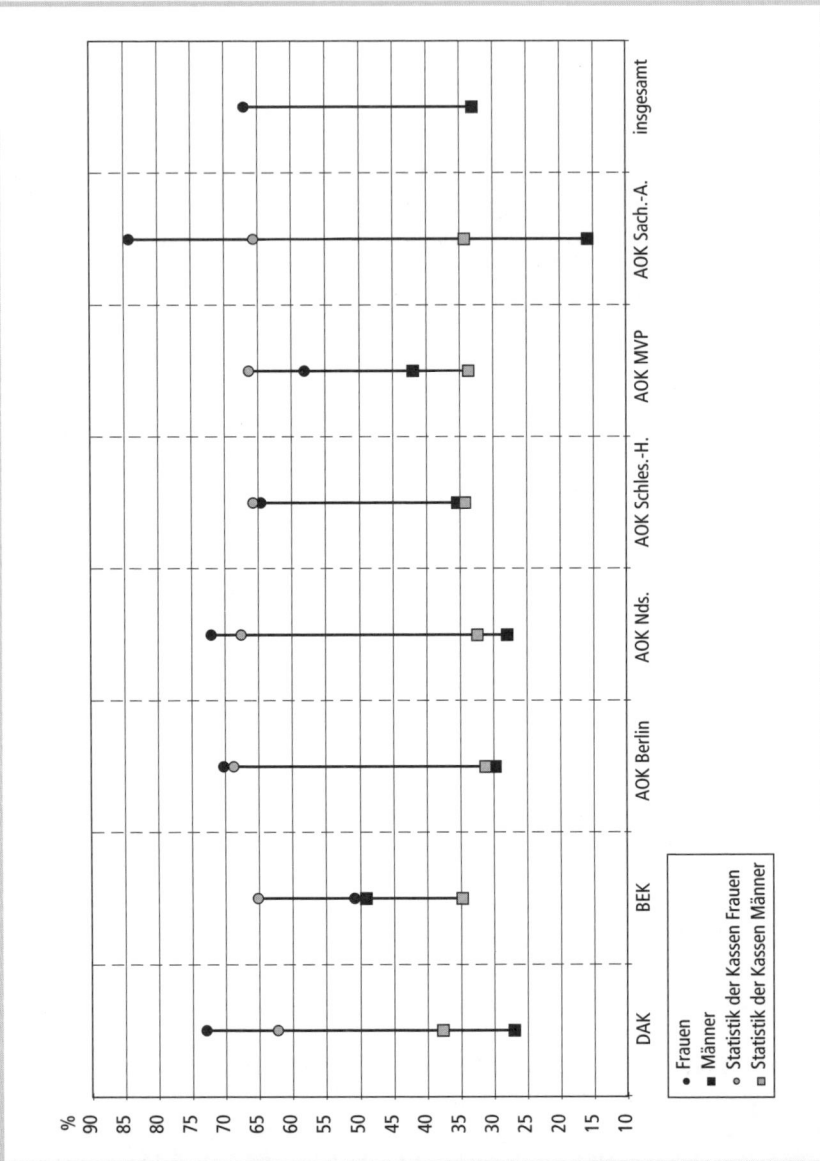

Abb. 6.14: Relative Anteile von Frauen und Männern im Kollektiv der befragten Pflegebedürftigen (n = 2.138) und in den Leistungsstatistiken der Pflegekassen*.

* Die in Abbildung 6.14 ausgewiesenen Verteilungen nach dem Geschlecht aufgrund der Kassenstatistiken beziehen sich auf folgende Zeiträume und Stichtage: BEK: 9.1999; DAK, AOK Niedersachsen und Berlin: 6.1999; AOK Sachsen-Anhalt und Mecklenburg-Vorpommern: 6.1998; AOK Schleswig-Holstein: 1999.

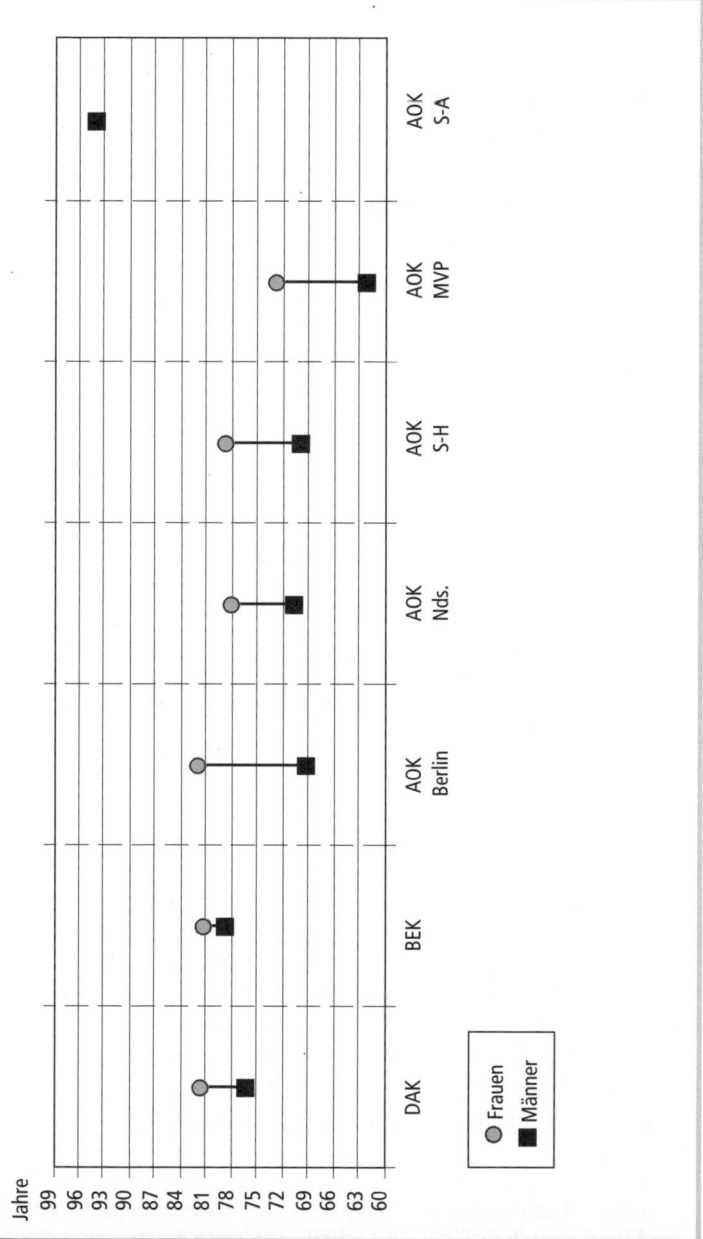

Abb. 6.15: Durchschnittliches Alter der erwachsenen Pflegebedürftigen nach Geschlecht und Pflegekasse (n = 2.044).

nenswerten Unterschiede sind nach dem Ausschluß der stationär Pflegebedürftigen festzustellen.

6.1.5 Verteilung der Pflegebedürftigen nach Familienstand, Alter und Geschlecht

Der Ehe- oder Partnerschaftsstatus steht erkennbar im Zusammenhang mit dem Alter der Pflegebedürftigen (☞ Tab. 6.16).[4] Die Rate der verheirateten Pflegebedürftigen ist in unserem Kollektiv gleich hoch wie in der Stichprobe von Infratest (Schneekloth & Müller, 2000, S. 32).

Partnerschaftsstatus	%
ohne Angabe	1,0
fester Partner	0,9
verheiratet	35,4
nicht verheiratet	8,7
geschieden	5,7
alleinlebend	4,6
verwitwet	43,7

Tab. 6.16: Ehe- bzw. Partnerschaftsstatus im Kollektiv der befragten Pflegebedürftigen (n = 2.142).

Die lebensalterbezogene Entwicklung des Partnerschaftsstatus der antwortenden Pflegebedürftigen zeigt die erwarteten Verteilungen: Der Ehestatus erreicht nach kontinuierlicher Zunahme mit dem Alter bei den 65jährigen seinen Höhepunkt (über 70 %), um dann bis auf ein Niveau von 10 % bei über 90jährigen zurückzugehen. Gegenläufig ist die Entwicklung der nicht verheirateten Pflegebedürftigen mit hohen Anteilen auch im Erwachsenenalter unter 50 Jahren. In diesen Altersgruppen sind auch Anteile der Geschiedenen überproportional. Verwitwete Befragte nehmen ab dem 75. Lebensjahr überproportional zu und erreichen bei den über 90jährigen eine Rate von 75 % (☞ Abb. 6.17).

Pflegebedürftige Männer leben überdurchschnittlich häufig in Partnerschaften, alleinlebende pflegebedürftige Personen sind vor allem Frauen (☞ Abb. 6.18). Letztere sind auch bei allen Varianten des Ehe- oder Partnerschaftsstatus,

---

[4] Im Kollektiv sind 37 Befragte unter 18 Jahre alt und nicht verheiratet. Bei ihrem Ausschluß aus dem Gesamtkollektiv sinkt der Anteil der nichtverheirateten Befragten auf 5,9 % bezogen auf das Erwachsenen-Teilkollektiv (n = 2.105). Die übrigen Ausprägungen ändern sich folgendermaßen: verheiratet: 36,1 %; verwitwet: 44,5 %; geschieden: 5,8 %; alleinlebend: 4,7 % und ohne Angaben 2,2 %.

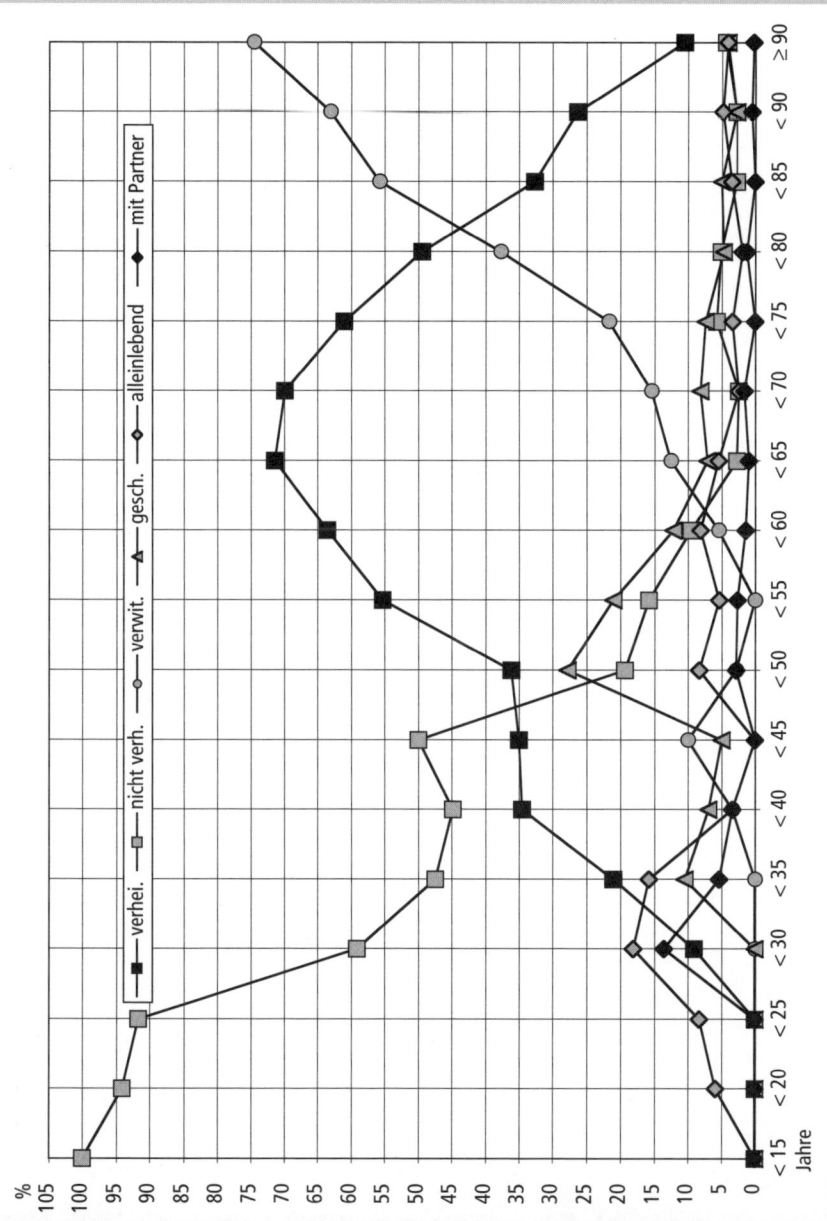

Abb. 6.17: Ehe- bzw. Partnerschaftsstatus in den Altersgruppen im Kollektiv der befragten Pflegebedürftigen (n = 2.082).

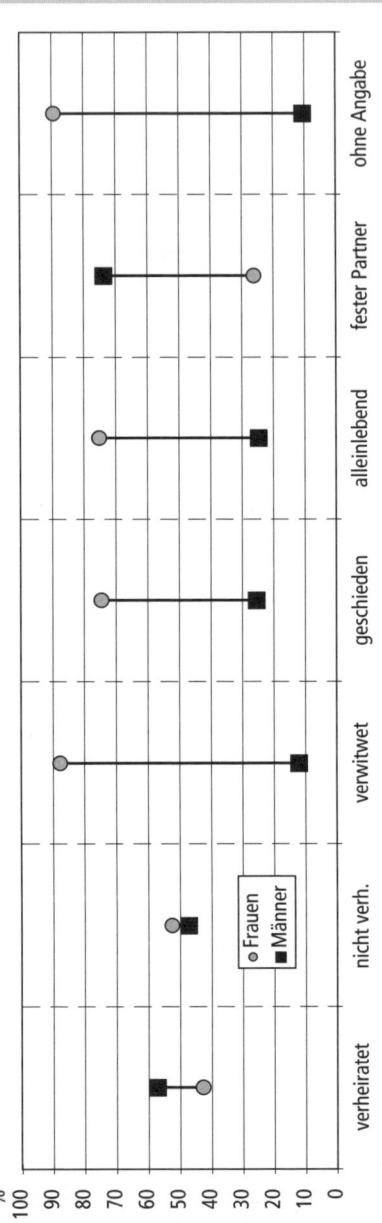

Abb. 6.18: Geschlecht nach dem Ehe- bzw. Partnerschaftsstatus im Kollektiv der befragten Pflegebedürftigen (n = 2.138).

die mit Alleinleben einhergehen, überproportional vertreten. Pflegebedürftige Männer sind durch das Leben in einer Partnerschaft insofern privilegiert. Nach den multivariaten Ergebnissen zur Begutachtung ist dieser Effekt nahezu vollständig durch das geringere Alter der Männer zu erklären.

Die Darstellung des Ehe- oder Partnerschaftsstatus bei Frauen und Männern weist auf geschlechterbezogene Unterschiede im Befragungskollektiv hin. Pflegebedürftige Frauen sind in nahezu 60 % der Fälle verwitwet, von ihnen leben 58,7 % alleine, lediglich ein knappes Viertel aller befragten Frauen ist verheiratet. Männer hingegen leben zu nahezu zwei Dritteln in einer Partnerschaft. Der Anteil der Männer mit dem Status „nicht verheiratet" verringert sich, wenn ausschließlich ein erwachsenes Teilkollektiv betrachtet wird. Diesen Ergebnissen entsprechend unterscheiden sich die Pflegekonstellationen nach dem Geschlecht.

Abbildung 6.19 stellt die überzufällige Differenz des durchschnittlichen Alters der erwachsenen Pflegebedürftigen nach dem Ehe- oder Partnerschaftsstatus dar. Der niedrige Mittelwert der Unverheirateten ist durch die pflegebedürftigen Kinder im Kollektiv begründet. Ohne deren Berücksichtigung erhöht sich das Durchschnittsalter im Teilkollektiv der Erwachsenen (n = 2.030) bei nichtverheirateten Frauen auf 65,9, das der Männer auf 45,2 Jahre. Ledig zu sein ist ein mit eher jüngerem Alter verbundener Status.

Betrachtet man die Verteilung bei den Kostenträgern, werden die Untersuchungsergebnisse hinsichtlich der Alters- und Geschlechterverteilung im großen und ganzen bestätigt: 45 bis 50 % der Pflegebedürftigen der meisten Kassen sind verwitwet, 30 bis 40 % verheiratet. Eine Ausnahme bilden die Versicherten der BEK und der AOK Mecklenburg-Vorpommern: Bei ihnen kehrt sich das Verhältnis um. Weitere Partnerschaften, insbesondere auch feste Partnerschaften, sind selten. Verheiratete pflegebedürftige Frauen, die uns geantwortet haben, sind häufiger bei der AOK Mecklenburg-Vorpommern und den Ersatzkassen versichert, hier vor allem bei der Barmer Ersatzkasse. Seltener verheiratet sind pflegebedürftige Frauen der AOK Berlin und zu weniger als einem Prozent die Frauen der AOK Sachsen-Anhalt. Abbildung 6.20 zeigt die Ausprägungen des Ehe- oder Partnerschaftsstatus von Frauen und Männern für die Antwortkollektive der jeweiligen Pflegekasse. Die Männerorientierung in den Teilkollektiven der Ersatzkassen, die gegenüber den anderen Teilkollektiven häufiger verheiratet lebende Klientel der AOK Mecklenburg-Vorpommern und der BEK sowie die vor allem verwitwete Klientel der AOK Sachsen-Anhalt treten überdeutlich hervor.

6.1.6 Verteilung der Pflegebedürftigen nach Schulabschluß

Gut zwei Drittel der Befragten haben einen Volksschulabschluß, was angesichts der Alters- und Geschlechterstruktur plausibel ist (☞ Tab. 6.21). Typisch

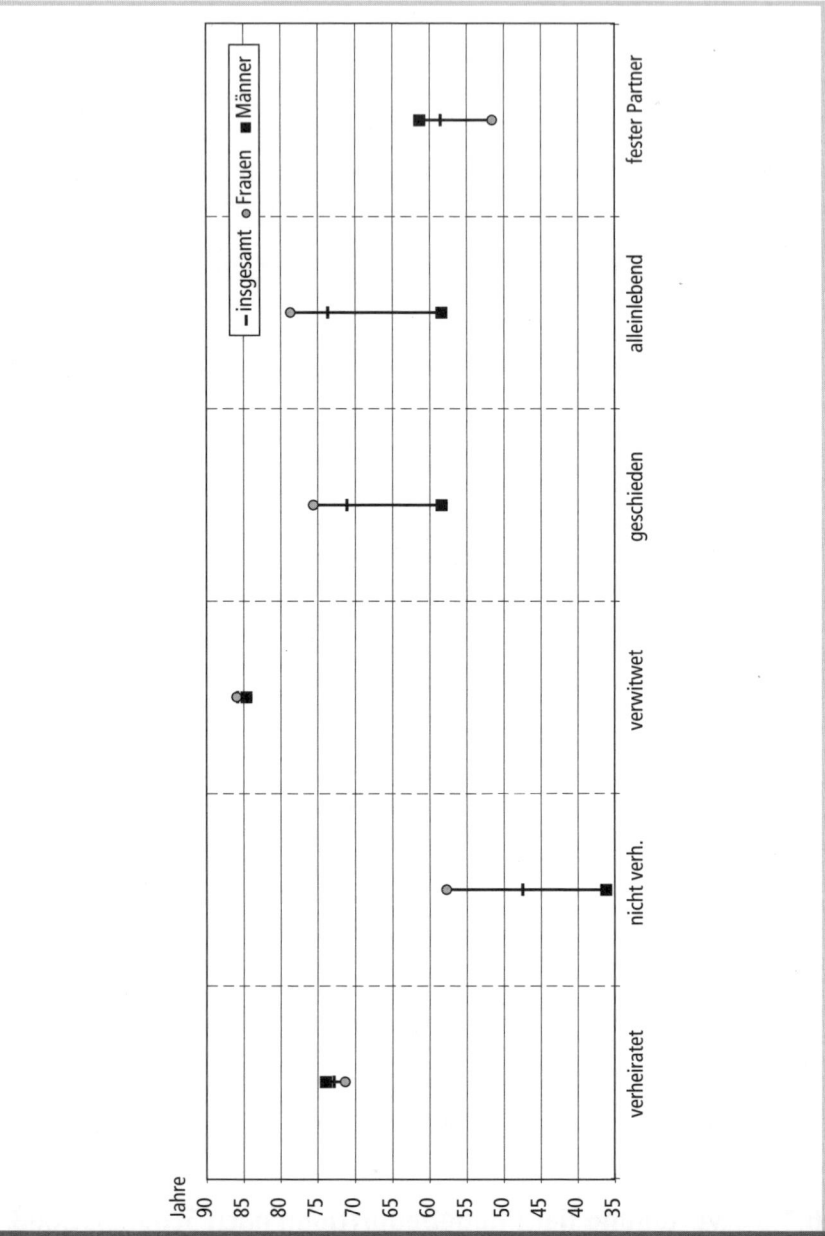

Abb. 6.19: Durchschnittliches Alter nach dem Geschlecht und dem Ehe- oder Partnerschaftsstatus im Teilkollektiv der befragten erwachsenen Pflegebedürftigen (n = 2.081).

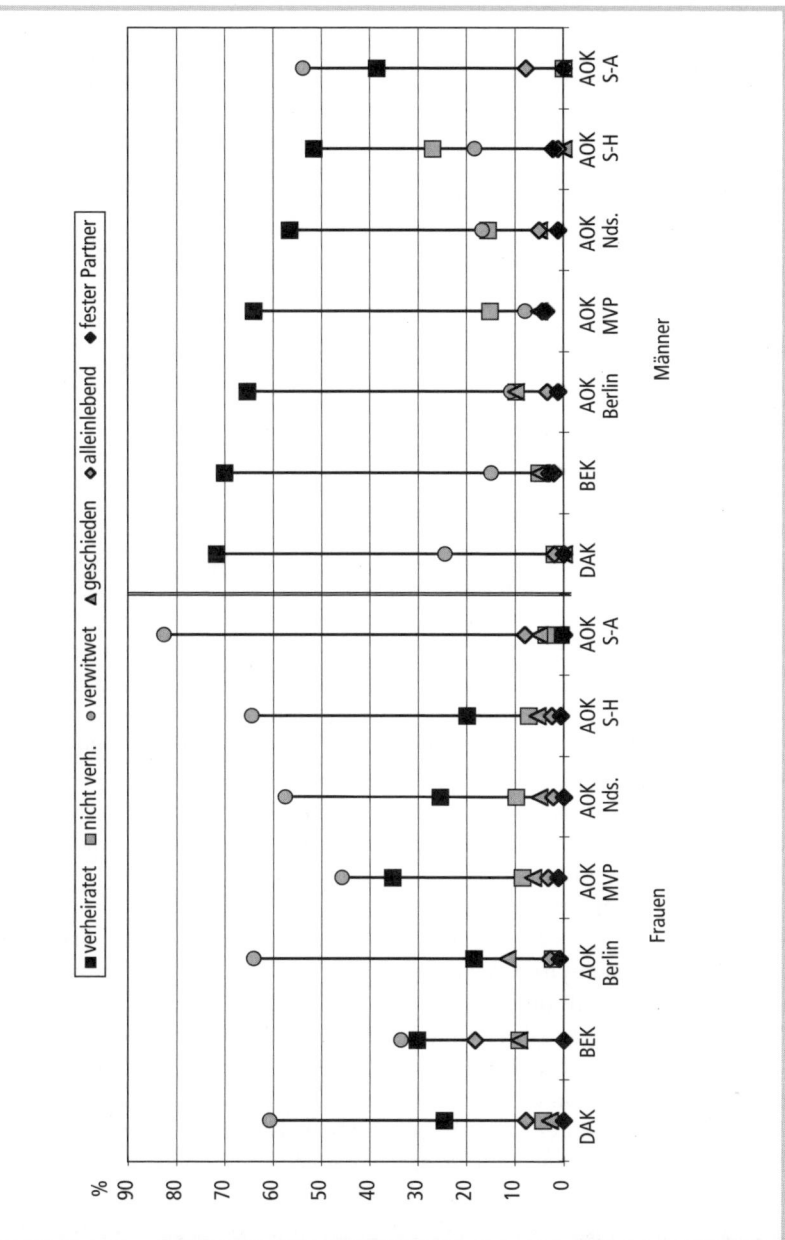

Abb. 6.20: Ehe- oder Partnerschaftsstatus von Frauen und Männern im Befragungskollektiv nach Pflegekassen (n = 2.120).

für die gegenwärtige Generation älterer pflegebedürftiger Menschen, vor allem für die Frauen unter ihnen, sind vergleichsweise kurze Bildungsverläufe. Entsprechend dem höheren Anteil von Frauen im Kollektiv und ihrer Bildungsgeschichte liegen die Anteile an den niedrigen Schulabschlüssen über denen der Männer. Männer mit Volksschulabschluß sind im Befragungskollektiv unterrepräsentiert. Eine ausgewogene Verteilung liegt bei den mittleren Abschlüssen vor, bei weitergehenden schulischen Ausbildungen überwiegen wiederum die Männer. Schließt man Kinder und Jugendliche aus, nehmen Hauptschul- und Realschulabschlüsse praktisch nicht zu (0,1 %). 7,2 % der Erwachsenen haben keinen Schulabschluß.

Schulabschluß	gesamt (%)	Frauen (%)	Männer (%)
ohne Schulabschluß	7,5	59,7	40,3
Volks-/Hauptschule	67,7	71,1	28,9
Realschule	16,4	67,5	32,5
(Fach-)Abitur	8,5	40,6	59,4

Tab. 6.21: Schulabschlüsse der befragten Pflegebedürftigen (n = 2.009).

Die Zahl der Volksschulabschlüsse nimmt mit dem Alter fast kontinuierlich zu, Befragte ohne Schulabschluß werden hingegen weniger. Realschulabschlüsse und (Fach-)Abitur kennzeichnen vor allem jüngere Altersklassen, allerdings zeigen Realschulabschlüsse Zunahmen in hohem Alter entsprechend den Bildungsverläufen der antwortenden pflegebedürftigen Frauen (☞ Abb. 6.22). Für unter 15jährige werden die schulischen Abschlüsse nicht dargestellt, weil keines der in dieser Altersklasse vertretenen Kinder und Jugendlichen über einen Abschluß verfügt.

Im Hinblick auf den Schulabschluß und die Leistungsträgerschaft fällt eine deutliche Differenz der schulischen Abschlüsse der Pflegebedürftigen zwischen Allgemeinen Ortskrankenkassen und Ersatzkassen auf, was angesichts des nach dem sozial- und arbeitsrechtlichen Status geschichteten Systems der Sozialversicherungen zu erwarten ist. Pflegebedürftige der DAK und vor allem der BEK weisen gegenüber Pflegebedürftigen der weiteren Kassen überproportional höhere Schulabschlüsse auf (☞ Abb. 6.23).[5] Keine oder sehr geringe Unterschiede im durchschnittlichen Alter weisen Pflegebedürftige – ausgenommen diejenigen, die keine abgeschlossene Schulbildung haben – der BEK,

---

[5] Schließt man Kinder und Jugendliche bei der Berechnung aus, reduziert sich der Anteil der Ausprägung „ohne Schulabschluß" bei der AOK Schleswig-Holstein auf 11,3 %, bei anderen Kassen verringert er sich geringfügig um 0,1 bis 0,3 %.

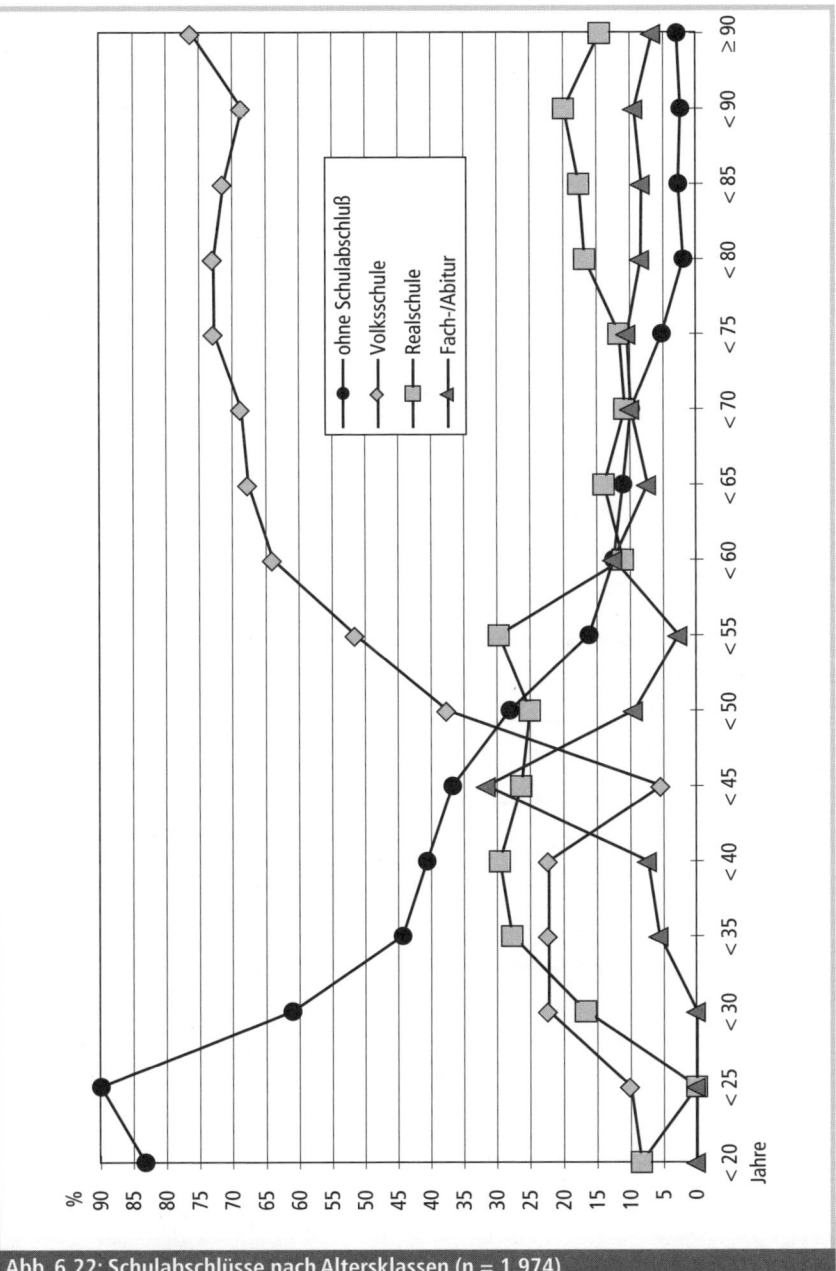

Abb. 6.22: Schulabschlüsse nach Altersklassen (n = 1.974).

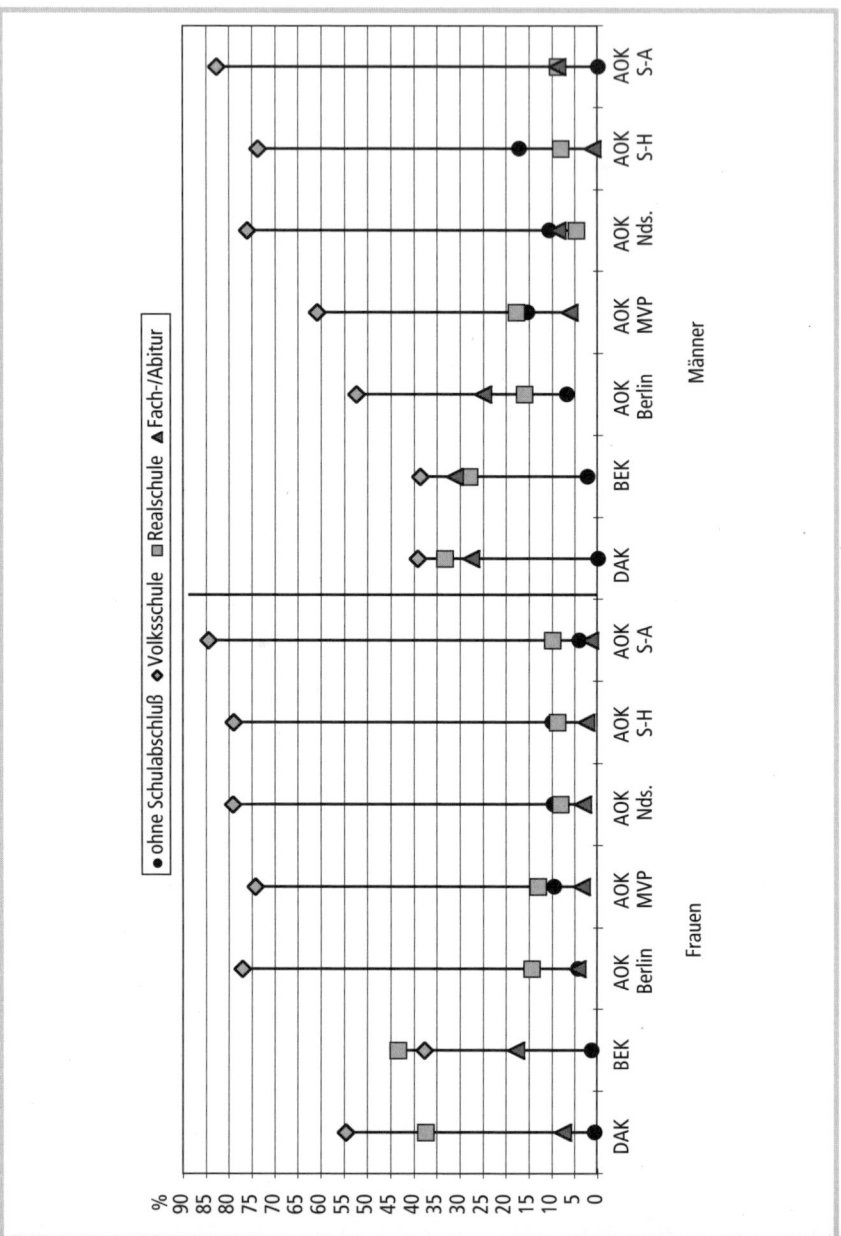

Abb. 6.23: Schulabschlüsse der pflegebedürftigen Frauen und Männer der jeweiligen Pflegekassen (n = 2.008).

der AOK Sachsen-Anhalt und Niedersachsen auf. Pflegebedürftige mit weitergehenden Schulabschlüssen sind in der Regel etwas jünger als die mit Hauptschulabschlüssen.

Alter, Geschlecht und Schulabschluß unterstreichen die sozialstrukturellen Unterschiede im Kollektiv der antwortenden Pflegebedürftigen und deren Zuordnung zu den Kostenträgern. Die Ergebnisse bestätigen vorliegende Befunde zu alters- und damit auch generationsabhängigen Bildungsverläufen und dem durch sie vermittelten sozialen Status bzw. der Übernahme familialer Rollen.

6.1.7 Verteilung der Pflegebedürftigen nach Haushaltsgröße und Parameter der Pflegebedürftigkeit

Nahezu 40 % der Pflegebedürftigen leben in einem Einzelhaushalt. Dieser Anteil ist beträchtlich höher als die 22 %, die Infratest unter dem Begriff „alleinlebend" ausweist (Schneekloth & Müller, 2000, S. 32). Allerdings muß berücksichtigt werden, daß vor allem in ländlichen Regionen die Pflegebedürftigen zwar allein leben, die Pflegepersonen – meist Tochter oder Schwiegertochter – aber im selben Haus wohnen. Mehr als 10 % der Pflegebedürftigen leben mit drei oder mehr als drei weiteren Personen zusammen (☞ Tab. 6.24). In einem Fall wurden zehn weitere Personen dokumentiert, hier handelt es sich mit hoher Wahrscheinlichkeit um eine therapeutisch betreute Wohngemeinschaft. Die durchschnittliche Haushaltsgröße liegt bei 1,05 weiteren Personen pro Pflegehaushalt, bei Ausschluß der hundert in Heimen lebenden Pflegebedürftigen liegt der Mittelwert bei 1,08 weiteren Personen pro Haushalt.

Zahl der zusätzlich im Haushalt lebenden Personen	%
keine weitere Person	38,6
eine weitere Person	38,0
zwei weitere Personen	13,1
drei weitere Personen	5,8
vier weitere Personen	2,1
fünf weitere Personen	1,4
sechs weitere Personen	0,6
sieben weitere Personen	0,3
acht weitere Personen	0,1

Tab. 6.24: Zusätzlich zu den Pflegebedürftigen im Haushalt lebende Personen (n = 2.142).

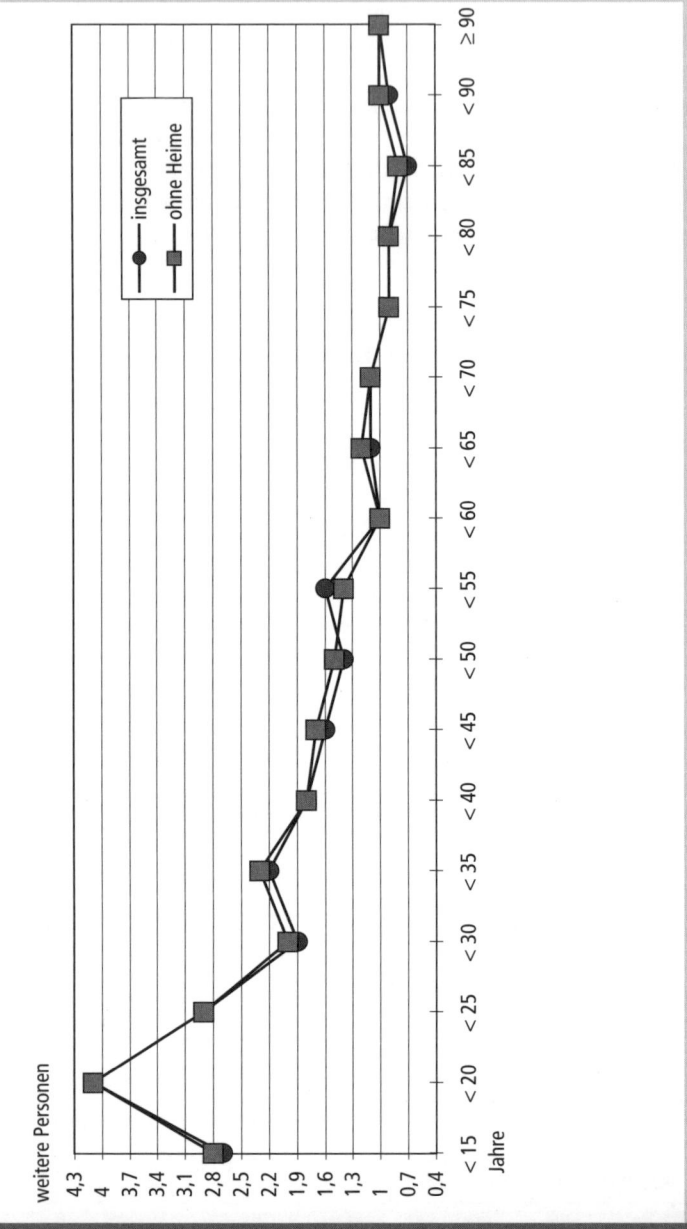

Abb. 6.25: Durchschnittliche Zahl der weiteren im Haushalt lebenden Personen nach dem Alter insgesamt (n = 2.082) und ohne Berücksichtigung der Heimbewohner (n = 2.056).

Pflegebedürftige Kinder und vor allem Jugendliche und junge Erwachsene leben durchschnittlich mit mehr Personen zusammen als die anderen Pflegebedürftigen im Befragungskollektiv. Mit zunehmendem Alter nimmt die Zahl der weiteren im Pflegehaushalt lebenden Personen – mit Ausnahme zweier Altersklassen – kontinuierlich bis zum 85. Lebensjahr ab. Bei höchstaltrigen Pflegebedürftigen steigt die durchschnittliche Haushaltsgröße wieder etwas an. Im Teilkollektiv der ambulant Pflegebedürftigen ergeben sich keine nennenswerten Veränderungen bei den Haushaltsgrößen (☞ Abb. 6.25).

Frauen leben mit knapp einer weiteren Person in durchschnittlich kleineren Haushalten als Männer mit 1,3 zusätzlichen Personen.[6] Wie in Tabelle 6.26 dargestellt, ist die durchschnittliche Haushaltsgröße nach dem Ehe- oder Partnerschaftsstatus des Pflegebedürftigen bei nichtverheirateten mit 1,8 weiteren Personen am größten. Daß dieser Effekt bei nichtverheirateten Pflegebedürftigen mit im Haushalt lebenden Kindern und Jugendlichen zusammenhängt, zeigen die durchschnittlichen Werte für Erwachsene mit 1,5 Personen im Haushalt, bei Kindern sind es dagegen 3,1 Personen.

Partnerstatus	weitere Personen im Haushalt		
	gesamt	Frauen	Männer
verheiratet	1,3	1,3	1,3
nicht verheiratet	1,8	1,4	1,7
verwitwet	1,0	0,9	0,8
geschieden	0,4	0,4	0,5
alleinlebend	0,3	0,2	0,5
fester Partner	1,1	0,8	1,1

Tab. 6.26: Durchschnittliche Zahl der weiteren im Haushalt lebenden Personen nach dem Ehe- oder Partnerschaftsstatus (n = 2.068) und Geschlecht der Pflegebedürftigen (n = 2.067)*.

* Nicht in der Tabelle dargestellt sind die unterschiedlichen Haushaltsgrößen für Kinder und Jugendliche. Pflegebedürftige Mädchen leben mit durchschnittlich 2,9, Jungen mit 3,3 weiteren Personen zusammen.

Die durchschnittlich größeren Wohn- und Lebenszusammenhänge bei Männern bestätigen sich bei der Auswertung nach dem Partnerschaftsstatus: Lediglich für verwitwete Männer wird gegenüber verwitweten Frauen ein im Durchschnitt minimal kleinerer Haushalt ausgewiesen. Auch hier zeigt sich, daß

---

[6] Bei Frauen: durchschnittlich 0,93 weitere Personen. Bei Ausschluß des Teilkollektivs Heim erhöht sich der Mittelwert auf 0,98 Personen.

nach den Ergebnissen zur Begutachtung der Einfluß der Variable Geschlecht durch das Alter erklärt wird.

Pflegebedürftige der AOK Niedersachen und Mecklenburg-Vorpommern und auch der AOK Schleswig-Holstein leben in überdurchschnittlich großen, die pflegebedürftige Klientel der AOK Berlin, der DAK und BEK hingegen in deutlich kleineren Haushalten (☞ Tab. 6.27). Pflegebedürftige Männer gehören in allen Kassenkollektiven größeren Familien oder Partnerschaften an als Frauen. Haushaltsgrößen differieren nach der Kassenzugehörigkeit: Die größte Differenz zwischen Frauen und Männern zeigt sich bei Versicherten der AOK Berlin und der DAK, die geringste bei den AOK Niedersachsen und Schleswig-Holstein.

Pflegekasse	weitere Personen im Haushalt		
	gesamt	Frauen	Männer
DAK	0,6	0,5	1,0
BEK	0,8	0,7	1,0
AOK Berlin	0,7	0,5	1,0
AOK Mecklenburg-Vorpommern	1,4	1,3	1,6
AOK Niedersachsen	1,3	1,2	1,4
AOK Schleswig-Holstein	1,1	0,9	1,1
AOK Sachsen-Anhalt	0,9	0,9	0,9
gesamt	1,0		

Tab. 6.27: Durchschnittliche Zahl der weiteren im Haushalt lebenden Personen pflegebedürftiger Frauen und Männer nach der Pflegekasse und dem Geschlecht (n = 2.081)*.

* Nicht dargestellt sind die Haushaltsgrößen für Kinder und Jugendliche: BEK Mädchen 1,3; Jungen 2,8; AOK Niedersachsen: Mädchen 3,0; Jungen 2,9; AOK Schleswig-Holstein: Mädchen 3,8; Jungen 3,5 weitere Personen (im Durchschnitt).

Die Haushaltsgrößen variieren in erheblichem Maße bei den Pflegebedürftigen der verschiedenen Pflegekassen. Jeweils über die Hälfte der Befragten der AOK Berlin, Sachsen-Anhalt und der DAK leben alleine. Einen deutlichen Kontrapunkt setzt das Teilkollektiv der AOK Mecklenburg-Vorpommern: Hier sind lediglich 19 % alleinlebende Pflegebedürftige dokumentiert. Die Hälfte der Pflegebedürftigen der Barmer Ersatzkasse lebt mit einer weiteren Person – vermutlich einem Partner – zusammen. Nahezu 90 % der antwortenden Pflegebedürftigen der AOK Berlin, der BEK und der DAK sind allein- oder mit einer weiteren Person lebend. Mit etwas mehr als zwei Dritteln fallen diese Anteile für die Angehörigen der AOK Mecklenburg-Vorpommern und Niedersachsen

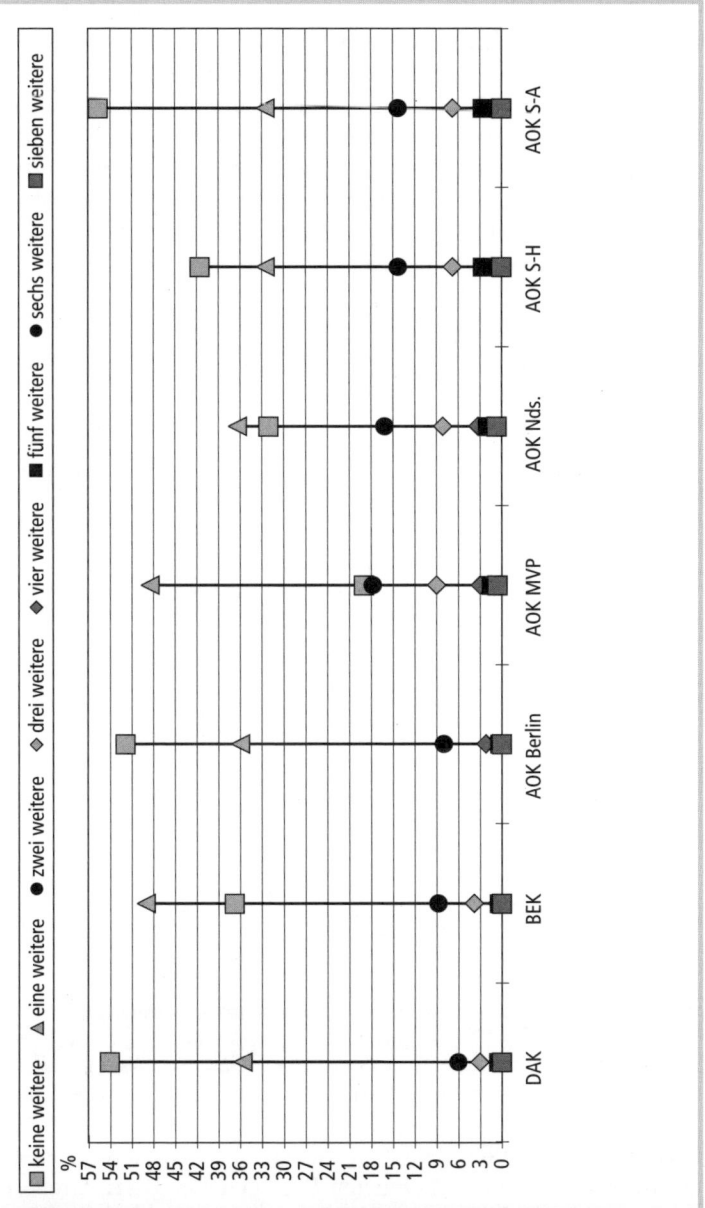

Abb. 6.28: Weitere im Haushalt des Pflegebedürftigen lebende Personen nach Pflege-kassen (n = 2.142)*.

* In einem Fall wurden zehn weitere Personen, in zwei Fällen acht weitere im Haushalt lebende Personen dokumentiert (AOK Berlin und Niedersachsen).

deutlich geringer aus. In größeren Familien lebende Pflegebedürftige finden sich vor allem in den Kollektiven der AOK Mecklenburg-Vorpommern, Niedersachsen und auch Schleswig-Holstein (☞ Abb. 6.28).

Die differenzierte Darstellung der drei häufigsten Ausprägungen der Variablen Familienstand und Haushaltsgröße bezogen auf die an der Untersuchung beteiligten Pflegebedürftigen nach der Kassenzugehörigkeit ergibt deutliche Unterschiede (☞ Tab. 6.29). Verheiratete Versicherte der AOK Mecklenburg-Vorpommern, Niedersachsen, Schleswig-Holstein und Sachsen-Anhalt leben häufiger in großen Familien oder Partnerschaften als diejenigen der übrigen Kostenträger.

Pflege-kasse	verheiratete Pflegebedürftige					nicht verheiratete Pflegebedürftige					verwitwete Pflegebedürftige				
	Ø	1	2	3	≥4	Ø	1	2	3	≥4	Ø	1	2	3	≥4
DAK	6,8	80,8	8,2	1,4	2,8	100	–	–	–	–	78,0	11,0	6,0	5,0	–
BEK	4,3	79,4	11,3	3,5	1,4	35,0	20,0	15,0	20,0	10,0	73,9	15,9	7,2	2,9	–
AOK Berlin	5,0	85,0	8,0	1,0	1,0	64,3		7,1	7,1	21,4	73,2	13,4	8,7	1,3	3,4
AOK Mecklenburg-Vorpommern	1,9	75,0	10,3	7,1	5,7	13,5	24,3	37,8	18,9	5,4	35,7	24,5	21,4	12,2	4,1
AOK Niedersachsen	2,0	79,7	9,6	4,6	4,0	19,7	9,1	30,3	21,2	19,7	49,8	15,4	19,1	7,9	7,9
AOK Schleswig-Holstein	4,9	71,6	9,9	4,9	8,6	40,4	13,5	18,9	13,5	13,5	62,1	12,9	17,9	6,5	0,8
AOK Sachsen-Anhalt	–	90,9	–	–	9,1	80,0	–	–	–	20,0	51,2	17,1	20,9	7,0	3,9

Tab. 6.29: Weitere im Haushalt von verheirateten, nichtverheirateten oder verwitweten Pflegebedürftigen lebende Personen nach Pflegekassen*.

* Bezogen auf die jeweilige Zahl der Pflegebedürftigen nach den Pflegekassen.

Nichtverheiratete Pflegebedürftige leben vor allem in Sachsen-Anhalt alleine, ebenso wie alle nichtverheirateten Befragten der DAK. Große Familien sind überproportional häufig bei Pflegebedürftigen der AOK Sachsen-Anhalt, Niedersachsen und Schleswig-Holstein zu finden. Interessant sind die grundlegenden Differenzen bei Angehörigen der beiden Ersatzkassen, die zu einem Teil mit Unterschieden in der Geschlechtsstruktur und der Zugehörigkeit zu Pflegestufen erklärt werden können. Auch bei verwitweten Pflegebedürftigen bedingen die Familien- und Partnerschaftskonstellationen ihre unterschiedlichen Lebens- und Wohnformen: In Mecklenburg-Vorpommern leben die verwitweten Versicherten überproportional in familialem Zusammenhang, wohingegen Pflegebedürftige der DAK, BEK und AOK Berlin in über drei Vierteln der Fälle alleine wohnen.

Damit bestätigt sich auch in unserem Kollektiv, daß Familien- und Wohnformen in Flächenstaaten durchschnittlich größer und stärker traditionell orientiert sind als in urbanen Regionen. Dabei wird jedoch unterstellt, daß wir von den Angehörigen der beteiligten Ersatzkassen eher Antworten aus städtischen als aus ländlichen Regionen erhalten haben. Dieser familien- und sozialstrukturelle Hintergrund ist vermutlich für die Form und Sicherung der häuslichen Pflege und den Vorrang dieser Versorgungsform von Bedeutung, aber auch für die Wahl der Leistungsform und wahrscheinlich auch für die Chancen der Rehabilitation von Pflegebedürftigen.

6.2 Leistungen und Leistungsform bei den befragten Pflegebedürftigen

Um einen Überblick über Leistungen zur Pflege, die Pflegebedürftige erhalten, und möglicherweise Hinweise auf Bedingungen und/oder Voraussetzungen für die Inanspruchnahme von pflegerischen Leistungen der Pflegekasse und anderen Trägern zu bekommen, wurden die Pflegebedürftigen nicht nur nach den Leistungen im Rahmen der Pflegeversicherung, sondern auch nach den Leistungen des Krankenversicherungsrechts (häusliche Krankenpflege) und des Bundessozialhilfegesetzes (BSHG) zur Pflege gefragt. Häusliche Krankenpflege wird als Leistung des Krankenversicherungsrechts ärztlich verordnet und hat primär das Ziel, Krankenhausaufenthalte zu verkürzen oder zu vermeiden (Krankenhausersatzpflege, § 37 (1) SGB V; Empfehlung). Sie umfaßt die Teilleistungen Grund-, Behandlungspflege und hauswirtschaftliche Versorgung. Behandlungspflege kann nachrangig auch zur Absicherung der ärztlichen Behandlung verordnet werden. In diesem Fall ist die Bewilligung der beiden anderen Teilleistungen nachrangig und an die Satzung der jeweiligen Krankenkasse gebunden (Sicherungspflege, § 37 (2) SGB V). Die Verordnung und Bewilligung von häuslicher Krankenpflege hat weitere Voraussetzungen. Ihre Erbringung wird durch Richtlinien nach § 92 (1) Satz 2 Nr. 6 und Rahmenempfehlungen nach § 132 a konkretisiert und geregelt.

Begriffe und Verfahren der Pflegeversicherung binden Sozialhilfeträger in den Leistungen zur Pflege nach dem Bundessozialhilfegesetz (Bindungswirkung). Gemäß diesem Gesetz können Leistungen zur Pflege aufstockend erbracht werden, wenn der Pflegebedarf die Leistungen der Pflegeversicherung übersteigt. Sie können ergänzend bei Hilfeleistungen zur Pflege bewilligt werden, die das Pflegeversicherungsgesetz nicht vorsieht, z. B. psychosoziale Beratung oder andere Formen der Betreuung. Auch das Blindengeld umfaßt pflegerische Leistungen. Werden die Leistungsvoraussetzungen der Pflegestufe I nicht erreicht, können nach den Voraussetzungen und Kriterien der Sozialhilfe Leistungen zur Pflege für diese Klientel bewilligt werden (sogenannte Pflegestufe 0) (Schellhorn, 1996; Senatsverwaltung für Gesundheit und Soziales Berlin 1999, S. 24–29).

Empirische Ergebnisse zu einer die verschiedenen Leistungsbereiche der Pflege übergreifenden Darstellung liegen unseres Wissens bisher nicht vor. Sie gestatten eine differenzierte Beurteilung der pflegerischen Situation von Pflegebedürftigen und der Wahl von Leistungen und Formen durch Pflegebedürftige und Pflegepersonen.

6.2.1 Pflege nach Pflegestufen

Der Bedarf an pflegerischer Hilfe nach dem Pflegeversicherungsgesetz wird im Rahmen einer Begutachtung festgestellt, die durch den Medizinischen Dienst der Krankenversicherung durchgeführt wird. Es muß ein Hilfebedarf auf Dauer, mindestens von sechs Monaten, bei den gewöhnlichen und regelmäßig wiederkehrenden Verrichtungen des täglichen Lebens bestehen. Diese Verrichtungen sind in vier Bereichen zusammengefaßt (Körperpflege, Ernährung, Mobilität und, nachrangig, hauswirtschaftliche Versorgung). Für die einzelnen Pflegestufen ist festgelegt, wie lange, wie häufig und in welchem Bereich Hilfe erforderlich sein muß, um der entsprechenden Pflegestufe zugeordnet werden zu können (§ 15 SGB XI; BMGS, 2003, S. 21–22). Entsprechend den Ergebnissen der Begutachtung werden die Betroffenen einer von drei Pflegestufen zugeordnet. In Einzelfällen können Pflegekassen bei Pflegebedürftigen über die Stufe III hinausgehende Hilfen bewilligen (Härtefälle).[7] Werden die Kriterien der Pflegestufe I unterschritten, können die Voraussetzungen zur Inanspruchnahme von Leistungen zur Pflege durch das Sozialamt erfüllt sein, beispielsweise wenn die Pflegebedürftigkeit nicht auf Dauer, also kürzer als sechs Monate, besteht oder die Pflege der hauswirtschaftlichen Versorgung gegenüber nachrangig ist und einen festgelegten kategorialen und zeitlichen Aufwand unterschreitet.

Mehr als die Hälfte der befragten Pflegebedürftigen ist mit Pflegestufe I „erheblich pflegebedürftig". Etwas mehr als ein Drittel wurde der Pflegestufe II zugeteilt, 9 % der Befragten sind mit Pflegestufe III schwerst-

---

[7] Bei Sachleistungen können weitere Pflegeeinsätze bis zu einer monatlichen Höhe von 1917 Euro bewilligt werden, wenn der Pflegeaufwand weit über dem der Pflegestufe III liegt (Härtefälle; § 36 (4) SGB XI; BMGS, 2003, S. 37–38).

pflegebedürftig (☞ Tab. 6.30). Sechs der Befragten haben (noch) keine Pflege-stufe (oder keine mehr). In mehr als 10 % liegt zugleich häusliche Kranken-pflege vor, 2 bis 3 % der Pflegebedürftigen im Gesamtkollektiv erhalten Leistungen des Sozialamts zur Pflege. Dies entspricht ziemlich genau den von Infratest vorgelegten Anteilen der Sozialhilfefinanzierung (ohne Blindenhilfe) (Schneekloth & Müller, 2000, S. 41–43).

Leistungen der Pflege	%
Pflegestufe I	53,3
Pflegestufe II	35,2
Pflegestufe III	9,1
BSHG, aufstockend	3,1
BSHG, ergänzend	2,0
BSHG, Blindenhilfe	2,5
häusliche Krankenpflege	12,0

Tab. 6.30: Leistungen zur Pflege im Befragungskollektiv (n = 2.142).

Der Vergleich der Pflegestufen in unserer Studie mit den Raten der Bundessta-tistik ergibt, daß im Befragungskollektiv häufiger Pflegebedürftige der Pflegestufe I vertreten sind. Für Pflegebedürftige mit den Pflegestufen II und III werden in der Bundesstatistik höhere Raten ausgewiesen (BMAS, 1996, Abschnitt „Soziale Pflegeversicherung"; BMAS 1997, Abschnitt „Soziale Pflegeversicherung"; BMAS 1998a, Abschnitt „Soziale Pflegeversicherung"; BMAS 1999, Abschnitt „Soziale Pflegeversicherung"; ☞ Tab. 6.31).

Die Verteilung der Pflegestufen nach dem Geschlecht in dieser Studie zeigt Unterschiede zur Referenzstatistik des Bundes. Pflegebedürftige Frauen und Männer der Pflegestufe I sind in unserem Kollektiv etwas häufiger vertreten, Schwer- und Schwerstpflegebedürftige dagegen geringer. Insgesamt entspre-chen sich die abgebildeten Geschlechterproportionen in beiden Kollektiven: Frauen überwiegen in Pflegestufe I, Männer hingegen sind in den beiden höhe-ren Stufen häufiger vertreten (☞ Tab. 6.32).

Die pflegekassenbezogene Auswertung der Pflegestufen ergibt deutliche Differenzen einzelner Teilkollektive zu den laufenden Statistiken der Pflege-kassen. Die Pflegestufen der bei der AOK Mecklenburg-Vorpommern versi-cherten Pflegebedürftigen entsprechen in ihren Proportionen denjenigen des Gesamtkollektivs. Das Teilkollektiv der BEK weist nahezu identische Anteile mit der Bundesstatistik aus. Hochsignifikante Unterschiede liegen bei Pflege-

Kollektiv	Pflegestufe I (%)	Pflegestufe II (%)	Pflegestufe III (%)
Befragungskollektiv	53,3	35,2	9,1
Bund 1996	43,5	43,7	12,6
Bund 1997	47,5	40,6	11,9
Bund 1998	50,3	38,4	11,2
Infratest 2000	47,0	41,0	12,0
Frauen			
Befragungskollektiv	55,0	33,6	8,7
Bund 1996	45,5	42,8	11,7
Bund 1997	49,8	39,5	11,0
Bund 1998	52,5	37,2	10,3
Männer			
Befragungskollektiv	49,9	38,5	10,1
Bund 1996	40,4	45,3	14,3
Bund 1997	43,8	42,6	13,6
Bund 1998	46,3	40,8	12,9

Tab. 6.31: Pflegestufen der Pflegebedürftigen im Befragungskollektiv (n = 2.142), aufgrund der Bundesstatistik (BMAS, 1996, Abschnitt „Soziale Pflegeversicherung"; BMAS 1997, Abschnitt „Soziale Pflegeversicherung"; BMAS 1998a, Abschnitt „Soziale Pflegeversicherung"; BMAS 1999, Abschnitt „Soziale Pflegeversicherung") und der Untersuchung von Infratest (Schneekloth & Müller, 2000, S. 44–45).

bedürftigen der Pflegestufe I vor: Sie sind in fast allen Befragungsteilkollektiven nach Kassenzugehörigkeit, besonders aber bei der DAK, überrepräsentiert. Die Pflegestufe II ist bei Versicherten der AOK Berlin, Sachsen-Anhalt und auch der BEK häufiger, seltener bei DAK-Mitgliedern. Unterschiedlich ist auch die Verteilung der Pflegestufe III: Pflegebedürftige der AOK Niedersachsen weisen gegenüber dem erwarteten Anteil deutlich höhere Raten, Pflegebedürftige der BEK und AOK Schleswig-Holstein geringgradig höhere Raten aus, Schwerstpflegebedürftige anderer Kassen sind unterrepräsentiert (☞ Tab. 6.33).

Die Proportionen der Pflegestufen im Teilkollektiv der DAK-Versicherten weichen von der Statistik der Pflegekasse und von der Pflegestufenzugehörigkeit der übrigen Befragten extrem ab: Nahezu drei Viertel der Antwortenden sind erheblich pflegebedürftig (Stufe I). Schwerpflegebedürftigkeit ist vergleichsweise selten, Schwerstpflegebedürftigkeit kaum vertreten. Die Struktur

Kollektiv	Pflegestufen			Pflegestufen; Frauen			Pflegestufen; Männer		
	I	II	III	I	II	III	I	II	III
DAK	72,4	21,4	1,5	74,1	18,9	2,1	67,9	28,3	–
BEK	50,5	37,5	11,2	55,2	35,2	9,0	45,7	40,0	13,6
AOK Berlin	52,5	40,4	4,8	55,5	39,1	3,6	45,2	44,1	7,5
AOK Mecklenburg-Vorpommern	53,6	35,8	9,9	58,0	31,6	9,3	47,5	41,7	10,8
AOK Niedersachsen	51,3	35,4	12,6	51,3	34,5	13,4	50,9	37,9	10,6
AOK Schleswig-Holstein	52,5	33,6	10,9	52,9	33,5	10,6	51,6	33,3	11,8
AOK Sachsen-Anhalt	45,0	38,0	5,8	43,8	38,2	5,6	51,9	37,0	5,6
Befragungs-kollektiv	53,3	35,3	9,1	55,0	33,6	8,7	49,9	38,5	10,1
Bund 1998	50,3	38,4	11,2						

Tab. 6.32: Pflegestufen der Pflegebedürftigen im Befragungskollektiv nach der Zugehörigkeit zu Pflegekassen (n = 2.142) und aufgrund der Zahlen der Bundesstatistik (BMAS, 1996, Abschnitt „Soziale Pflegeversicherung"; BMAS 1997, Abschnitt „Soziale Pflegeversicherung"; BMAS 1998a, Abschnitt „Soziale Pflegeversicherung"; BMAS 1999, Abschnitt „Soziale Pflegeversicherung").

der Pflegestufen bei den Antwortenden unseres Kollektivs, die Mitglieder der Barmer Ersatzkasse sind, entspricht am ehesten der der Kassenstatistik.

Auch die Befragten der AOK Berlin weisen gegenüber den Daten der Leistungsstatistik keine gravierenden Differenzen auf. Lediglich Schwerstpflegebedürftige sind in unserer Studie etwas seltener vertreten als in der Statistik der Kasse. Umgekehrt sind Pflegebedürftige der Stufe III der AOK Mecklenburg-Vorpommern häufiger an der Befragung beteiligt. Interessant ist, daß das insgesamt untypische höchstaltrige Kollektiv der AOK Sachsen-Anhalt lediglich im Hinblick auf die erhebliche Pflegebedürftigkeit deutlich von den Daten der Pflegekasse abweicht und seltener in unserer Studie vertreten ist.

Die Verteilung der Pflegestufen im Befragungskollektiv der AOK Niedersachsen und Schleswig-Holstein stimmt ziemlich genau mit der in der Leistungsstatistik der Pflegekasse überein.

Eine Differenzierung der pflegekassenbezogenen Auswertung nach dem Geschlecht der Pflegebedürftigen ergibt in den meisten Fällen nur geringfügige Unterschiede. Insgesamt kann festgestellt werden, daß Frauen, ausgenommen der Pflegebedürftigen der AOK Sachsen-Anhalt und Mecklenburg-

Kollektiv	Pflegestufe I (%)	Pflegestufe II (%)	Pflegestufe III (%)
AOK Niedersachsen	*51,3*	*35,4*	*12,6*
Statistik AOK Niedersachsen 1998	51,1	37,5	11,3
Statistik AOK Niedersachsen Jan. 1999	52,1	36,4	11,5
AOK Berlin	*52,5*	*40,4*	*4,8*
Statistik AOK Berlin 1998	52,8	38,9	8,3
Statistik AOK Berlin Jan. 1999	53,6	38,0	8,4
AOK Mecklenburg-Vorpommern	*53,6*	*35,8*	*9,9*
Statistik AOK Mecklenburg-Vorpommern	53,4	39,0	7,7
AOK Sachsen-Anhalt	*45,0*	*38,0*	*5,8*
Statistik AOK Sachsen-Anhalt	58,4	35,0	6,6
DAK	*72,4*	*21,4*	*1,5*
Statistik DAK Jan.1998	48,8	38,4	12,8
Statistik DAK Jan.1999	51,0	36,9	12,1
BEK	*50,5*	*37,5*	*11,2*
Statistik BEK Dez.1998	50,6	37,0	12,3
Statistik BEK Sep.1999	54,1	35,9	11,9

Tab. 6.33: Pflegestufen der Versicherten im Befragungskollektiv nach der Pflege-kassenzugehörigkeit und nach den Zahlen der Statistiken der einzelnen Pflege-kassen.

Vorpommern, etwas häufiger, als es den erwarteten Anteilen entspricht, erheblich pflegebedürftig sind. Schwerpflegebedürftig sind vor allem Männer. Gleiches gilt für Pflegebedürftige der Stufe III mit Ausnahme der bei der AOK Niedersachsen und der DAK Versicherten.

6.2.2 Häusliche Krankenpflege

Neben den Leistungen der Pflegeversicherung erhalten 13,4 % der Befragten häusliche Krankenpflege. Nach Pflegestufen differenziert korrespondiert in unserem Kollektiv die Verordnung von häuslicher Krankenpflege häufiger mit Pflegestufe II (14,6 %) als mit Pflegestufe III (13,8 %). Pflegebedürftige der Stufe I beziehen mit 12,7 % auch seltener Leistungen der häuslichen Krankenpflege.

Eine vorsichtige, aufgrund der geringen Fälle und der begrenzten Informationen nicht ausreichend belegbare Interpretation könnte sein, daß die Leistungen der häuslichen Krankenpflege bei Schwerpflegebedürftigen als Aufstockung der nicht ausreichenden oder nicht so gewerteten Bedarfsdeckung durch die Pflegeversicherung zu bewerten sind, wenn eine Einstufung als Schwerstpflegebedürftiger aus welchen Gründen auch immer nicht erreicht werden konnte.

Häusliche Krankenpflege wird in über der Hälfte der Fälle bei Klienten mit Pflegestufe I (51,4 %), bei Klienten mit Stufe II in nahezu zwei Fünfteln (38,9 %) und lediglich bei 9,3 % der Schwerstpflegebedürftigen erbracht. Das entspricht in etwa den Proportionen der Pflegestufen in unserer Studie.

6.2.3 Leistungen zur Pflege nach dem Bundessozialhilfegesetz

Eine geringe Zahl der befragten Pflegebedürftigen erhält Leistungen zur Pflege aufgrund des Bundessozialhilfegesetzes. Die Kumulation der Leistungen zeigt, daß 16,7 % der Pflegebedürftigen mit aufstockenden auch ergänzende Leistungen haben. Pflegebedürftige mit ergänzenden Leistungen erhalten in 26,2 % der Fälle auch aufstockende Leistungen (☞ Tab. 6.34).

Leistungen zur Pflege nach dem Bundessozialhilfegesetz	Zahl (n = 2.142)	Anteil (%)
aufstockende Leistungen zur Pflege	66	3,1
ergänzende Leistungen zur Pflege	42	2,0
Blindenhilfe	53	2,5
als kombinierte Leistungen:		
aufstockende und ergänzende Leistungen	11	0,5
aufstockende Leistungen und Blindenhilfe	2	0,1
ergänzende Leistungen und Blindenhilfe	2	0,1

Tab. 6.34: Leistungen zur Pflege aufgrund des Bundessozialhilfegesetzes.

Der Anteil Pflegebedürftiger mit Blindenhilfe nimmt mit der Pflegestufe zu, umgekehrt proportional verteilen sich die ergänzenden Leistungen. Wahrscheinlich läßt der höhere Anteil dieser Leistungen in den niedrigeren Pflegestufen auf die Realisierung des Bedarfs an psychosozialer Betreuung, worunter z. B. die Begleitung bei Spaziergängen, bei Besuchen kultureller Veranstaltungen oder Hilfen zur Kommunikation oder Integration bei erheblich Pflegebedürftigen fallen, schließen. Wenn man dem zentralen Grundsatz der Pflegeversicherung „Rehabilitation vor Pflege" folgt, müßten auch Schwer- und Schwerstpflegebedürftige aufgrund ihres oftmals mit Einsamkeit und Isolation verbundenen erhöhten Hilfebedarfs und/oder auch aufgrund von Immobilität einen erhöhten Bedarf an ergänzenden kommunikativen und sozial-integrativen Leistungen haben.

Der Anteil an aufstockenden Leistungen ist bei Schwerpflegebedürftigen signifikant höher als bei Pflegebedürftigen der beiden anderen Stufen (☞ Tab. 6.35). Das läßt, wie bei den Leistungen der häuslichen Krankenpflege, auf eine Aufstockung eines Pflegebedarfs nach den Regelungen des Bundessozialhilfegesetzes vermutlich in den Fällen schließen, in denen die Kriterien der Pflegestufe III (regelmäßiger Bedarf an Hilfe, auch in der Nacht; Pflege rund um die Uhr) noch nicht erfüllt sind. Obwohl lediglich eine geringe Zahl von Befragten aufstockende Leistungen erhält, könnte das Ergebnis die von Pflegebedürftigen der Stufe II im Rahmen der Erhebung häufiger beschriebene Problematik untermauern. Die Leistungen zur Pflege, die in der Untersuchung von Infratest ausgewiesen werden, liegen im Bereich unserer Ergebnisse, häufig abnehmend mit steigender Pflegestufe (ohne Blindenhilfe). Die von uns erfragten Indikationen der Sozialhilfeleistungen zur Pflege legen auch in den ersten Jahren der Neuregelung des Verhältnisses von Pflegeversicherung und Sozialhilfe nahe, davon auszugehen, daß es sich bei den Leistungen der Sozialämter nicht um „Besitzstandswahrungsfälle" (Schneekloth & Müller, 2000, S. 42) handelt.

Leistungen nach dem Bundessozial-hilfegesetz	Pflegestufe I (%)	Pflegestufe II (%)	Pflegestufe III (%)
Blindenhilfe	1,9	2,9	4,1
aufstockende Leistungen zur Pflege	2,5	4,1	2,1
ergänzende Leistungen zur Pflege	2,1	1,7	1,5
Infratest	7,0	4,4	2,5

Tab. 6.35: Leistungen zur Pflege nach dem Bundessozialhilfegesetz im Gesamtkollektiv (n = 2.142) (Schneekloth & Müller, 2000, S. 41–43).

6.2.4 Leistungsformen der pflegerischen Hilfe

Die Pflegeversicherung sieht für die häusliche Pflege verschiedene, von den Pflegebedürftigen zu wählende Leistungsformen vor. Die *Pflegesachleistung* (häusliche Pflegehilfe) wird in der Regel durch „geeignete Pflegekräfte" einer ambulanten Pflegeeinrichtung mit Versorgungsvertrag erbracht. Wählen Versicherte die zweckgebundene Leistung *Pflegegeld*, müssen sie die erforderliche Pflege selbst gewährleisten. Ein obligater Beratungsbesuch, dessen Kosten durch die Pflegekassen getragen werden, stellt fest, ob die häusliche Pflege sichergestellt ist. Die dritte mögliche Leistungsform kombiniert die beiden erstgenannten als *Kombinationsleistung*. Hier entscheiden Pflegebedürftige, in welchem Verhältnis sie Sach- bzw. Geldleistung zeitkonstant für mindestens ein halbes Jahr in Anspruch nehmen wollen (BMGS, 2003, S. 37–39).

Pflegebedürftige, die Sachleistungen in Anspruch nehmen, sind in unserer Studie wesentlich häufiger vertreten, als es die Daten der Bundesstatistik und von Infratest ausweisen. Die beiden übrigen Leistungsformen hingegen sind unterrepräsentiert (☞ Tab. 6.36). Acht Befragte (0,4 %) erhalten (noch) keine Leistungen. Sach- und Kombinationsleistungen nehmen seit dem Leistungsbeginn der Pflegeversicherung stetig zu, Pflegegeld nimmt ab, was die Finanzierungsproblematik der Pflegeversicherung ausmacht. Vermutlich stehen Pflegebedürftige, die professionelle Pflege in Anspruch nehmen und in deren Settings Pflegepersonen involviert sind, einer Befragung von außen eher aufgeschlossen gegenüber als Pflegebedürftige, die ihre Pflege über finanzielle Leistungen der Pflegekassen sicherstellen. Dies würde die wesentlich höhere Beteiligung von Pflegebedürftigen mit Sachleistungen bei unserer Befragung erklären.

Erhebung	Sachleistung (%)	Geldleistung (%)	Kombinations- leistung (%)
Bund, ambulant (versorgte) Pflegebedürftige 1998	10,6	75,9	13,5
Bund, ambulant (versorgte) Pflegebedürftige, 1997	9,6	77,8	12,6
Bund, ambulant (versorgte) Pflegebedürftige, 1996	8,9	79,6	11,4
Befragungskollektiv	18,7	71,7	8,4
Infratest	9,0	78,0	12,0

Tab. 6.36: Leistungsformen im Befragungskollektiv (n = 2.142), aufgrund der Zahlen der Bundesstatistik (BMAS, 1996, Abschnitt „Soziale Pflegeversicherung"; BMAS 1997, Abschnitt „Soziale Pflegeversicherung"; BMAS 1998a, Abschnitt „Soziale Pflegeversicherung"; BMAS 1999, Abschnitt „Soziale Pflegeversicherung") und von Infratest (Schneekloth & Müller, 2000, S. 61–63).

Die Wahl der Kombinationsleistung nimmt fast kontinuierlich mit dem Alter zu, zugleich steigt auch die Zahl der Sachleistungen, außer bei den Altersklassen über 85 Jahre („Heimeffekt"). Die Inanspruchnahme der Geldleistung sinkt ab dem jungen Erwachsenenalter zunehmend, mit Ausnahme der genannten Altersgruppen (☞ Abb. 6.37). Pflegebedürftige, die eine Sachleistung gewählt haben, sind mit durchschnittlich 82,9 Jahren älter als Pflegebedürftige

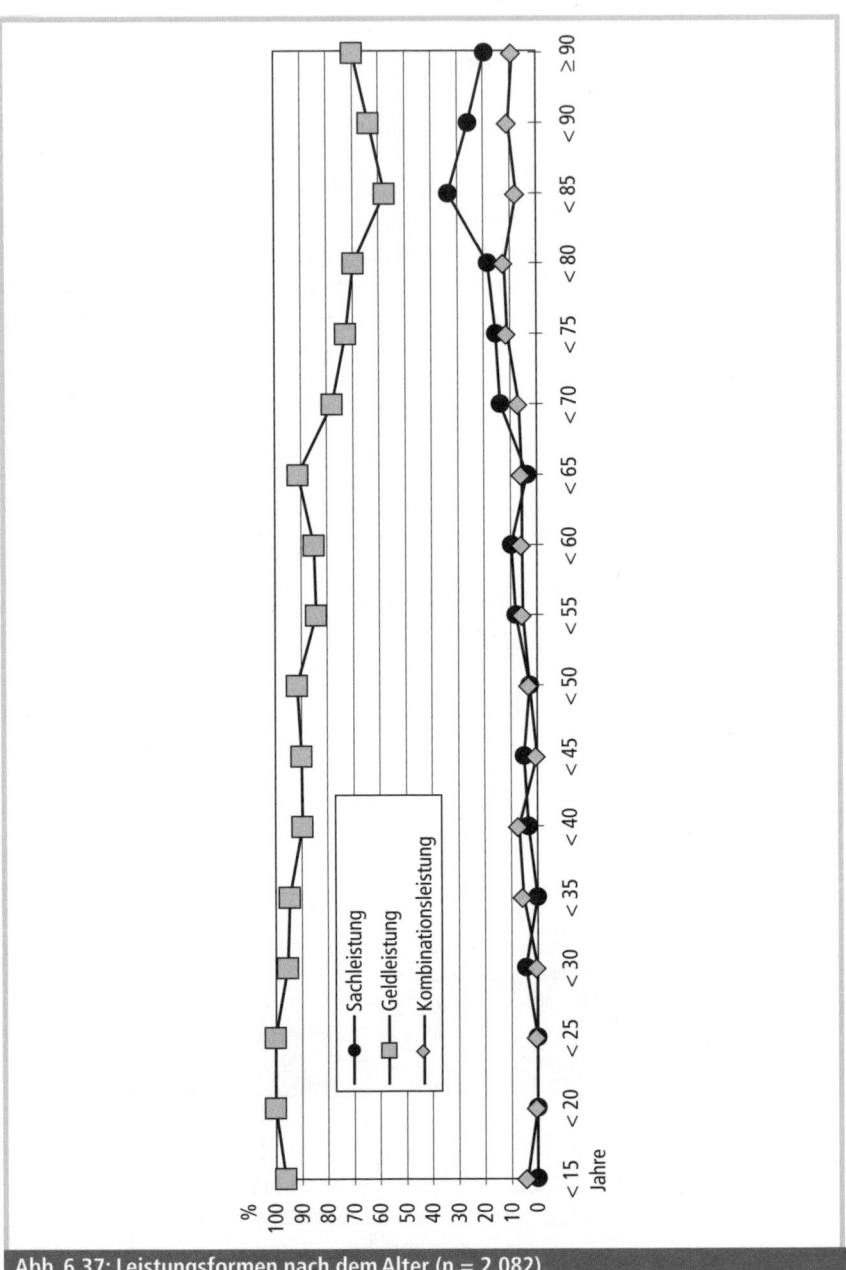

Abb. 6.37: Leistungsformen nach dem Alter (n = 2.082).

mit einer Kombinationsleistung (80,3 Jahre) und vor allem älter als Pflegebedürftige, die Pflegegeld in Anspruch nehmen (73,9 Jahre). Bei der Berechnung des Durchschnittsalters für erwachsene Pflegegeldbezieher erhöht es sich auf 75,4 Jahre. Pflegebedürftige Kinder oder Jugendliche bzw. deren Eltern und junge Erwachsene wählen fast ausschließlich die Geldleistung.

Die Wahl der Leistungsform ist für Frauen und Männer unter den befragten Pflegebedürftigen unterschiedlich. Frauen nehmen in überproportionaler Weise Sachleistungen in Anspruch, Männer hingegen bevorzugen die Geldleistung. Dies ist vermutlich durch die Existenz bzw. das Fehlen einer häuslichen Pflegeperson bedingt. Keine Unterschiede in der Inanspruchnahme zeigen sich bei der Kombinationsleistung (☞ Tab. 6.38).

Leistungsform	Frauen (%)	Männer (%)
Sachleistung	21,2	13,6
Geldleistung	69,1	77,1
Kombinationsleistung	8,6	8,1

Tab. 6.38: Leistungsformen der pflegebedürftigen Männer und Frauen (n = 2.138).

Sach- und Geldleistungen der befragten Pflegebedürftigen korrespondieren wechselseitig mit dem Ehe- oder Partnerschaftsstatus. Sachleistungen sind bei verwitweten, geschiedenen und alleinlebenden Befragten überrepräsentiert, umgekehrt ist das Pflegegeld die von verheirateten oder mit Partner lebenden Pflegebedürftigen präferierte Leistungsform. In einer Partnerschaft lebende Pflegebedürftige beziehen allerdings nur gut die Hälfte an Sach- und Kombinationsleistungen wie verheiratete. Der höchste Anteil an Pflegebedürftigen mit Pflegegeld findet sich bei den nichtehelichen Partnerschaften, hier ist in Rechnung zu stellen, daß es sich neben Kindern und Jugendlichen vor allem um jüngere Pflegebedürftige handelt. Keine signifikanten Unterschiede liegen bei der Inanspruchnahme der Kombinationsleistung vor (☞ Abb. 6.39).

Sach- und Geldleistungen verteilen sich nach den Schulabschlüssen der Pflegebedürftigen umgekehrt proportional: Sachleistungen werden überdurchschnittlich häufig von Pflegebedürftigen mit höheren Schulabschlüssen gewählt, während die Inanspruchnahme der Geldleistung überdurchschnittlich mit Volks-/Hauptschulabschlüssen korrespondiert. Keine signifikanten Unterschiede werden für die Kombinationsleistung ausgewiesen (☞ Abb. 6.40).

Die Inanspruchnahme von Sach- oder Geldleistung steht in Bezug zu der Zahl der weiteren im Haushalt des Pflegebedürftigen lebenden Personen. Der Mittelwert liegt bei den Sachleistungsbeziehern mit 0,5 weiteren Personen deutlich unter dem bei den Pflegegeldbeziehenden mit 1,2 Personen. Klientele

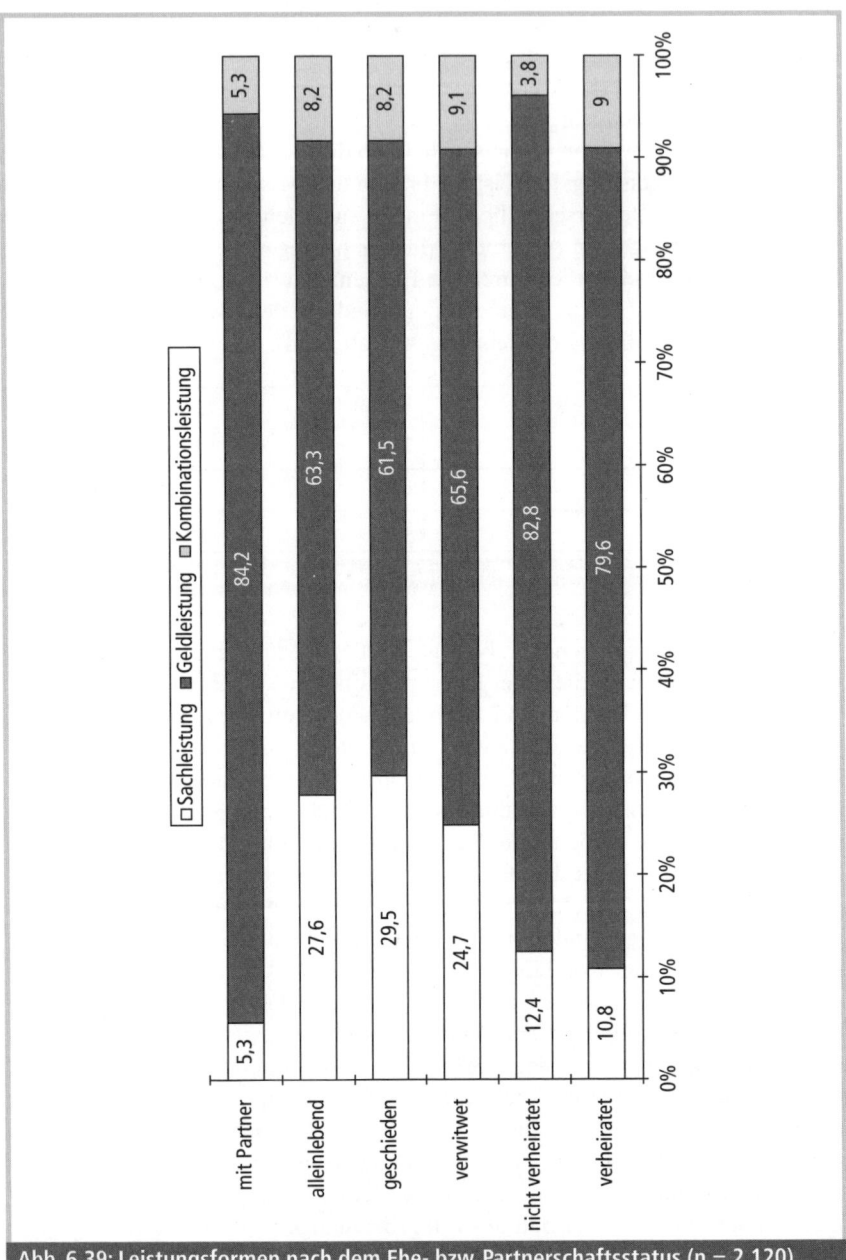

Abb. 6.39: Leistungsformen nach dem Ehe- bzw. Partnerschaftsstatus (n = 2.120).

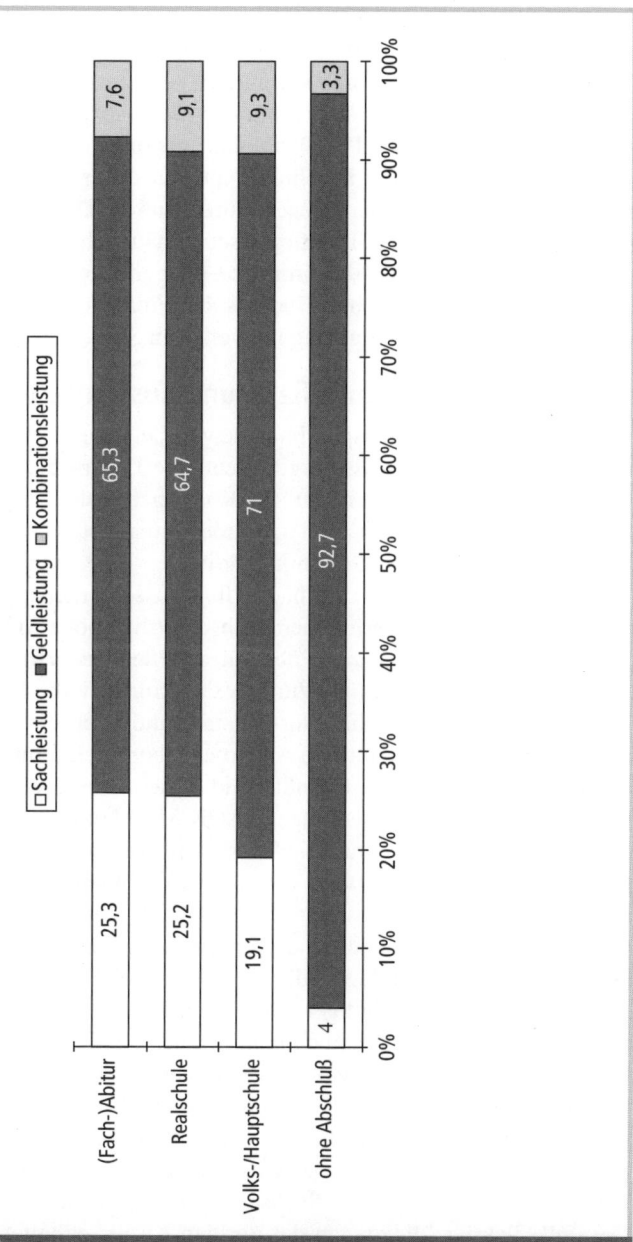

Abb. 6.40: Leistungsformen nach dem Schulabschluß der Pflegebedürftigen (n = 2.009).

mit Kombinationsleistung leben eher in größeren Wohn- und Lebenszusammenhängen (1,1 Personen).

Neben vielen, sicher vorab vermuteten oder aufgrund vorbereitender Untersuchungen bekannten Zusammenhängen von sozialstrukturellen Parametern bei Pflegebedürftigen und der Wahl der Leistungsform der Pflegeversicherung weisen die vorliegenden Ergebnisse auf ein differenziertes Wahl- und Inanspruchnahmeverhalten der Pflegebedürftigen hin. Dies unterscheidet sich hinsichtlich der Ergänzung der pflegerischen häuslichen Situation, der Auslagerung der Erbringung bestimmter pflegerischer Leistungen oder der Aufstockung des häuslichen Budgets zur Finanzierung von Pflegeleistungen oder zur finanziellen Entlastung im weitesten Sinn.

6.2.5 Leistungen zur Pflege und Kostenträger

Die Auswertung der Inanspruchnahme von Leistungsformen nach der Zugehörigkeit zu einer Pflegekasse ergibt deutliche Unterschiede, die für Sach- und Geldleistungen hochsignifikant, für Kombinationsleistungen signifikant sind. Sachleistungen werden nach der Bundesstatistik für das Jahr 1998 in 10,7 % der Fälle gewählt. Im Gesamtkollektiv der Befragten liegt der Anteil mit 18,7 % darüber. Differenziert nach Pflegekassen ergeben sich bei den Ersatzkassen und der AOK Berlin überdurchschnittlich hohe Anteile an Versicherten mit Sachleistung (häusliche Pflegehilfe). Pflegebedürftige der AOK Niedersachsen wählen proportional zum Gesamtkollektiv die häusliche Pflegehilfe, Versicherte der AOK Schleswig-Holstein und Sachsen-Anhalt nehmen diese unterdurchschnittlich häufig in Anspruch, aber noch immer etwas häufiger als der Bundesdurchschnitt. Grundlegend anders hingegen stellt sich die Leistungsverteilung für Versicherte der AOK Mecklenburg-Vorpommern dar: Nur sechs Pflegebedürftige entschieden sich für die häusliche Pflegehilfe, unterdurchschnittlich häufig wird auch die Kombinationsleistung gewählt, und deutlich im Vordergrund steht das Pflegegeld. Unterdurchschnittlich wird die Geldleistung von Versicherten der Ersatzkassen und der AOK Berlin und Niedersachsen gewählt. Pflegebedürftige der AOK Sachsen-Anhalt und Schleswig-Holstein wählen häufiger, als es dem Gesamtkollektiv entspricht, Geldleistungen. Ihr Anteil gleicht demjenigen der Bundesstatistik für das Jahr 1998 (75,9 %). Kombinationsleistungen kommen in allen Pflegekassenteilkollektiven gemessen an dem Anteil der Bundesstatistik (13,5 %) seltener vor. Im Vergleich zur Inanspruchnahme im Gesamtkollektiv (8,4 %) sind Pflegebedürftige der BEK und der AOK Niedersachsen und Schleswig-Holstein überrepräsentiert. Versicherte der AOK Sachsen-Anhalt erreichen in etwa die Rate des Gesamtkollektivs, diejenigen der übrigen Kassen erhalten unterdurchschnittlich häufig Kombinationsleistungen (☞ Abb. 6.41).

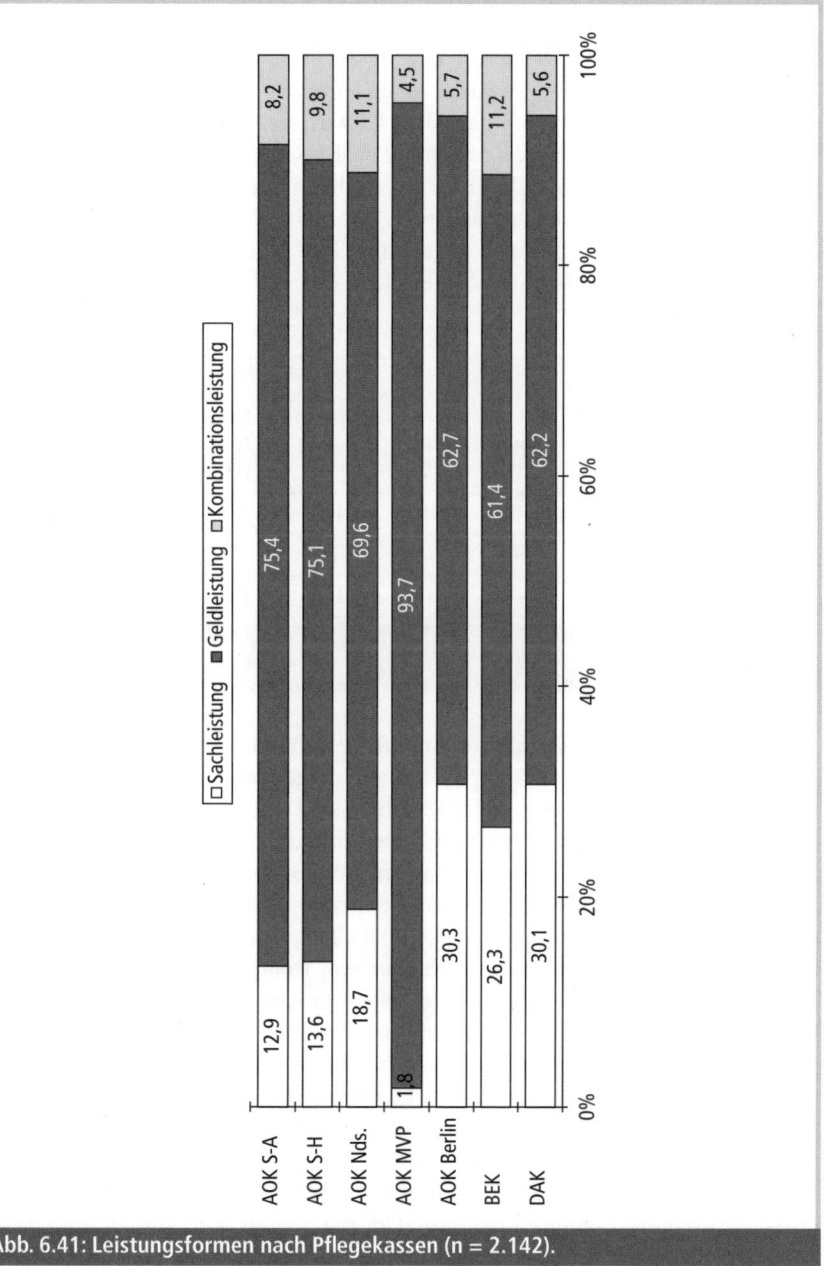

Abb. 6.41: Leistungsformen nach Pflegekassen (n = 2.142).

6.2.6 Leistungen zur Pflege und Leistungsform der häuslichen Pflege

Die Inanspruchnahme von Sachleistungen ist in den Pflegestufen I und II relativ gleich häufig, lediglich in Pflegestufe III wird sie, gemessen an ihrem Anteil im Gesamtkollektiv, seltener gewählt. Die Entscheidung für Geldleistungen fällt in der ersten Stufe überdurchschnittlich häufig, in den beiden höheren Stufen ist sie dagegen unterrepräsentiert. Hochsignifikant korrespondiert die Kombinationsleistung mit den Pflegestufen: In Pflegestufe I ist sie unterrepräsentiert, in den beiden höheren Stufen liegt sie deutlich über ihren erwarteten Werten (☞ Tab. 6.42).

Leistungsform der häuslichen Pflege	Pflegestufe I		Pflegestufe II		Pflegestufe III	
	Befragung (%)	Infratest (%)	Befragung (%)	Infratest (%)	Befragung (%)	Infratest (%)
Sachleistung	18,9	10,0	19,5	9,0	14,9	9,0
Geldleistung	77,1	82,0	67,8	77,0	62,6	64,0
Kombinationsleistung	3,7	8,0	12,6	13,0	22,1	25,0

Tab. 6.42: Leistungen und Leistungsform der Pflegebedürftigen im Befragungskollektiv (in Prozent, n = 2.142) und nach Infratest (Schneekloth & Müller, 2000, S. 67).

Auch Leistungen der Sozialhilfe zur Pflege hängen hochsignifikant mit den gewählten Leistungsformen der Pflegebedürftigen zusammen. Aufstockende und ergänzende Leistungen der Sozialhilfe sind am häufigsten bei Pflegebedürftigen mit häuslicher Pflegehilfe, weniger häufig bei Kombinationsleistungen, selten bei Pflegegeld. Sachleistungen werden durch Sozialhilfe zur Pflege aufgestockt, Kombinationsleistungen ergänzt. Die Blindenhilfe zeigt keine in dieser Weise typische Verteilung. Auch häusliche Krankenpflege wird am häufigsten in Zusammenhang mit Sachleistungen, weniger häufig bei Kombinationsleistungen und selten bei Pflegegeld erbracht. Bei Sach- sowie Geldleistungen hat die häusliche Krankenpflege eine Tendenz zur Abnahme mit den Pflegestufen, umgekehrt verhält es sich bei Kombinationsleistungen. Tab. 6.43 zeigt die weiteren Leistungen zur Pflege nach Sozialrechtsbereichen.

Pflegebedürftige mit Sachleistung erhalten also häufiger auch Leistungen aus anderen Sozialrechtsbereichen zur Pflege. Dies zeigt sich wiederum bei Pflegebedürftigen der Stufe II am deutlichsten. Wenn diese Ergebnisse nicht ausschließlich auf einem breiteren und/oder höheren professionell zu erbringenden Bedarf an Pflege beruhen, könnten sie auch vermuten lassen, daß professionell gepflegte Klientele kompetent durch Pflege(fach)kräfte informiert

Leistungsform der häuslichen Pflege	SGB V	BSHG	BSHG	BSHG
	Häusliche Kranken-pflege (%)	ergän-zende Leistungen (%)	auf-stockende Leistung (%)	Blinden-hilfe (%)
Pflegestufe I mit Leistungen als				
Sachleistung	31,1	4,2	7,4	0,9
Geldleistung	8,0	1,4	1,4	2,2
Kombinationsleistung	17,9	7,1	2,4	2,4
Pflegestufe II mit Leistungen als				
Sachleistung	34,4	3,4	9,6	5,4
Geldleistung	7,2	1,6	2,9	2,7
Kombinationsleistung	25,6	–	2,1	–
Pflegestufe III mit Leistungen als				
Sachleistung	26,9	–	–	3,4
Geldleistung	6,4	2,5	3,3	4,2
Kombinationsleistung	25,6	–	–	4,7

Tab. 6.43: Leistungen zur Pflege der Krankenversicherung und der Sozialhilfe nach Pflegestufe und Leistungsformen bei Pflegebedürftigkeit (n = 2.142).

und beraten werden oder von den professionell Pflegenden entsprechend dem Pflege- und Hilfebedarf notwendige weitere Leistungen organisiert werden. Dies würde dann einer hilfeerschließenden Funktion entsprechen, wenn bei den Sachleistungen professionelle Fachkräfte involviert sind.

6.3 Pflege- und Versorgungssituation

6.3.1 Pflege- und Versorgungssetting

Die häusliche Pflege- und Versorgungssituation wurde anhand der in die Pflege, Versorgung und Betreuung involvierten Pflegepersonen, Pflege(fach)kräften oder Institutionen erhoben. Im Durchschnitt sind bei jedem Pflegebedürftigen 1,5 Personen an der Pflege beteiligt. Dies sind mit fast 46 % vor allem Kinder oder Enkel, was angesichts der Altersstruktur der Klientele nicht verwundert. In etwa einem Drittel erfolgt die Pflege durch den Partner, in gut einem Viertel der Fälle wird professionell durch eine ambulante Pflegeeinrichtung gepflegt. Tabelle 6.44 führt die an der Pflege beteiligten Personen auf.

Durchführung der Pflege	%
Pflege durch Partner	32,4
Pflege durch Eltern	6,5
Pflege durch Kinder oder Enkel	45,9
Pflege durch andere Angehörige	9,5
Pflege durch Bekannte, Freunde, Nachbarn	12,1
Pflege durch eine ambulante Pflegeeinrichtung	26,8
Pflege durch privat rekrutierte Pflegeperson(en)	11,9
Pflege durch andere	3,7
Pflege im Heim	4,7

Tab. 6.44: Durchführung der (häuslichen) Pflege (Mehrfachnennungen, n = 2.142).

Die familiale, nachbarschaftliche oder professionelle Unterstützung von Pflegebedürftigen folgt typischerweise den lebensphasenhaft unterschiedlichen Settings (☞ Abb. 6.45). Im Kinder- und jungen Erwachsenenalter stehen erwartungsgemäß die Eltern im Vordergrund, bis zum 30. Lebensjahr der Pflegebedürftigen in etwa 90 % der Fälle. Der elterliche Anteil an der Versorgung nimmt dann ab und ist bei über 50jährigen Pflegebedürftigen nur noch sehr gering ausgeprägt. In dieser Altersspanne wird die partnerschaftliche Versorgungsphase bei jedem zweiten Fall relevant und gewinnt weiter an Bedeutung, bis die Pflegebedürftigen ungefähr das 80. Lebensjahr vollenden. Kinder und Enkel übernehmen die Pflege in 20 bis 30 % der Fälle in der Altersspanne zwischen 45 und 49 Jahren und sind ab dem 80. Lebensjahr der Pflegebedürftigen in jedem zweiten Fall aktiv. Ab dem Alter von 65 Jahren sind ambulante Pflegeeinrichtungen in mehr als 20 % der Fälle involviert. In weniger als 20 % der Fälle ist eine Reihe weiterer Personen an Pflege und Betreuung beteiligt.

Die Abbildung und die folgende Tabelle veranschaulichen, daß die Pflegesettings hinsichtlich der Pflegeperson, der weiteren beteiligten Personen und der Wahl der Leistungsform spezifisch sind. Bei den unterschiedlichen Pflegesettings wählen Eltern als Pflegepersonen im größten Umfang das Pflegegeld; zugleich erfahren sie die geringste personale und professionelle Unterstützung von außerhalb, so z. B. nur in 3,6 % der Fälle durch eine ambulante Pflegeeinrichtung. Elternpflege hat nach diesen Zahlen eine personell so schmale Basis, daß vor dem Hintergrund nicht gegebener, nicht gewünschter oder fehlender Versorgungsalternativen Überforderungssituationen unmittelbar nachvollziehbar sind. Die Partnerpflege beteiligt in einem Drittel der Fälle Kinder und Enkel und in einem Sechstel professionelle Pflege. Pflegende Kinder und

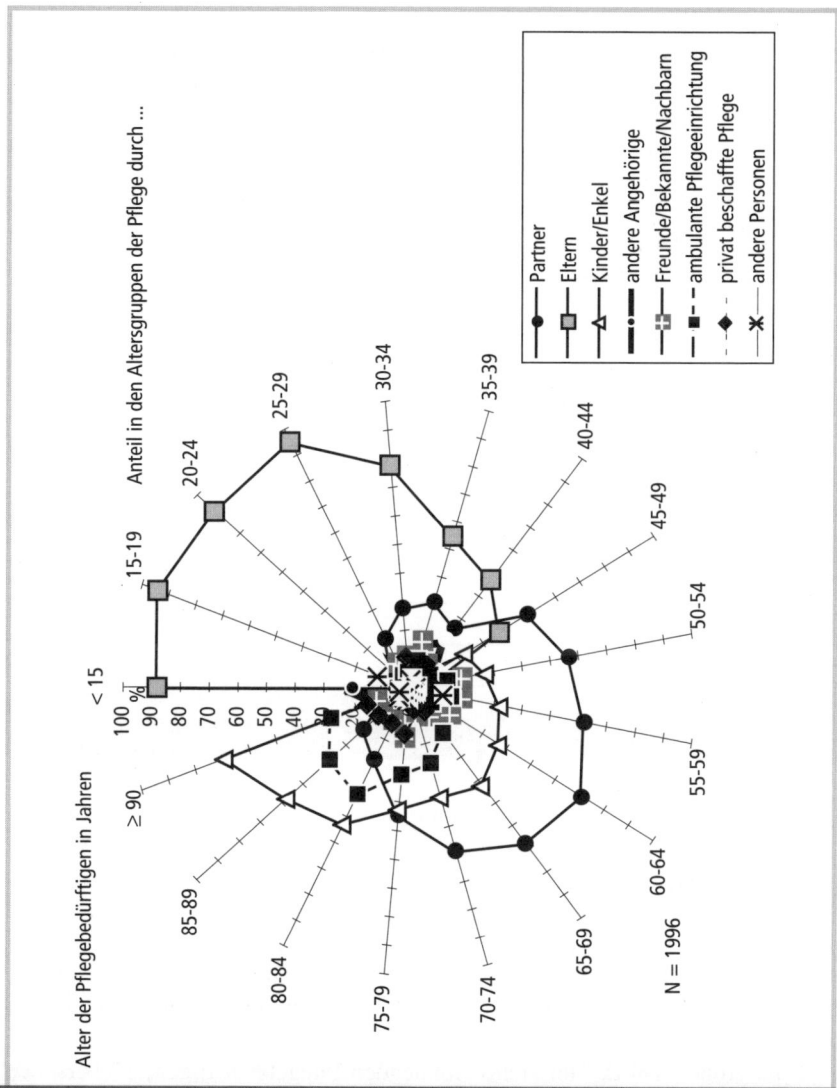

Abb. 6.45: An der Pflege beteiligte Personen nach dem Alter der Pflegebedürftigen (n = 2.142).

Enkel beziehen in je 23 % Partner und professionelle Pflege mit ein und beteiligen in mehr als 10 % jeweils Freunde, Bekannte oder Nachbarn und privat rekrutierte Personen an der Pflege.

Wie zu erwarten werden pflegebedürftige Kinder vor allem in der Elternfamilie gepflegt, versorgt und betreut; 1,19 Personen sind nach unseren Zahlen durchschnittlich involviert. Damit sind gegenüber dem Gesamtkollektiv an der Versorgung von pflegebedürftigen Kindern durchschnittlich weniger Personen oder Institutionen beteiligt. In drei Vierteln der Fälle wird die Pflege von den Eltern durchgeführt, in 15 % sind weitere Angehörige beteiligt (☞ Tab. 6.46). Damit ruhen, wie bereits ausgeführt, die Pflegesituationen von Kindern auf wenigen Schultern mit einer sicher in vielen Fällen sehr intensiven Inanspruchnahme der Pflegepersonen.

An Pflege und Versorgung Beteiligte	pflegebedürftige Kinder, n
Pflege durch den Partner	1
Pflege durch Eltern	33
Pflege durch andere Angehörige	5
Pflege durch Sozialstation oder Pflegedienst	1
Pflege durch privat rekrutierte Pflegeperson	1
Pflege durch andere Personen	2
Pflege im Wohnheim	1
Gesamt	44

Tab. 6.46: Pflegesetting bei pflegebedürftigen Kindern im Befragungskollektiv (Mehrfachnennungen, n = 37).

Erhält ein Pflegebedürftiger Sachleistungen, so sind, wie in Abbildung 6.47 dargestellt, neben einer ambulanten Pflegeeinrichtung Laienpflegende in unterschiedlicher Häufigkeit an der Pflege beteiligt. Der höchste Anteil an Sachleistungen – ein Viertel der Fälle – wird bei Beteiligung anderer Kräfte dokumentiert; es handelt sich hier bei einem großen Teil vermutlich um hauswirtschaftliche Hilfen. Wenn Eltern, Partner oder auch privat rekrutierte Pflegekräfte in die Pflege einbezogen sind, wählen Pflegebedürftige deutlich häufiger Geldleistungen.

Eine große Zahl der im Heim wohnenden Pflegebedürftigen, 17 Personen oder 40,5 % der im Pflege- oder Wohnheim Lebenden (n = 42), nehmen eine ambulante Pflegeeinrichtung oder eine privat rekrutierte Pflegeperson in Anspruch, wählen also Hilfe von außen oder nehmen Angehörigenhilfe mit ins Heim (☞ Tab. 6.48).

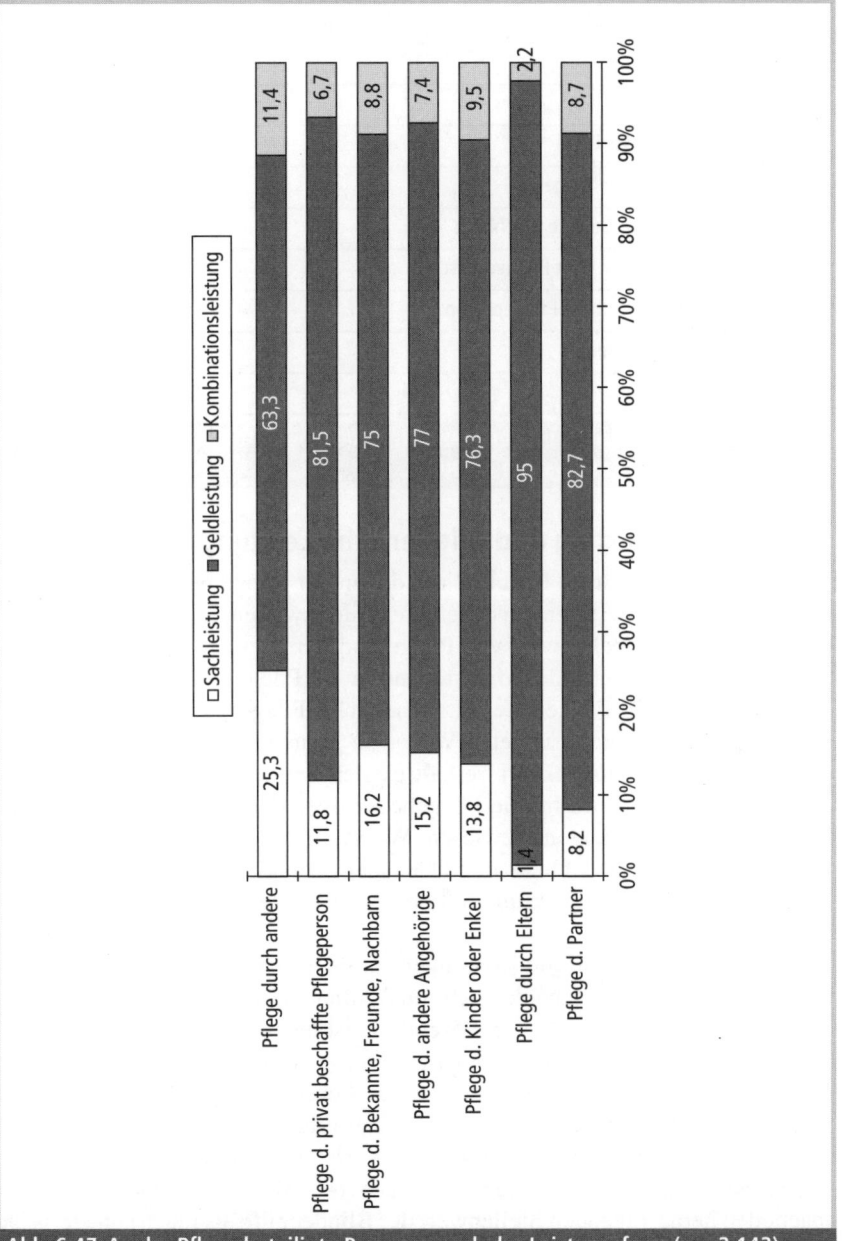

Abb. 6.47: An der Pflege beteiligte Personen nach der Leistungsform (n = 2.142).

An der Pflege Beteiligte	Wohnheim, n	Heim, n	Pflegeheim, n
Pflege durch den Partner	1	–	2
Pflege durch Eltern	3	–	–
Pflege durch Kinder oder Enkel	5	–	3
Pflege durch andere Angehörige	4	–	–
Pflege durch Bekannte, Freunde, Nachbarn	2	–	–
Pflege durch Sozialstation oder Pflegedienst	8	–	–
Pflege durch privat rekrutierte Pflegeperson	8	1	–
Pflege durch andere Personen	3	1	1
gesamt	34	2	6

Tab. 6.48: Pflegesetting bei im Heim lebenden Pflegebedürftigen im Befragungskollektiv (Mehrfachnennungen, n = 100).

6.3.2 Pflegesetting und pflegerische Leistung

Das Pflegesetting läßt im Hinblick auf die an der Pflege beteiligten Personen auch nach den Pflegestufen ein differentes Bild erwarten. In einigen Konstellationen nimmt der Stellenwert von Pflege und Versorgung mit der Pflegestufe zu: Partner, Eltern und Pflegedienste sind in die Pflege um so häufiger involviert, je höher die Pflegestufe ist. Erhebliche Pflegebedürftigkeit geht mit einem – gemessen am erwarteten Wert – zu geringen Anteil an Pflege durch den Partner einher, umgekehrt verhält es sich bei den Stufen II und III. Bei Pflege durch Eltern wird für die Pflegebedürftigen der Stufe III ein hochsignifikanter Zusammenhang ausgewiesen. Wie Abbildung 6.49 darstellt, differieren die Anteile der „Pflege durch Kinder", durch „andere Angehörige", „Bekannte", eine „privat rekrutierte Pflegekraft" und eine „andere Kraft" kaum nach Pflegestufen.

Die Inanspruchnahme von Leistungen zur Pflege nach dem Bundessozialhilfegesetz (BSHG) unterscheidet sich hinsichtlich der an der Pflege beteiligten Personen. Aufstockende und ergänzende Leistungen sind bei Pflegebedürftigen, die von Partnern oder Kindern gepflegt werden, signifikant seltener. Erfolgt die Pflege durch die Eltern, kehrt sich das Ergebnis um. Wenn die Pflege durch ambulante Pflegeeinrichtungen erbracht wird, sind BSHG-Leistungen häufiger. Bei Beteiligung anderer Kräfte an der Pflege sind ergänzende Leistungen signifikant häufiger vorhanden (☞ Abb. 6.50). Die Abbildung macht den herausragenden Stellenwert der Blindenhilfe als (auch) pflegerische Leistung des Sozialamts deutlich, und diese läßt sich möglicherweise auch als

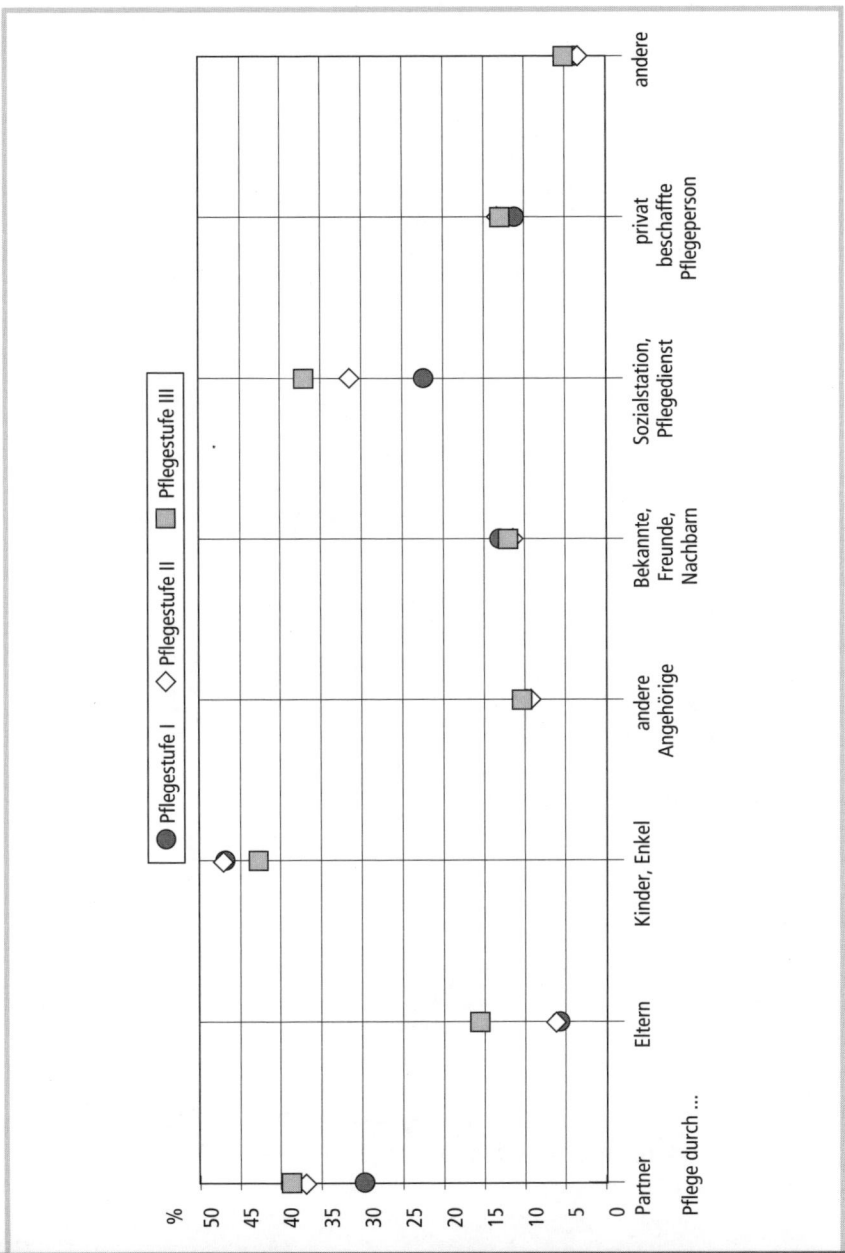

Abb. 6.49: An der Pflege beteiligte Personen nach Pflegestufen (Mehrfachnennungen, n = 2.142).

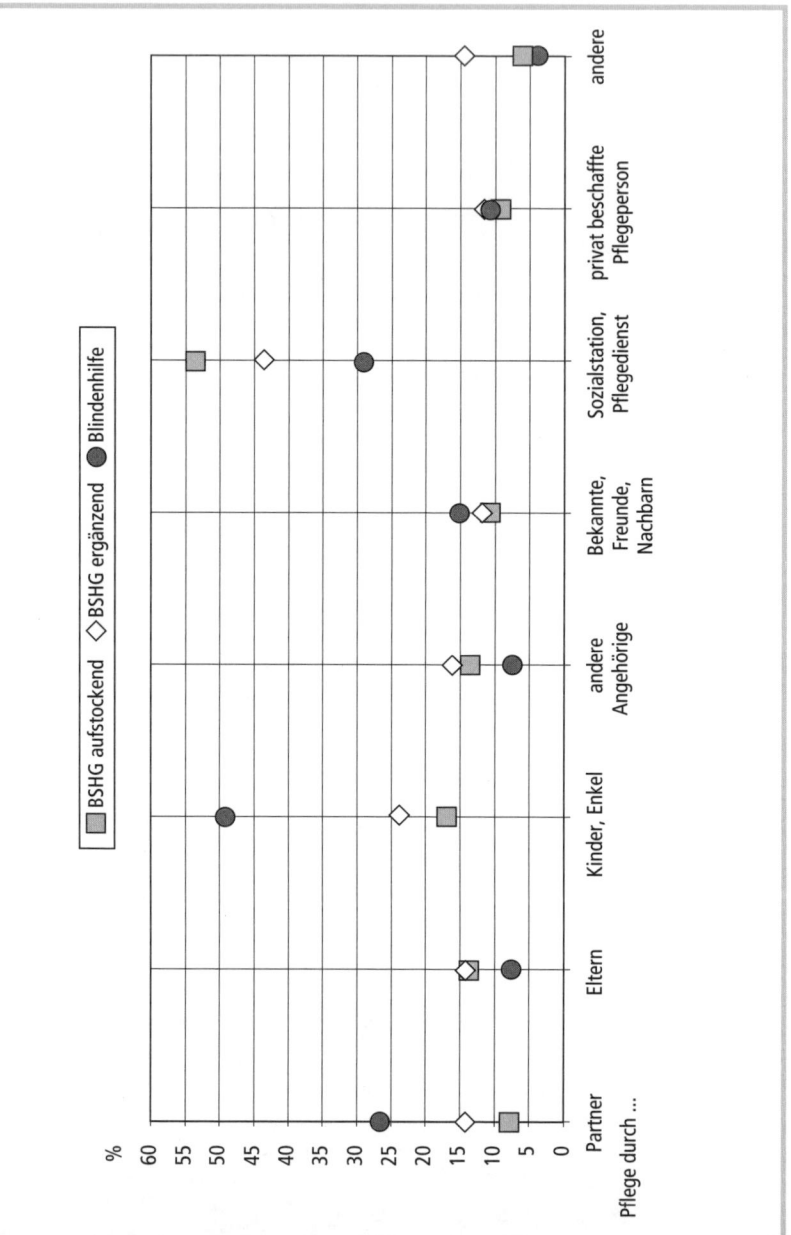

Abb. 6.50: An der Pflege beteiligte Personen nach Leistungen der Sozialhilfe zur Pflege (Mehrfachnennungen, n = 2.142).

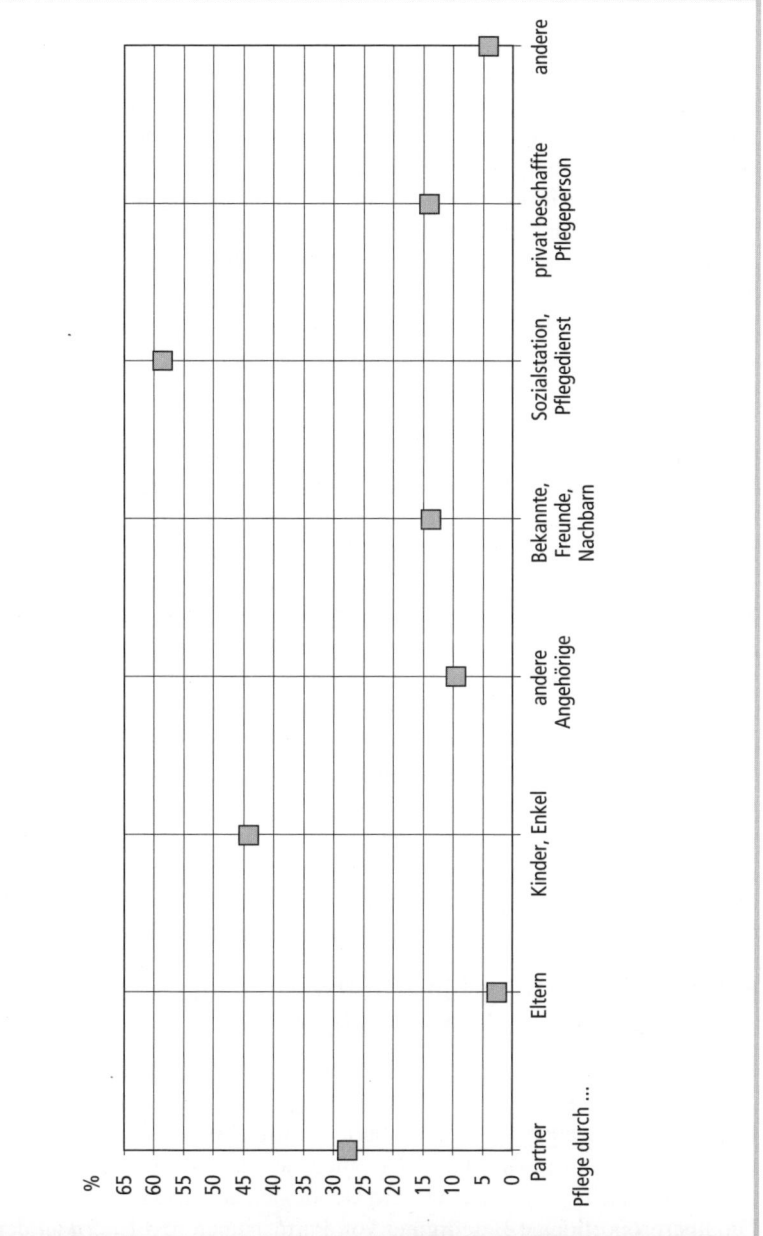

Abb. 6.51: An der Pflege beteiligte Personen nach Leistungen der häuslichen Krankenpflege (Mehrfachnennungen, n = 2.142).

leistungserschließende Funktion der professionellen Pflege und Betreuung interpretieren.

Ein den Leistungen zur Pflege des BSHG ähnliches Bild zeigt auch die Erbringung der häuslichen Krankenpflege nach dem Pflegesetting. Im Vordergrund der Häufigkeit dieser Leistung steht wieder die Beteiligung professioneller Dienste: Erhält der Pflegebedürftige häusliche Pflegehilfe durch eine ambulante Pflegeeinrichtung, so wird ihm überdurchschnittlich häufig auch häusliche Krankenpflege zuteil. Pflegen Partner oder Eltern, liegt der Anteil der Pflegebedürftigen, die häusliche Krankenpflege erhalten, deutlich unter den erwarteten Werten. Für die übrigen in Abbildung 6.51 dargestellten Pflegepersonen werden ungefähr gleiche Häufigkeiten ausgewiesen.

Sehr wichtig, wenn nicht sogar ausschlaggebend für die Inanspruchnahme weiterer Leistungen zur Pflege aufgrund der Regelungen des Bundessozialhilfegesetzes und des Krankenversicherungsrechts scheint die Beteiligung von professionellen Pflegekräften, von Pflegediensten oder -einrichtungen und die Durchführung der Pflege seitens der nächsten Verwandten zu sein. Pflegebedürftige Kinder haben in der Regel einen über die Leistungen der Pflegeversicherung hinausgehenden realisierten Pflege- und Betreuungsbedarf und/oder einen vom Leistungsbereich der Pflegeversicherung abweichenden Hilfebedarf. Selten benötigen sie (Kinder-)Krankenpflege; wenn sie Kinderkrankenpflege erhalten, sind sie in der Regel nicht pflegebedürftig im Sinne der sozialen Pflegeversicherung. Die Beteiligung des Partners kann zumindest auch auf tendenziell jüngere Pflegebedürftige schließen lassen, die altersentsprechend einen geringeren Bedarf an weiteren Leistungen zur Pflege benötigen. Analog dazu handelt es sich bei Pflegebedürftigen, die professionelle Pflege in Anspruch nehmen, um ältere Menschen mit einem vermutlich erhöhten professionellen – weil nicht durch Pflegepersonen leistbaren – Pflegebedarf. Positiv interpretiert könnten Pflegebedürftige dank der Beratung und Unterstützung durch professionelle Fachkräfte bei einem defizitären oder nicht bekannten Hilfebedarf in den Genuß zusätzlicher Leistungen anderer Kostenträger kommen.

6.3.3 Pflegesetting hinsichtlich Alter und sozialstruktureller Parameter der Pflegebedürftigen

Das höchste, über dem Gesamtdurchschnitt liegende mittlere Alter ist bei Pflegebedürftigen dokumentiert, für deren Pflege die Kinder, ambulante Pflegeeinrichtungen oder auch privat rekrutierte Kräften sorgen. Deutlich jünger sind Pflegebedürftige, die vom Partner gepflegt werden. Wie zu erwarten, liegt das Durchschnittsalter bei von den Eltern Gepflegten am niedrigsten (☞ Abb. 6.52). Die überproportionale Beteiligung von Partnerinnen und Eltern an der Pflege männlicher Pflegebedürftiger ist statistisch hochsignifikant. Wird die Pflege von den übrigen erhobenen Personen erbracht, ist der Frauenanteil bei der

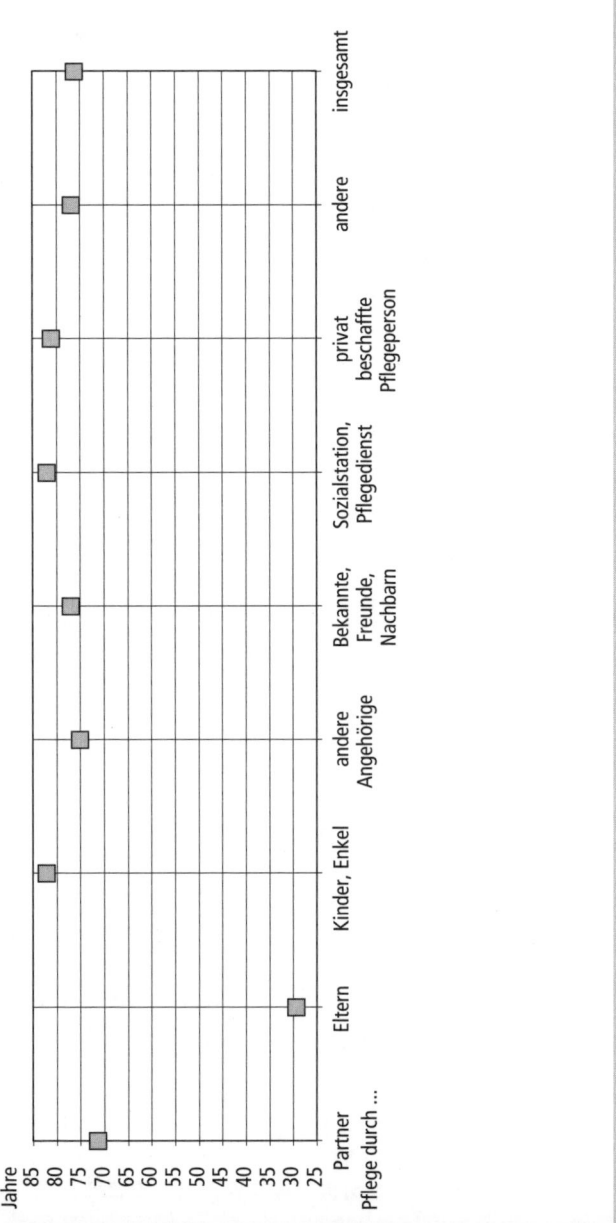

Abb. 6.52: An der Pflege beteiligte Personen nach dem durchschnittlichen Alter der Pflegebedürftigen (Mehrfachnennungen, n = 2.082).

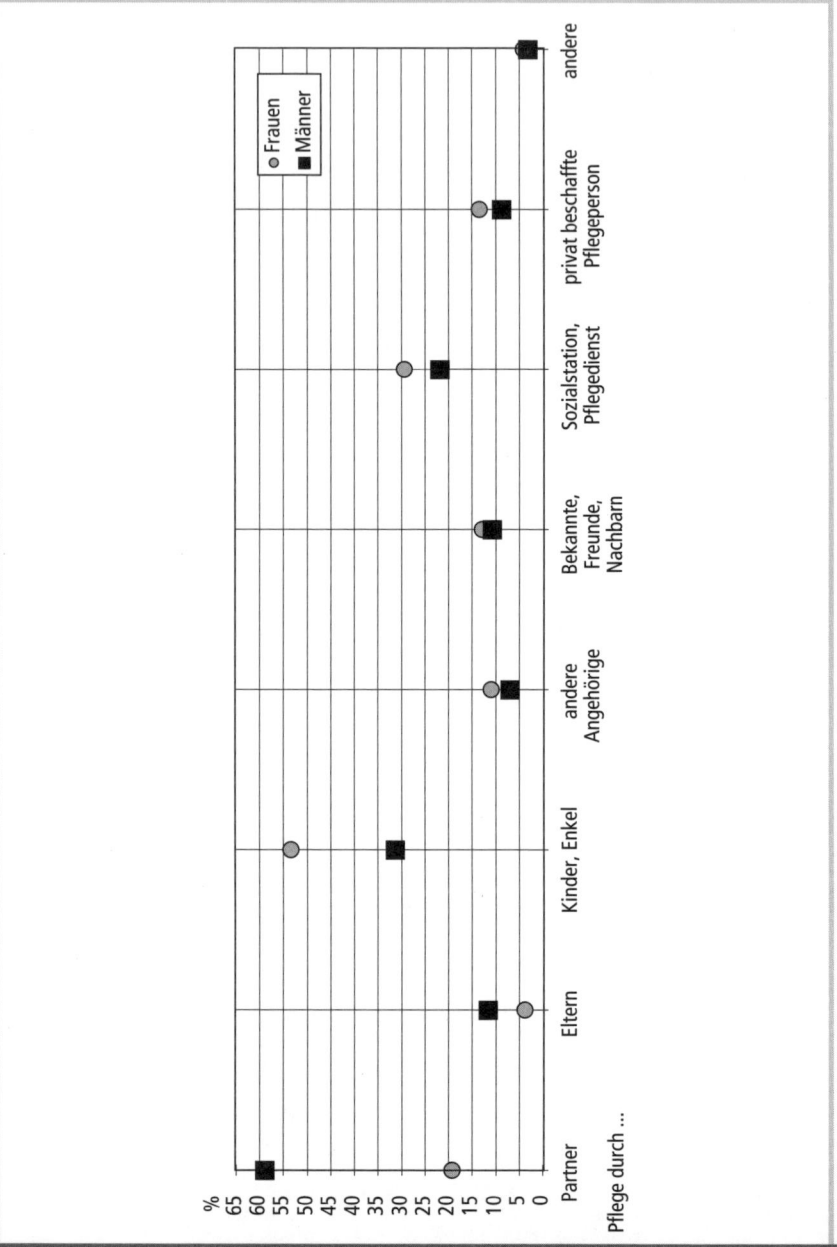

Abb. 6.53: An der Pflege beteiligte Personen nach dem Geschlecht der Pflegebedürftigen (Mehrfachnennungen, n = 1.985).

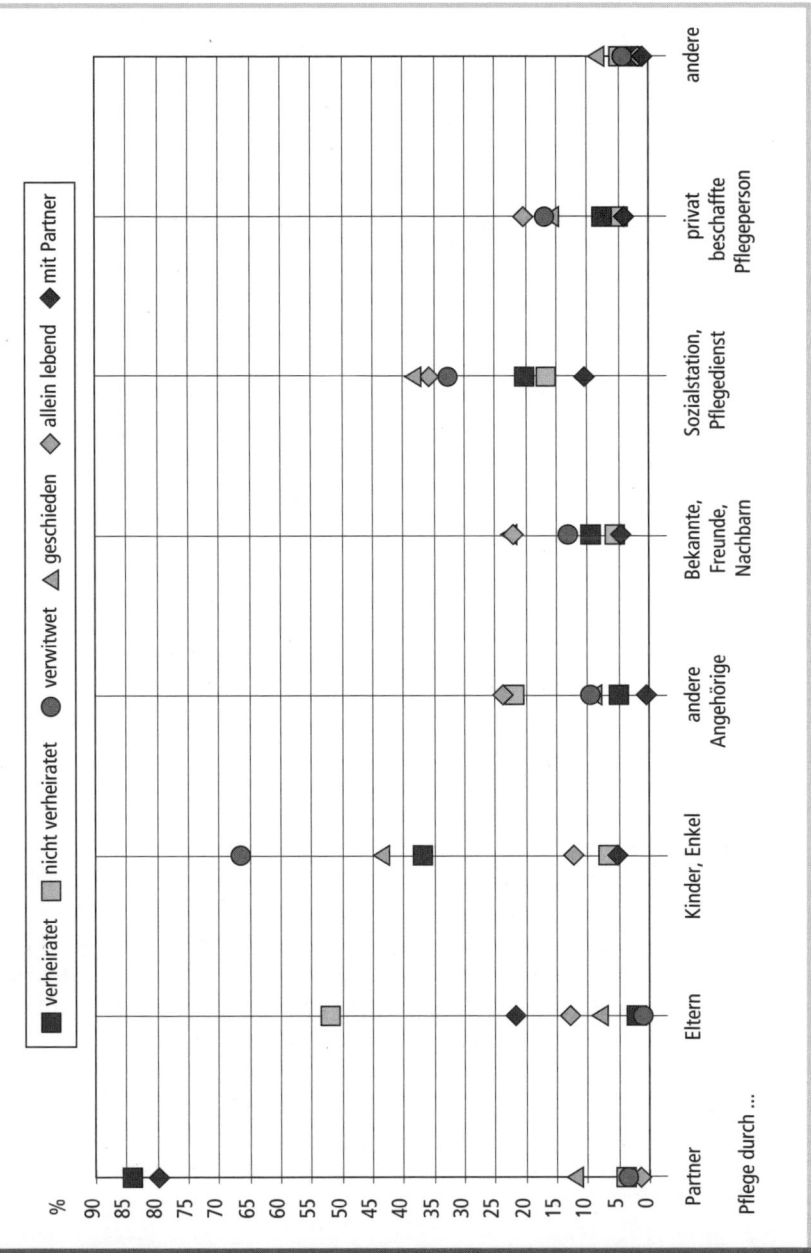

Abb. 6.54: An der Pflege beteiligte Personen nach dem Ehe- oder Partnerschaftsstatus der Pflegebedürftigen (Mehrfachnennungen, n = 1.983).

Pflege durch Kinder hochsignifikant, in den übrigen Fällen signifikant häufiger vertreten. Lediglich die Pflege durch Bekannte und durch eine andere Kraft hat geschlechterproportionale Anteile (☞ Abb. 6.53). Erwartungsgemäß privilegieren häusliche Pflege und Versorgung nach unseren Zahlen aufgrund geringeren Alters die Männer.

Die Eigenschaft, Pflegeperson zu sein, und der Ehe- oder Partnerschaftsstatus hängen statistisch hochsignifikant zusammen. Bei Verheirateten oder mit festem Partner Lebenden ist der Partner fast in jedem Fall in die Pflege involviert. Wie zu erwarten sind Eltern und auch andere Angehörige bei den Status „nicht verheiratet" oder „alleinlebend" überrepräsentiert. Kinder übernehmen vor allem die Pflege ihres verwitweten pflegebedürftigen Elternteils, in der Regel der Mutter. Pflegeleistungen durch Bekannte werden überproportional häufig bei Geschiedenen oder Alleinlebenden erbracht. Professionelle Pflege und auch privat rekrutierte Pflegekräfte korrespondieren mit den Status, geschieden, verwitwet oder alleinlebend zu sein. Eine Gleichverteilung stellt sich bei „Pflege durch andere" dar (☞ Abb. 6.54).

Die Häufigkeit, mit der die verschiedenen Akteure an der Pflege beteiligt sind, steht in statistisch hochsignifikantem Zusammenhang mit der schulischen Bildung der Pflegebedürftigen. Haben sie Abitur, werden sie überproportional häufig vom Partner – vermutlich vor allem Ehefrauen, die ihre pflegebedürftigen Männer versorgen –, von ambulanten Pflegeeinrichtungen, privat rekrutierten Pflegekräften und, wenn auch in geringerem Ausmaß, durch Bekannte gepflegt. Von Eltern gepflegt werden zum großen Teil Kinder, Jugendliche und junge Erwachsene (☞ Abb. 6.55).

Weitere im Haushalt lebende Personen kommen mehr als doppelt so häufig vor, wenn die Pflege durch die Eltern erfolgt. Pflegebedürftige Kinder, Jugendliche und junge Erwachsene, die zu Hause leben, sind also meist nicht die einzigen Kinder einer Familie oder Partnerschaft. Überdurchschnittlich groß sind Haushalte auch bei Pflegen durch Partner, Kinder und andere Angehörige. Bei den beiden letztgenannten handelt es sich vermutlich um Pflegebedürftige, die im Haushalt der Kinder oder anderer Angehöriger leben. In diesen Fällen wird der Haushalt in der Regel zwei weitere Personen umfassen. Der durchschnittlich größere Haushalt bei „Pflege durch Partner" könnte bei jüngeren Pflegebedürftigen durch das Leben mit Geschwistern und Eltern, bei älteren durch das Wohnen bei den Kindern erklärbar sein (☞ Abb. 6.56). Familiale oder partnerschaftliche Haushalte von Pflegebedürftigen sind im Durchschnitt deutlich größer als Haushalte mit nicht verwandten Pflegepersonen oder Pflegekräften.

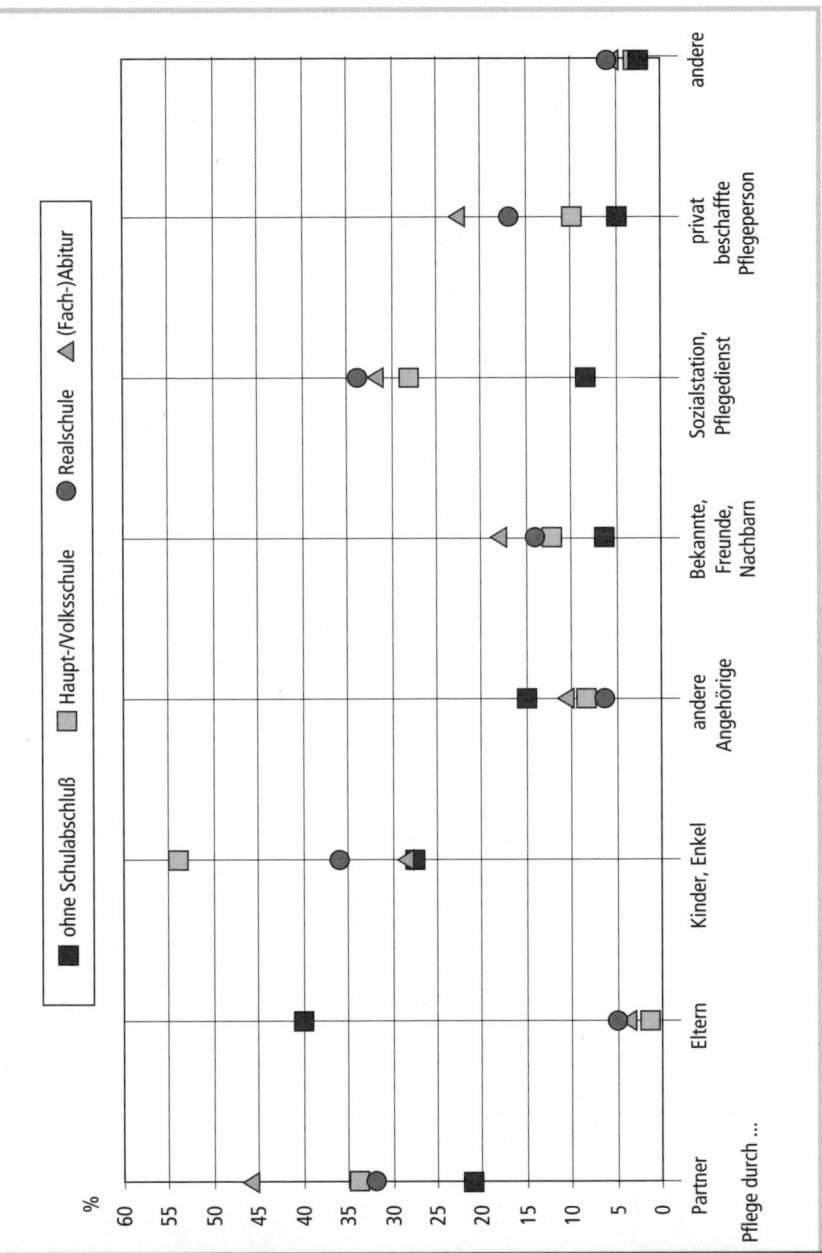

Abb. 6.55: An der Pflege beteiligte Personen nach dem Schulabschluß der Pflegebedürftigen (Mehrfachnennungen, n = 1.983).

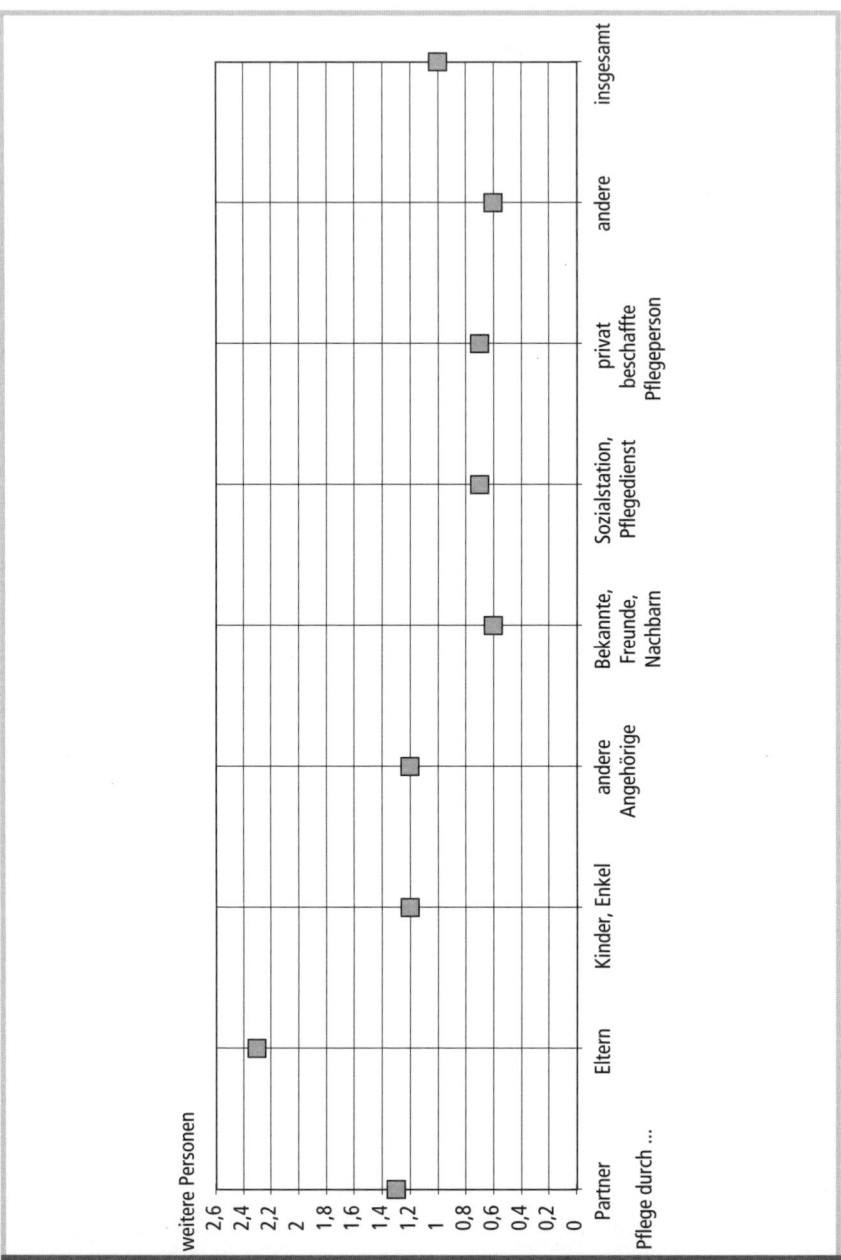

Abb. 6.56: An der Pflege beteiligte Personen nach den durchschnittlich weiteren im Haushalt des Pflegebedürftigen lebenden Personen (Mehrfachnennungen, n = 2.142).

6.3.4 Pflegesetting und Pflegekassen

Partnerschaftspflege ist überproportional häufig bei Pflegebedürftigen der beiden Ersatzkassen und der AOK Mecklenburg-Vorpommern. Über den letztgenannten Kostenträger wie auch die AOK Schleswig-Holstein mit ihrem relativ hohen Anteil an Kindern und Jugendlichen im Befragungskollektiv antworteten überproportional häufig pflegende Eltern. Für die Versicherten aller Allgemeinen Ortskrankenkassen, aber vor allem für die der AOK Sachsen-Anhalt werden im Gegensatz zu den Ersatzkassenangehörigen hohe Anteile an pflegenden Kindern ausgewiesen. Ambulante Pflegeeinrichtungen und Bekannte sind bei Pflegebedürftigen der AOK Berlin und den beiden Ersatzkassen überrepräsentiert. Pflegebedürftige der Ersatzkassen finanzieren überproportional häufig private Pflegekräfte (☞ Abb. 6.57).

6.4 Pflegerische Unterstützung und aktivierende Pflege

Zur Dokumentation des Hilfe- und Unterstützungsbedarfs wurden in den Erhebungsbögen die Kategorien der Verrichtungen des täglichen Lebens, die im Gutachtenformular Grundlage der Zuordnung einer Pflegestufe durch den Medizinischen Dienst der Krankenversicherung sind, in zusammengefaßter Form aufgenommen. Das Gutachtenformular führt 21 Verrichtungen des täglichen Lebens auf. Eine detaillierte Erhebung ist für eine schriftliche Kurzbefragung zu umfangreich und in ihrer Notwendigkeit in einigen Fällen vermutlich auch nicht vermittelbar. Die Verrichtungen des täglichen Lebens dienen der Einschätzung des Pflegebedarfs mittels positiver Ausprägung und Zeitbewertung (MDS, 1997, S. 32–53). Die für unser Erhebungsinstrument vorgenommene quantitative und auch qualitative Reduktion der Gutachtenskala gestattet lediglich eine eher zusammenfassende Dokumentation der bei den Befragten erbrachten Unterstützungsleistungen in den Bereichen „Körperpflege", „Ernährung", „Mobilität" und „hauswirtschaftliche Versorgung" als eine detaillierte Darstellung nach den einzelnen Verrichtungen des täglichen Lebens. Die Aufnahme der zusammengefaßten und in dieser Weise verringerten Zahl der Verrichtungen erschien uns angesichts des Alters und des vermutlich reduzierten Allgemeinzustands der Befragten als angemessen, für die Pflegebedürftigen zumutbar und andererseits im Hinblick auf die Dokumentation geeignet. Zudem war lediglich eine Kurzbefragung der Pflegebedürftigen intendiert, und ein übermäßig langes oder komplexes Erhebungsinstrument hätte die Antwortraten sicher weiter gesenkt. Aus diesen Gründen wurden auch die in den Begutachtungsrichtlinien aufgeführten weiteren Differenzierungen

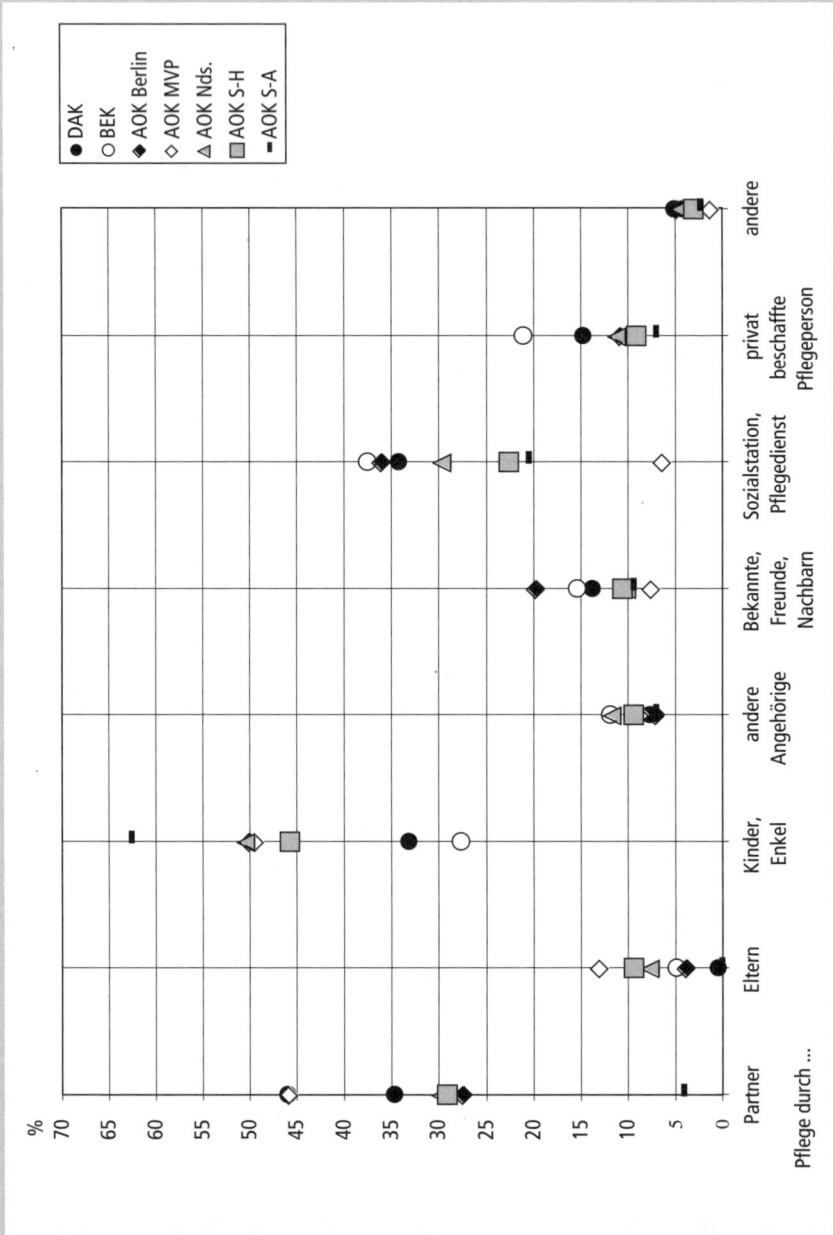

Abb. 6.57: An der Pflege beteiligte Personen nach der Pflegekasse (Mehrfachnennungen, n = 2.142).

der Formen der Hilfeleistung – Anleitung und Beaufsichtigung – nicht in das (Kurz-)Erhebungsinstrument aufgenommen.

Der Bedarf an pflegerischer Unterstützung wurde also durch sechs, einen Teil der Verrichtungen des täglichen Lebens zusammenfassenden Kategorien differenziert nach Laienpflege und professioneller Pflege erhoben. Pflegepersonen erbringen in allen abgebildeten täglichen Verrichtungen einen gegenüber professionell Pflegenden höheren Anteil an pflegerischer Unterstützung (☞ Abb. 6.58).

Differenziert nach dem Umfang der pflegerischen Unterstützung zeigt sich, daß beide im Erhebungsbogen vorgegebenen Varianten, nämlich die vollständige und die teilweise Übernahme, häufiger von Laienpflegekräften als von professionell Pflegenden erbracht werden (☞ Abb. 6.59).

Hinsichtlich der Form der Unterstützung der Pflegebedürftigen wird deutlich, daß vollständige oder teilweise Übernahmen der Pflege in nahezu gleichen Mustern und Proportionen von Laien und Pflegekräften erbracht werden. Lediglich bei der hauswirtschaftlichen Versorgung ist ein abweichendes Muster festzustellen (☞ Abb. 6.60). Es gibt typische eher vollständig übernommene (Waschen, Duschen, Baden; Haushalt, Einkaufen, Heizen) und teilweise übernommene und zu beteiligende Verrichtungen (Essen und Trinken; Gehen in der Wohnung).

Wie in Kapitel 2 bereits ausgeführt, ist die aktivierende Pflege das der Pflege im Rahmen der Pflegeversicherung zugrunde liegende Konzept, das als ressourcenorientiert, verselbständigend, angemessen, bedarfs- und bedürfnisorientiert charakterisiert werden kann. Mit der Intention, die Umsetzung der aktivierenden Pflege zu erheben, wurde den Pflegebedürftigen die Frage gestellt, ob sie aktiv in die Pflege einbezogen werden. Da aktivierende Pflege primär Gegenstand der professionellen Pflege ist, bezieht die Auswertung nur die Pflegebedürftigen mit ein, die eine ambulante Pflegeeinrichtung in Anspruch nehmen (n = 591). Von ihnen beantworteten 87,1 % diese Frage (n = 515). Die Mehrheit von ihnen, 425 Befragte (85,5 %), bejaht die Frage der Einbeziehung, die übrigen verneinen. Die Bewertung wird allerdings differenziert vorgenommen: Mit der Pflegestufe zunehmend fühlen sich zwischen 10 % (Pflegestufe I) und 50 % (Pflegestufe III) nicht in die Pflege einbezogen bzw. nicht zur Selbständigkeit angehalten. Ein impliziter Hinweis darauf, wie sinnvoll dieser Ansatz ist. Kombinationsleistungen scheinen allgemein den Spielraum für die gewünschte aktive Mitwirkung eher zu gewähren. Demnach kann das neue, bislang unzureichend ausgestaltete Konzept der aktivierenden Pflege zumindest im Hinblick auf das Verständnis und die Akzeptanz vonseiten der Pflegebedürftigen als bedürfnisorientiert und angemessen angesehen werden.

Für die Beurteilung einer aktivierenden Pflege operationalisierten wir deren Merkmale und baten die Pflegebedürftigen, die Items standardisiert zu beurtei-

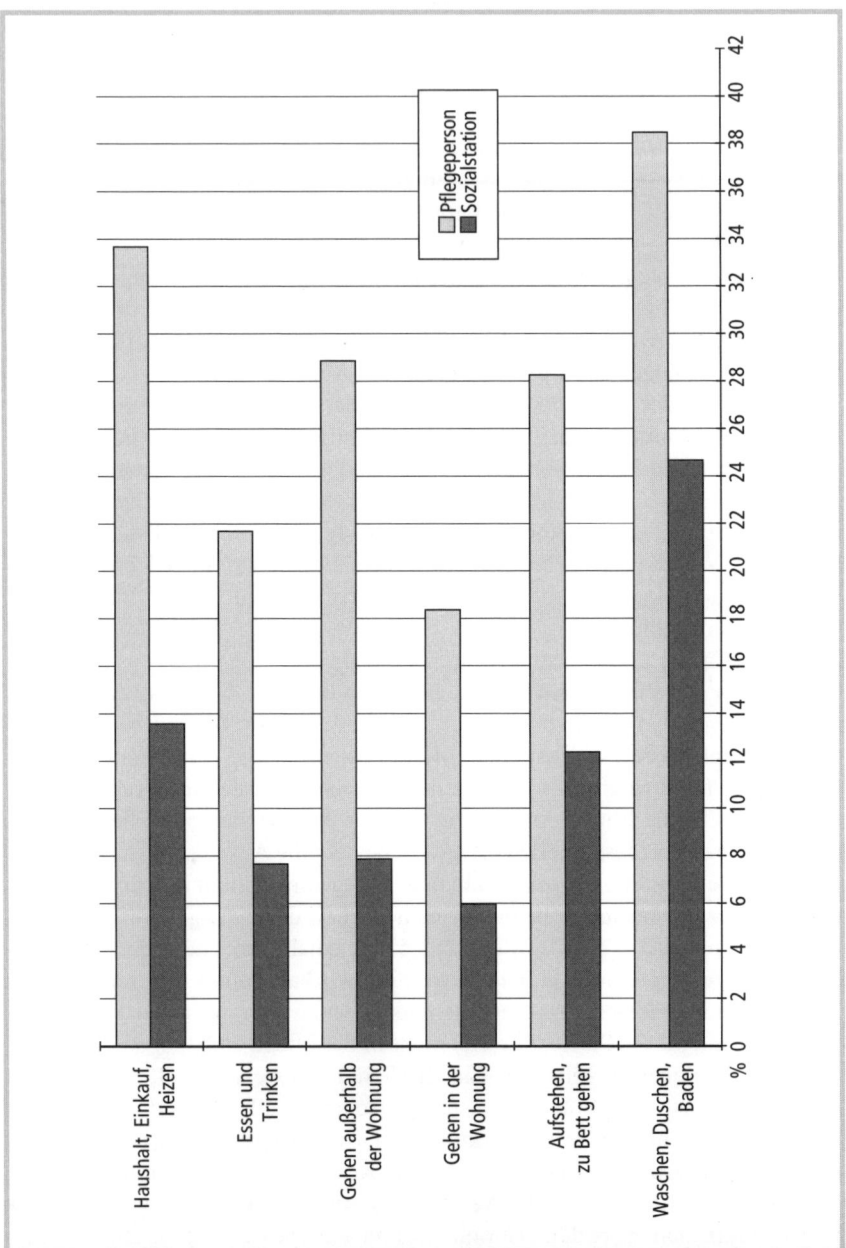

Abb. 6.58: Im Befragungskollektiv durch ambulante Pflegeeinrichtungen und Laien-pflege erbrachte pflegerische Unterstützung (n = 2.142).

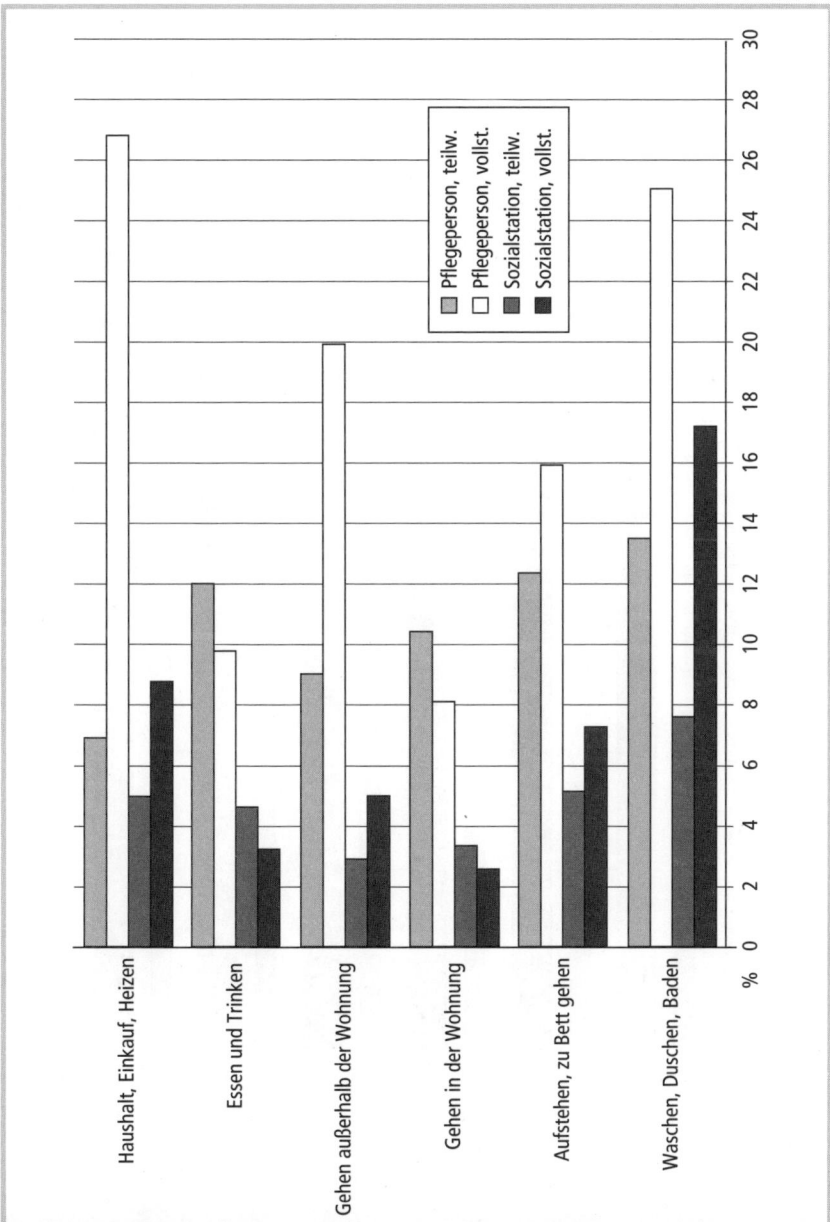

Abb. 6.59: Im Befragungskollektiv vollständig oder teilweise erbrachte pflegerische Unterstützung durch ambulante Pflegeeinrichtungen und Laienpflegekräfte (n = 2.142).

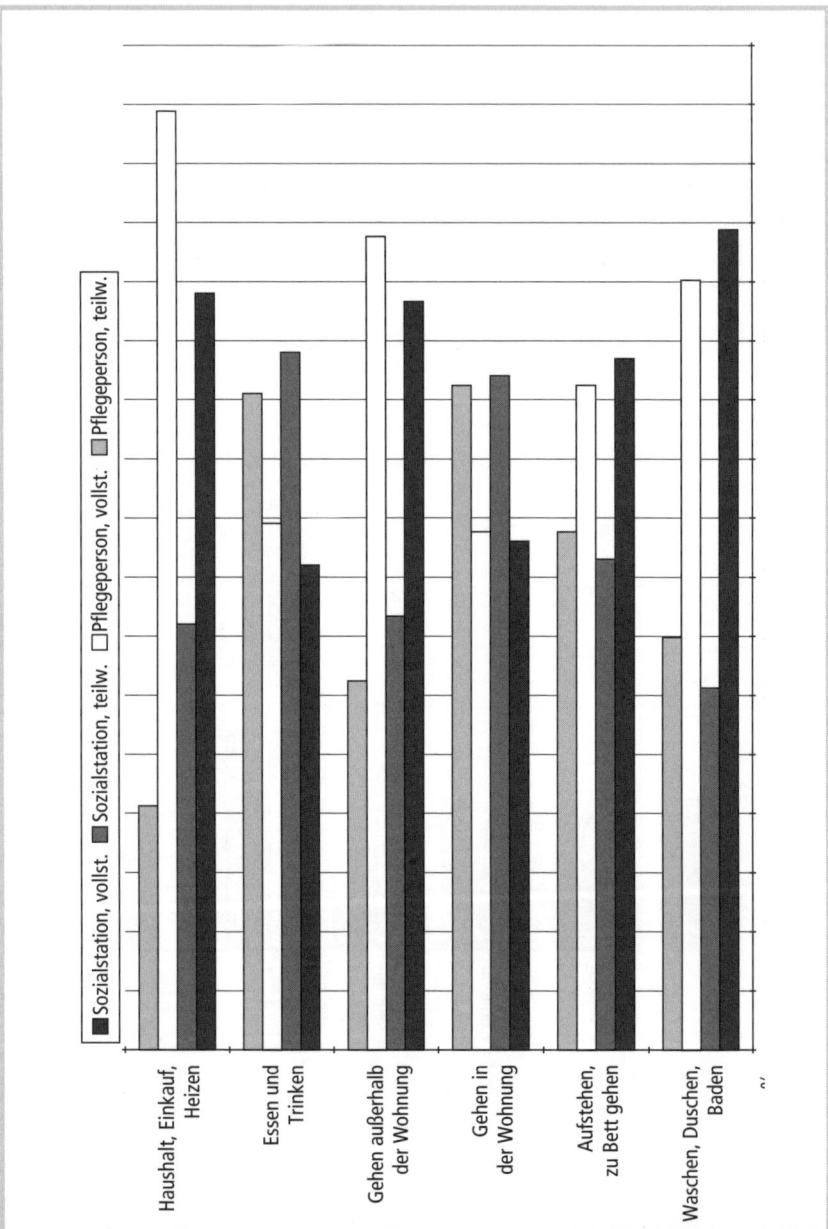

Abb. 6.60: **Vollständig oder teilweise durch ambulante Pflegeeinrichtungen und Laienpflegekräfte erbrachte pflegerische Unterstützung bezogen auf die jeweiligen Teilkollektive der einzelnen Verrichtungen.**

len. Auch hier findet sich überwiegend eine den Bedürfnissen der Pflegebedürftigen entsprechende Bewertung der Pflege. Allerdings ergeben sich Inkonsistenzen und Widersprüche zur positiven Gesamtbeurteilung, die vor allem im Bereich der Anleitung, Beratung und Schulung (Übungen), also der „neuen" pflegerischen Tätigkeitsfelder und Leistungen, deutlich werden. Eine Reihe von Fragen orientierte sich darauf zu erfahren, inwieweit Übungen, Trainingsmaßnahmen und Schulungen zur Erlangung und Erhaltung von Selbständigkeit und Unabhängigkeit von der Pflege durchgeführt werden. Zudem ist in Rechnung zu stellen, daß Pflegebedürftige und Patienten nicht selten die selbstverständliche Erwartung haben, versorgt zu werden, oder annehmen, daß die Pflege (ausschließlich) versorgend tätig werden muß. Dies legt die Vermutung nahe, daß der Ansatz der aktivierenden Pflege nicht hinreichend verstanden, zumindest nicht präsent ist und möglicherweise auch nicht vermittelt wurde. Die pauschal positiv erscheinenden Beurteilungen und eine aktivierende Pflege bestätigenden Ergebnisse müssen daher relativiert und kritisch gesehen werden. Bei allem Vorbehalt hinsichtlich der Einschätzung durch die Klientel unterstützt diese Sicht die These der notwendigen fachlichen Ausgestaltung und pflegewissenschaftlichen Fundierung des Konzepts der aktivierenden Pflege, um einen spezifischen pflegerischen Rehabilitationsansatz wirksam werden zu lassen, der den pflegefachlichen Zielsetzungen der Pflegeversicherung zur Verselbständigung und Stabilisierung im häuslichen Umfeld gerecht wird.

Aktivierende Pflege sollte in der Konsequenz Zufriedenheit bei den Klienten bewirken. Die befragten Pflegebedürftigen sollten ihre Zufriedenheit mit der Pflege anhand von fünf vorgegebenen Antwortmöglichkeiten dokumentieren; das vorliegende Ergebnis ist mit dem der zuvor gestellten Frage konsistent. Über 80 % der Befragten sind mit der professionellen Pflege zufrieden, nahezu die Hälfte der Pflegebedürftigen sogar uneingeschränkt (☞ Tab. 6.61).

Grad der Zufriedenheit	%
ja	47,7
ja, im großen und ganzen	34,2
teils, teils	14,6
eher nicht	2,2
nein	1,3

Tab. 6.61: Zufriedenheit der Pflegebedürftigen mit der professionellen Pflege (n = 549).

6.5 Verordnete Maßnahmen und Hilfsmittel

6.5.1 Physiotherapie

Gut ein Drittel der befragten Pflegebedürftigen (32,5 %, n = 696, n = 2.142) gaben ärztlich verordnete Krankengymnastik an. Nicht einbezogen wurden hier die Befragten, die einmalig, kurzfristig oder über das Jahr verteilt wenige Male Krankengymnastik verordnet bekamen.[8] Physiotherapie als rehabilitative Maßnahme mit dem Ziel, im Sinne der Philosophie des Pflegeversicherungsgesetzes Fähigkeiten und Selbständigkeit der Pflegebedürftigen zu erhalten oder zurückzugewinnen, unterstützt und erreicht die Zielsetzung nur, wenn die Anwendungen in Regelmäßigkeit und Kontinuität gewährleistet sind. Das trifft auf explizit für kurze Zeit nach akuten Krankheitsereignissen, beispielsweise nach Frakturen, verordnete Maßnahmen, die darauf abzielen, einzelne Teile des Bewegungsapparats in kurzer Zeit mit wenigen Anwendungen wieder funktionsfähig zu machen, nicht zu.

Lediglich in 651 Fällen, das sind 32,7 % der Befragten, die Angaben über Krankengymnastik machten (n = 1.988), wurde die Häufigkeit der Anwendungen dokumentiert (☞ Tab. 6.62). Ungefähr drei Viertel der antwortenden Pflegebedürftigen haben zweimal und häufiger in der Woche physiotherapeutische Anwendungen. Das entspricht, vorausgesetzt es handelt sich um durchgehende Verordnungen, der zur Zielerreichung notwendigen Kontinuität rehabilitativer Maßnahmen. Frauen erhalten mit 31,2 % seltener krankengymnastische Anwendungen, als es ihrem Anteil am Gesamtkollektiv entspricht, der Anteil der Männer ist überdurchschnittlich, auch dies ist vermutlich ein Alterseffekt.

Häufigkeit physiotherapeutischer Maßnahmen	%
einmal pro Woche	25,2
zwei- bis dreimal pro Woche	68,7
mehr als dreimal pro Woche	6,1

Tab. 6.62: Häufigkeit der verordneten Krankengymnastik (n = 651).

Bis zu einem Alter von 75 bis 80 Jahren werden krankengymnastische Maßnahmen überdurchschnittlich häufig verordnet. Vor allem in den die ältesten Befragten zusammenfassenden Altersklassen ist der Anteil dieser rehabilitativen Maßnahme deutlich unterrepräsentiert. Die Altersabhängigkeit der Krankengymnastik kann im Widerspruch zum Grundsatz der Pflegeversicherung gesehen werden, eine Stabilisierung des Zustands und den Erhalt von Fähig-

---

[8] Andere verordnete rehabilitative Maßnahmen wurden von uns nicht standardisiert erfaßt.

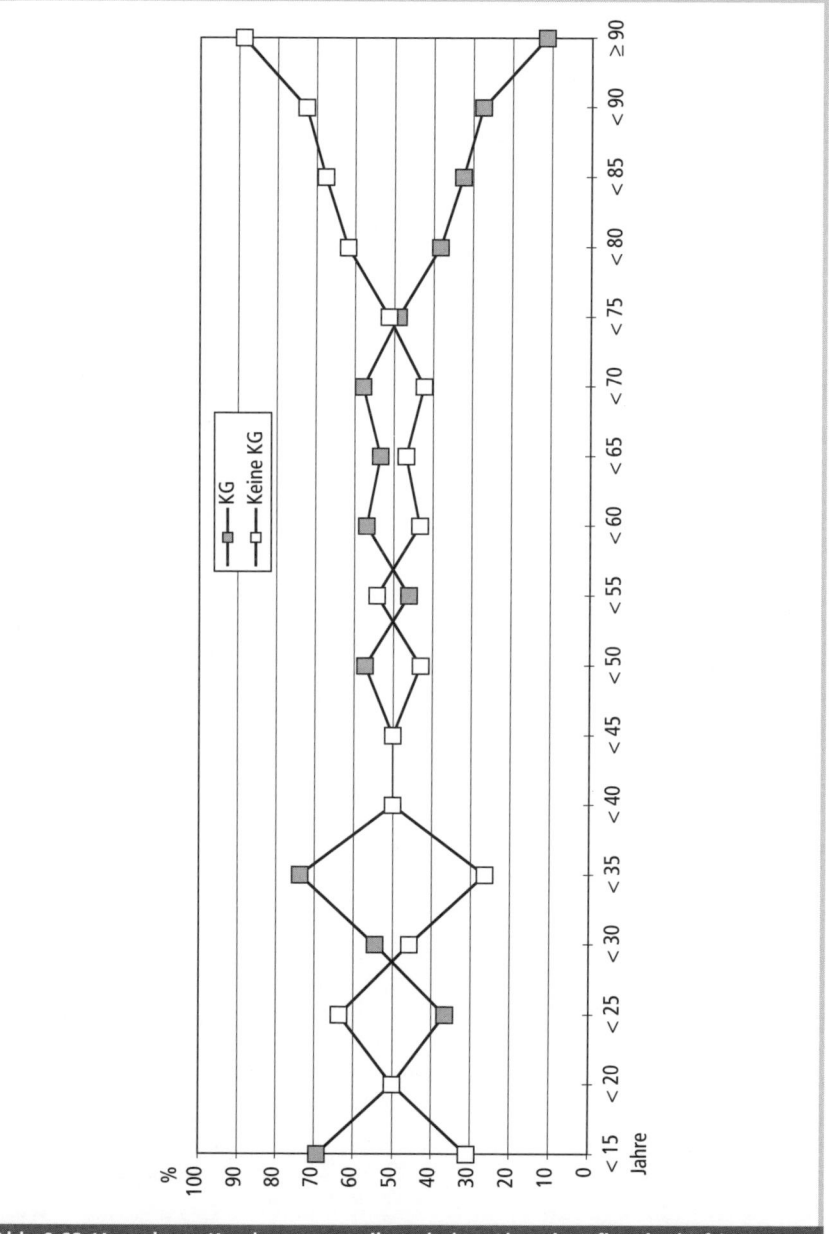

Abb. 6.63: Verordnete Krankengymnastik nach dem Alter der Pflegebedürftigen (n = 1.949).

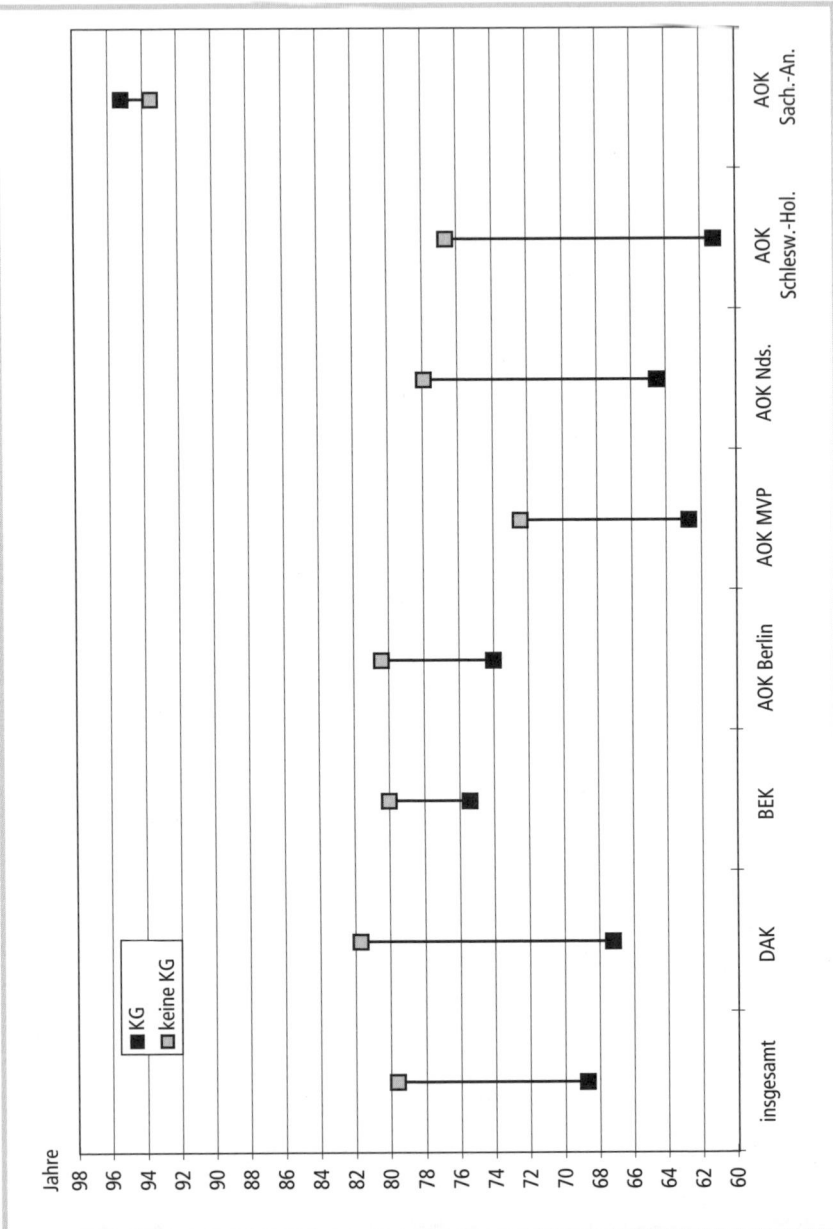

Abb. 6.64: Verordnete Krankengymnastik nach dem durchschnittlichen Alter der Pflegebedürftigen der jeweiligen Pflegekassen.

keiten als wichtiges Ziel und Kriterium des Erfolgs von Rehabilitation zu machen. Auch in hohem Alter können Intentionen und ausdrückliche Zielsetzungen von Krankengymnastik indiziert und von den Pflegebedürftigen akzeptiert zu realisieren sein (☞ Abb. 6.63).

Physiotherapie wird bei einem durchschnittlichen Alter von 68,7 Jahren verordnet. Der Altersdurchschnitt derer, die keine krankengymnastischen Maßnahmen erhalten, liegt mit 79,6 Jahren um rund elf Jahre höher. Dieses Muster zeigt sich bei den Versicherten aller an der Studie beteiligten Kostenträger – mit der selbstverständlichen Ausnahme der AOK Sachsen-Anhalt wegen des verzerrten Kollektivs der Antwortenden: Hier weisen die Pflegebedürftigen, die Maßnahmen erhalten, mit 95,2 Jahren ein um zwei Jahre höheres Alter aus als die Klientel ohne Krankengymnastik (☞ Abb. 6.64).

Mit einem Anteil von 23/36 erhalten pflegebedürftige Kinder häufiger Physiotherapie als erwachsene Pflegebedürftige. Tabelle 6.65 weist Zahl und Anteil in drei zusammengefaßten Altersgruppen aus.

	Krankengymnastik		keine Krankengymnastik	
	n	%	n	%
Kleinkind (bis einschließlich 5 Jahre)	8	22,2	–	–
Schulkind (6 bis 13 Jahre)	9	25,0	7	19,4
Jugendliche (ab 14 Jahren)	6	16,7	6	16,7
Gesamt	23	63,9	13	36,1

Tab. 6.65: Verordnete Krankengymnastik im Teilkollektiv der pflegebedürftigen Kinder und Jugendlichen (n = 36).

Der Ehe- oder Partnerschaftsstatus ist für die Verordnung von Krankengymnastik relevant. Die Status, verheiratet oder nichtverheiratet zu sein, sind überdurchschnittlich mit krankengymnastischen Verordnungen verbunden, während Pflegebedürftige mit anderen Status – gemessen an den erwarteten Werten – in deutlich zu seltenem Umfang Krankengymnastik erhalten (☞ Abb. 6.66).

Die Häufigkeit krankengymnastischer Verordnungen nimmt mit steigenden Bildungsabschlüssen zu (☞ Abb. 6.67). Bei der Differenzierung der Klientel ohne Schulabschluß nach Kindern/Jugendlichen und Erwachsenen (n = 144) wird den unter 18jährigen jeweils zur Hälfte Krankengymnastik verordnet. Sie erhalten im Vergleich zum Gesamtkollektiv (ohne Kinder bei 34,7 %) den höchsten Anteil an krankengymnastischen Maßnahmen.

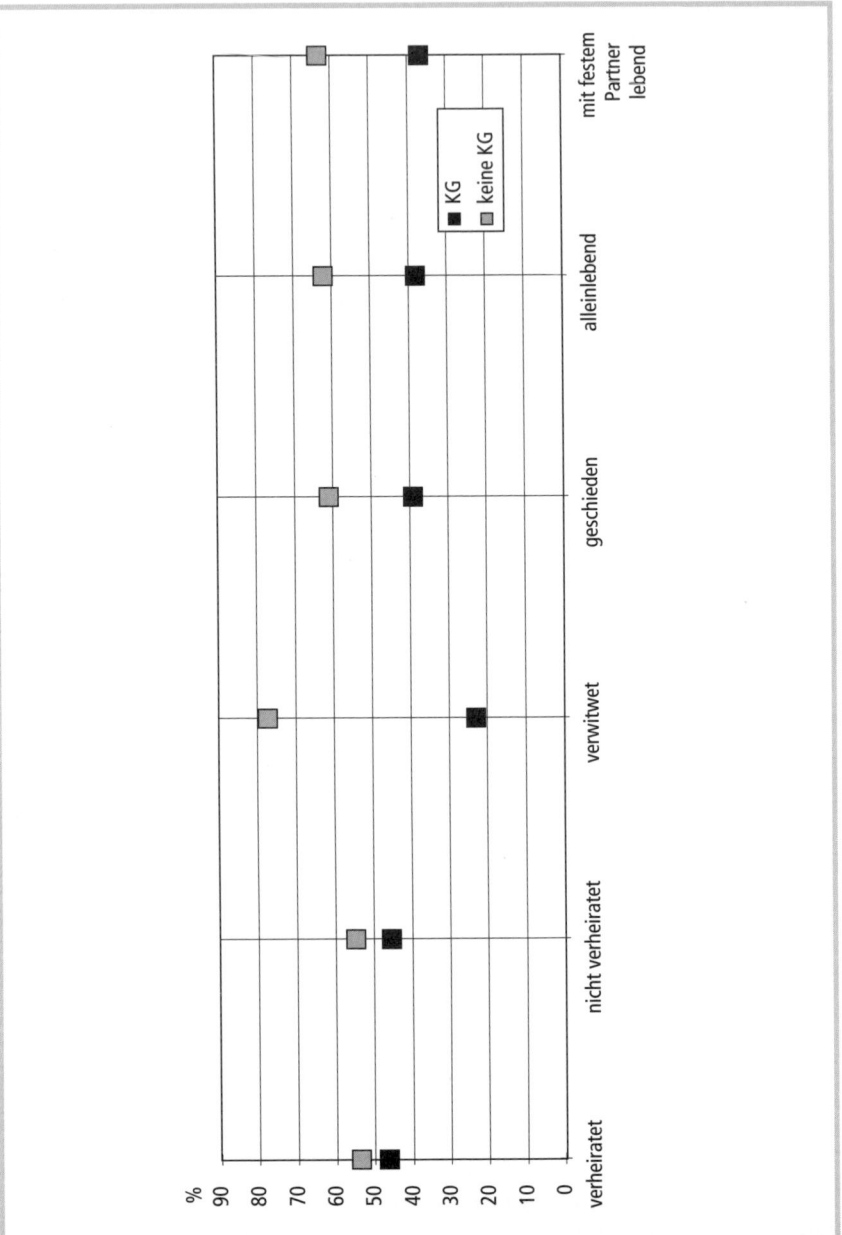

Abb. 6.66: Verordnete Krankengymnastik nach dem Ehe- oder Partnerschaftsstatus der Pflegebedürftigen (n = 1.983).

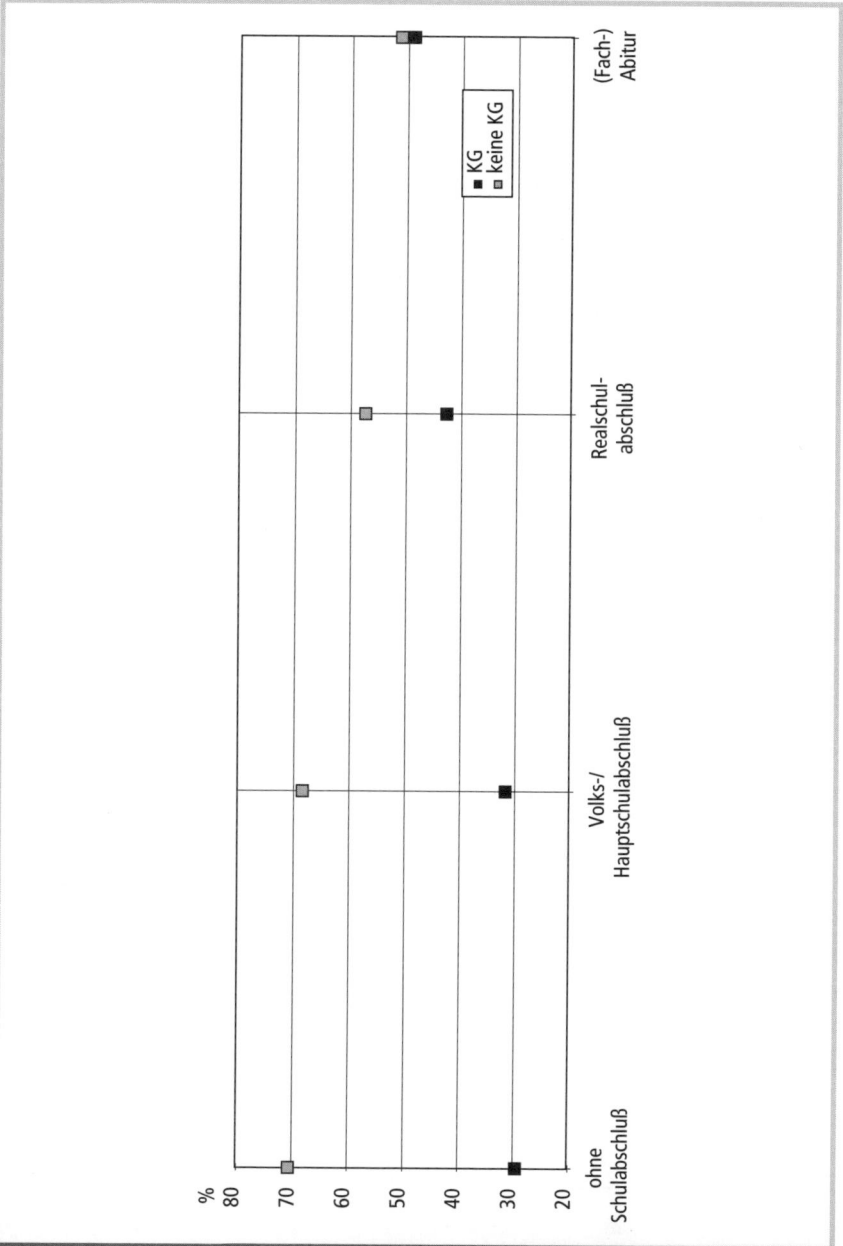

Abb. 6.67: Verordnete Krankengymnastik nach dem Schulabschluß der Pflegebedürftigen (n = 1.909).

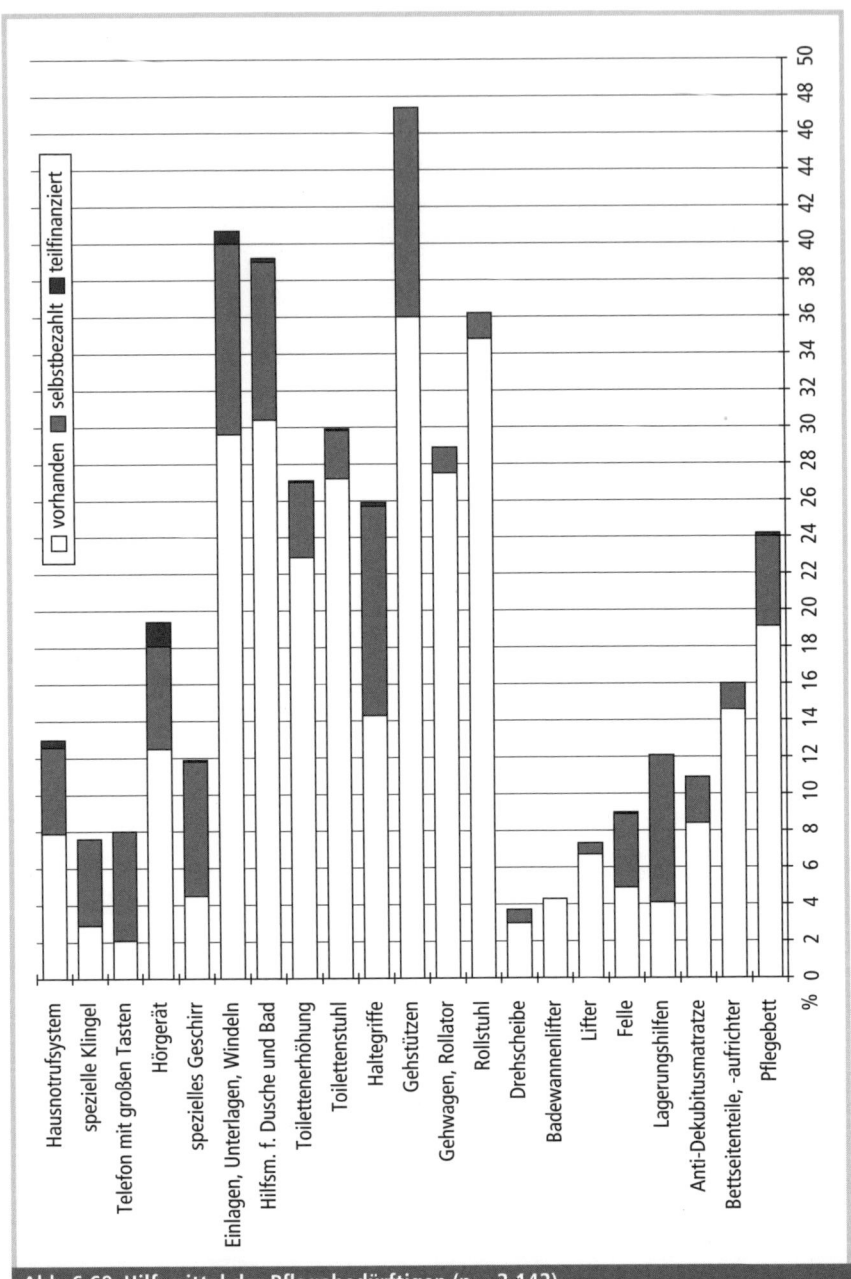

Abb. 6.68: **Hilfsmittel der Pflegebedürftigen (n = 2.142).**

6.5.2 Hilfsmittel

Pflegebedürftige haben Anspruch auf Pflegehilfsmittel, wenn sie Beschwerden lindern, die Selbständigkeit ermöglichen, fördern oder die Pflege erleichtern (BMGS, 2003, S. 40–41). In der Studie wurden die vorhandenen Hilfsmittel und deren Finanzierung (Kassen-, Selbst- oder Teilfinanzierung) durch die Pflegebedürftigen erhoben. Die am häufigsten vorhandenen Hilfsmittel dienen der Mobilität/Fortbewegung und der Selbständigkeit der Pflegebedürftigen. Gehstützen und Haltegriffe sind die am ehesten selbstbezahlten Hilfsmittel. Es erstaunt, daß Hilfsmittel wie Hörgeräte oder auch Notrufsysteme, die den häuslichen Verbleib von Pflegebedürftigen grundlegend absichern können, eher zu selten vorhanden sind und zu einem (zu) hohen Anteil selbst finanziert werden (☞ Abb. 6.68). Hilfsmittel wurden in dieser Untersuchung differenzierter erhoben als in der Erhebung von Infratest (Schneekloth & Müller, 2000, S. 67). Die Angaben zu Hilfsmitteln liegen in unserem Kollektiv deutlich über den Zahlen von Infratest.

Insgesamt wurden 9.063 Hilfsmittel dokumentiert.[9] Pro befragtem Pflegebedürftigen sind durchschnittlich 4,2 Hilfsmittel vorhanden. Differenziert nach selbst- oder (in sehr geringer Zahl) teilweise finanziert, verfügt jeder Antwortende über 1,1 selbstbezahlte und über 3,2 nicht selbstfinanzierte Hilfsmittel. Drei Viertel der vorhandenen Hilfsmittel werden durch die Kranken-/ Pflegekasse finanziert (oder sind von einer ambulanten Pflegeeinrichtung geliehen), ein Viertel wird selbst bezahlt. Pflegebedürftige mit Rollstuhl verfügen zu 14,3 % über mehr als einen Rollstuhl (☞ Tab. 6.69). Wir erhoben nicht, ob die Rollstühle für den Einsatz in der Wohnung oder außerhalb vorgesehen waren. Interessanterweise nimmt für Pflegebedürftige mit mehr als einem Rollstuhl auch die verordnete Krankengymnastik zu (☞ Abb. 6.70).

Zahl der vorhandenen Rollstühle	%
ein Rollstuhl	85,0
zwei Rollstühle	12,5
drei Rollstühle	2,3
vier Rollstühle	0,1

Tab. 6.69: Zahl der Rollstühle der Pflegebedürftigen (n = 775).

---

[9] Die klartextlich dokumentierten Hilfsmittel und eventuelle Präzisierungen zu ihnen wurden in diese Auswertung nicht aufgenommen. Nicht selten bezeichneten Pflegebedürftige die im Fragebogen vorgegebenen Kategorien genauer: In der Regel waren mehrere verschiedene Hilfsmittel in einer Kategorie zusammengefaßt, die dann von den Antwortenden im einzelnen unterstrichen oder auch ergänzt wurden. Aus diesem Grund unterschätzen wir die tatsächliche Zahl an Hilfsmitteln bei den antwortenden Pflegebedürftigen.

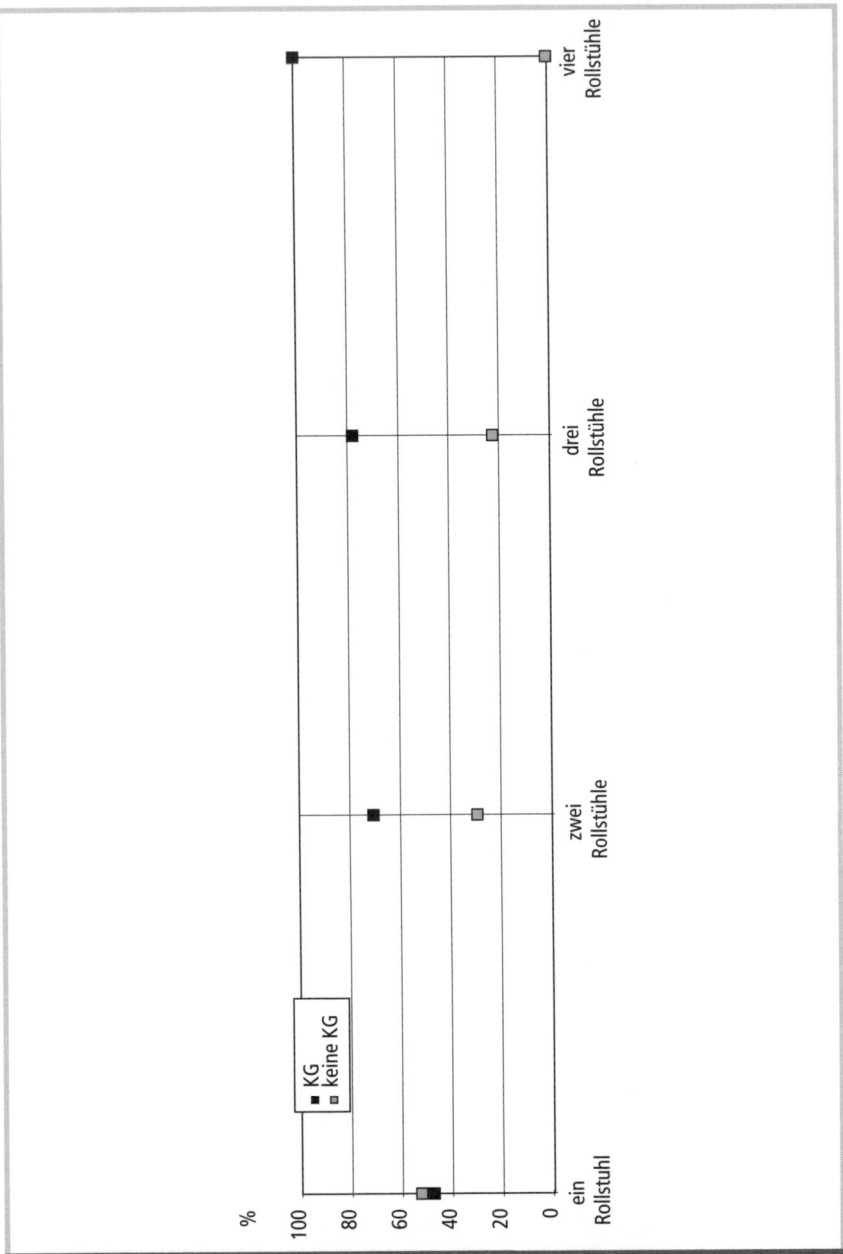

Abb. 6.70: Zahl der Rollstühle der Pflegebedürftigen nach verordneter oder nicht verordneter Krankengymnastik (n = 746).

Hilfsmittel werden seitens der Pflege-/Krankenkassen in erheblichem Umfang zur Verfügung gestellt und sind in den meisten Hilfedimensionen ähnlich ausgerichtet. Sie zeigen in etwa gleichförmig geringere Dispositionen zum Ausgleich von Hilfebedarf in den Bereichen „Ernährung" und „Sicherheit" und nehmen im allgemeinen mit der Pflegestufe zu (☞ Tab. 6.71, Abb. 6.72). Die Hilfsmittelausstattung der Pflegebedürftigen nimmt vom Pflegegeld über die Sachleistung zur Kombinationsleistung mit dem dimensionalen Profil, das Tabelle 6.71 ausweist, relativ zu. Auch die Inanspruchnahme der Physiotherapie und der häuslichen Krankenpflege zeigt qualitativ das gleiche Muster wie die Hilfsmittelausstattung. Das Bewilligungsprofil einer Pflege-/Krankenkasse unterscheidet sich geringfügig, und zwar nicht im Gesamtumfang der Hilfsmittel, aber in der Ausrichtung auf die Hilfedimensionen.

Hilfsmittel	Ausstattung insgesamt (%)	Pflegestufe I (%)	Pflegestufe II (%)	Pflegestufe III (%)
Bett und Lagerung	35,0	21,8	45,0	78,5
Mobilisation	76,1	73,5	82,2	80,0
Bad und Dusche	42,7	41,0	46,0	47,7
Ernährung	11,9	4,6	17,5	34,4
Ausscheidung	62,1	52,2	74,1	88,7
Kommunikation	28,0	28,8	30,1	20,5
Sicherheit	12,9	13,3	13,0	13,3

Tab. 6.71: Hilfsmittel nach Pflegestufen (n = 2.142).

6.5.3 Bauliche Maßnahmen

Bezogen auf alle antwortenden Pflegebedürftigen werden in 133 Fällen bauliche Veränderungen für den Zeitraum vor Inkrafttreten der Pflegeversicherung (1995) dokumentiert, nach 1995 sind es 340 Umbauten. Insgesamt werden also bei 473 (22,1 %) Pflegebedürftigen bauliche Veränderungen mit der zweifachen Orientierung der Pflegeversicherung, nämlich zur „Erleichterung der Pflege und der Linderung der Beschwerden des Pflegebedürftigen" (BMGS, 2003, S. 39–40), durchgeführt bzw. 15,9 % wurden durch die Pflegeversicherung finanziert. Dieser Anteil an Maßnahmen liegt über der Rate, die in der Erhebung von Infratest ausgewiesen wird (8 %) (Schneekloth & Müller, 2000, S. 67). Die hier dargestellten Zahlen und Raten unterschätzen jedoch die tatsächlichen baulichen Maßnahmen, da die klartextlichen Angaben nicht berücksichtigt wurden.

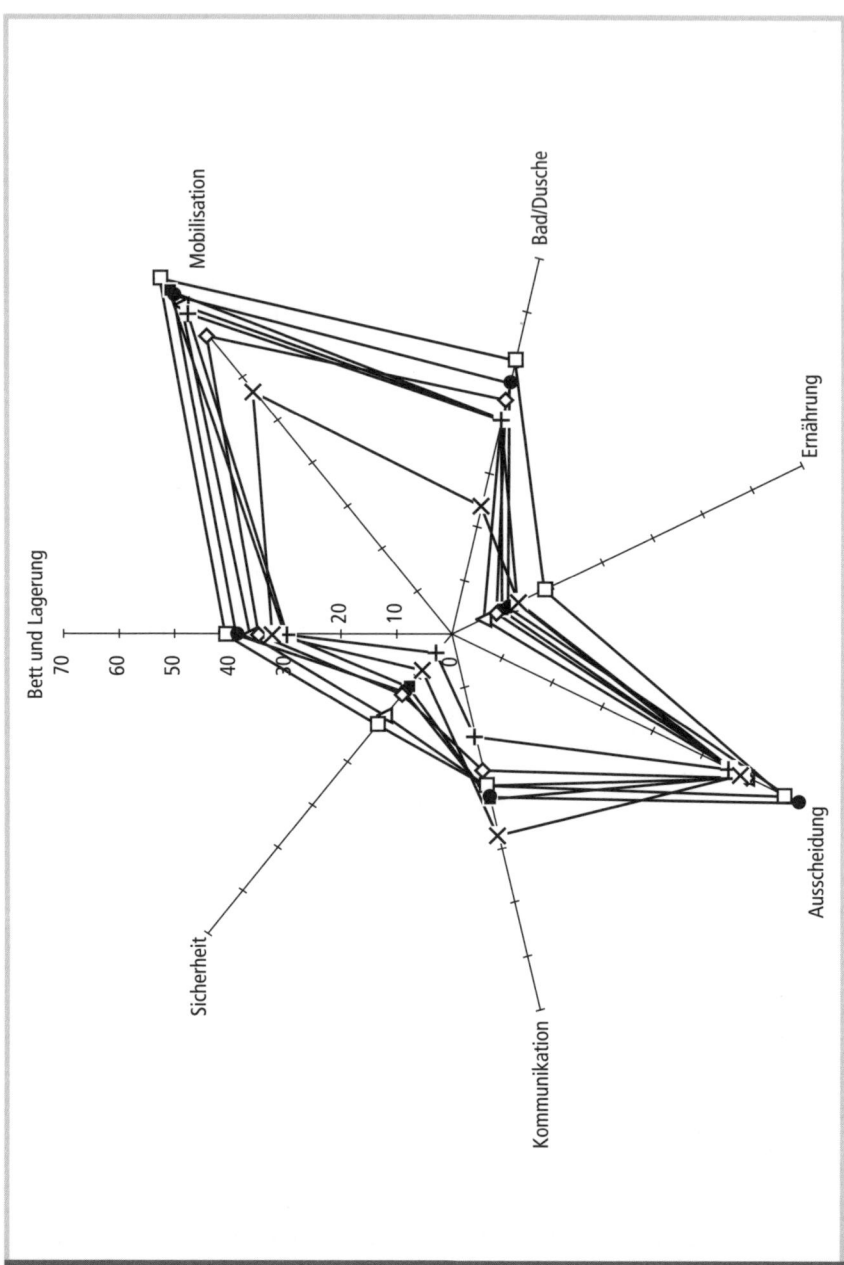

Abb. 6.72: Hilfsmittel nach Bereichen und Pflegekassen (in Prozent, n = 2.142).

Bauliche Veränderungen, die durch die Pflegebedürftigen dokumentiert werden, fanden in 28,1 % vor und in 71,9 % nach Inkrafttreten der Pflegeversicherung statt. Für die Gesamtzahl der in der Studie dokumentierten baulichen Maßnahmen werden 650 Einzelmaßnahmen ausgewiesen, das sind 1,4 Maßnahmen pro Fall. Die Mehrzahl von ihnen (n = 438; 67,4 %) wurden nach 1995 durchgeführt, 181 (27,8 %) sind für den Zeitraum zuvor dokumentiert worden. Dies sind 0,9 Maßnahmen pro Pflegebedürftigem mit Baumaßnahmen im Geltungsbereich der Pflegeversicherung und 0,3 Maßnahmen vor dieser Zeit. In 31 Fällen (4,8 %) wurden keine zeitlichen Zuordnungen gemacht. Den Zahlen baulicher Maßnahmen sind diejenigen behindertengerechter oder -freundlicher Wohnungen hinzuzurechnen.

Von der im Kontext der Rehabilitation stehenden Möglichkeit, das Wohnumfeld des Pflegebedürftigen durch bauliche Maßnahmen zu verbessern, wurde also in 650 Fällen in unterschiedlicher Trägerschaft der Einzelmaßnahmen Gebrauch gemacht. Anpassungen des Badezimmers sind die am häufigsten durchgeführten baulichen Maßnahmen. Der Anteil der Beseitigungen von Türschwellen erscheint angesichts der deutlich höheren Raten vorhandener Hilfsmittel zur Mobilität/Fortbewegung vermutlich erheblich zu gering zu sein (☞ Tab. 6.73). Mehr als 40 % der 650 Einzelmaßnahmen baulicher Veränderung betreffen die Anpassung des Badezimmers, knapp 40 % beseitigen Türschwellen, jeweils unter 10 % betreffen die Häufigkeit der Türrahmenverbreiterung und der Anpassung der Möbelhöhe.

Durchgeführte Maßnahme	% der Fälle	% der Maßnahmen (n = 650)
Badezimmer angepaßt	13,9	45,7
Möbelhöhe angeglichen	2,7	8,8
Türrahmen verbreitert	2,4	8,0
Türschwellen beseitigt	11,4	37,5

Tab. 6.73: Durchgeführte bauliche Maßnahmen (Mehrfachnennungen, n = 2.142).

Bauliche Maßnahmen werden in Haushalten von erwachsenen Pflegebedürftigen häufiger durchgeführt als in Haushalten mit pflegebedürftigen Kindern. Je nach Maßnahme fallen sie unterschiedlich häufig aus. Das durchschnittliche Alter der Befragten, die die einzelnen baulichen Maßnahmen im Erhebungsbogen dokumentieren, ist statistisch signifikant different. Abbildung 6.74 stellt die Altersdurchschnitte der Pflegebedürftigen mit und ohne bauliche Maßnahmen im Gesamtkollektiv und im Teilkollektiv der Erwachsenen dar. Pflegebe-

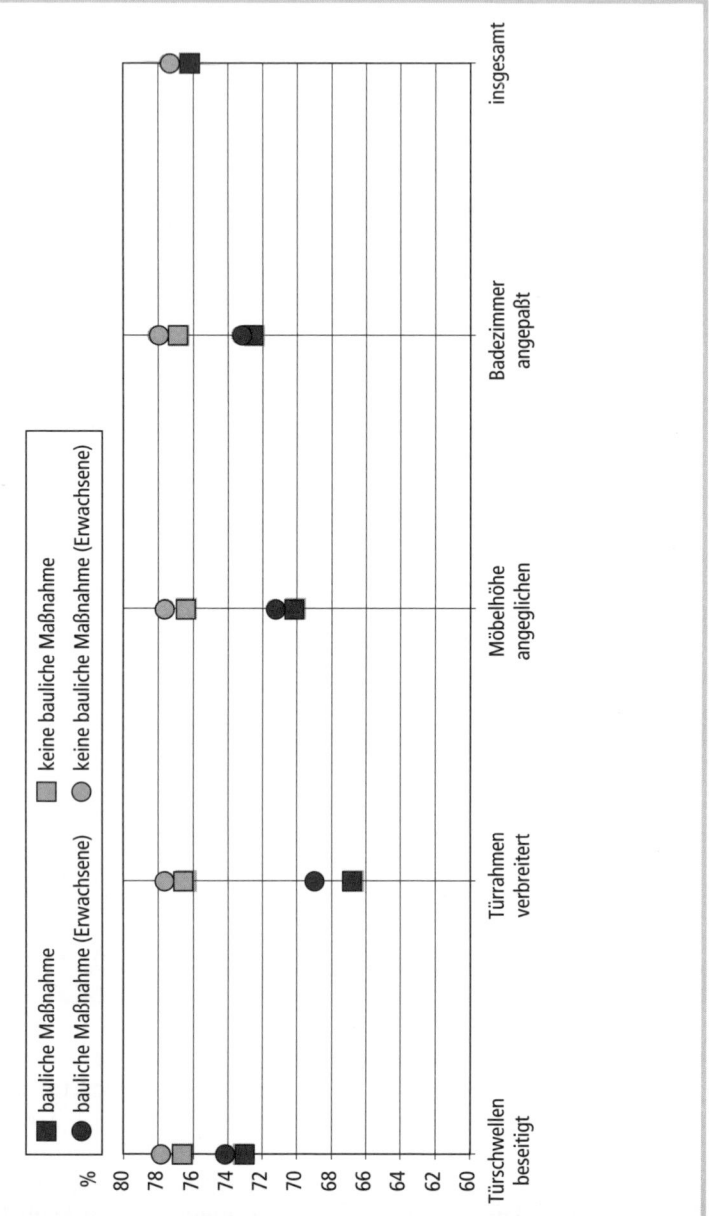

Abb. 6.74: Bauliche Maßnahmen nach dem durchschnittlichen Alter der Pflege-bedürftigen im Gesamtkollektiv (n = 2.082) und im Teilkollektiv der Erwachsenen (n = 2.045).

dürftige, die keine baulichen Veränderungen in ihrem Umfeld erhalten, unterscheiden sich hinsichtlich des Alters kaum.

Pflegebedürftige mit Kombinationsleistungen lassen im allgemeinen häufiger bauliche Maßnahmen durchführen als Pflegebedürftige mit Geld- oder Sachleistungen (☞ Tab. 6.75). Eine Zunahme an baulichen Maßnahmen nach dem Inkrafttreten der Pflegeversicherung ist lediglich bei den das Badezimmer betreffenden Maßnahmen festzustellen: In allen drei Leistungsformen erhöht sich der Anteil nach 1995. Die Anteile anderer Maßnahmen nehmen mit Ausnahme der Türrahmenverbreiterung bei Sachleistungsbeziehern ab (☞ Tab. 6.76).

Durchgeführte Maßnahme	Sachleistung (%)	Geldleistung (%)	Kombinations-leistung (%)
Badezimmer angepaßt	11,0	14,3	18,3
Möbelhöhe angeglichen	2,5	2,5	4,4
Türrahmen verbreitert	2,0	2,6	2,2
Türschwellen beseitigt	11,0	11,3	13,9

Tab. 6.75: Bauliche Maßnahmen nach Leistungen (Mehrfachnennungen, n = 2.142).

Bauliche Maßnahme	Sachleistung (%)		Geldleistung (%)		Kombinations-leistung (%)	
	vor 1995	nach 1995	vor 1995	nach 1995	vor 1995	nach 1995
Türschwellen beseitigt	60,0	45,8	59,4	43,5	36,4	48,8
Türrahmen verbreitert	5,0	11,9	16,8	9,2	9,1	7,3
Möbelhöhe angepaßt	–	13,6	10,9	10,9	18,2	12,2
Badezimmer angepaßt	50,0	54,2	54,5	65,7	54,5	63,4

Tab. 6.76: Bauliche Maßnahmen vor (n = 133) und nach (n = 340) dem Inkrafttreten der Pflegeversicherung nach der in Anspruch genommenen Leistungsform.

Die Höhe der Pflegestufe steht im Zusammenhang mit der Häufigkeit baulicher Maßnahmen. Beseitigungen von Türschwellen, Verbreiterungen von Türrahmen und Anpassungen von Badezimmern nehmen mit der Pflegestufe zu. Alle drei Maßnahmen werden von Pflegebedürftigen der Stufe I unterdurchschnittlich häufig realisiert, umgekehrt werden sie bei Schwerstpflegebedürftigen überdurchschnittlich häufig vorgenommen. Die Anpassung der Möbelhöhe weist nahezu keine Unterschiede nach der Pflegestufe der Pflegebedürftigen auf (☞ Tab. 6.77).

Maßnahme	Pflegestufe I (%)	Pflegestufe II (%)	Pflegestufe III (%)
Türschwellen beseitigt	8,6	13,3	23,1
Türrahmen verbreitert	1,1	3,3	7,2
Möbelhöhe angeglichen	2,4	3,2	3,1
Badezimmer angepaßt	10,7	16,4	25,1
Infratest	4,0	12,0	13,0

Tab. 6.77: Bauliche Maßnahmen nach Pflegestufen (Mehrfachnennungen, n = 2.142; Infratest: Schneekloth & Müller, 2000, S. 67).

Die Umbauten des Badezimmers nehmen mit den Pflegestufen und nach 1995 an Zahl und Anteil zu. Regelhaft werden nach dem Inkrafttreten der Pflegeversicherung mit höheren Pflegestufen mehr bauliche Maßnahmen durchgeführt (☞ Tab. 6.78).

Bauliche Maß-nahme	Pflegestufe I (%)		Pflegestufe II (%)		Pflegestufe III (%)	
	vor 1995	nach 1995	vor 1995	nach 1995	vor 1995	nach 1995
Türschwellen beseitigt	58,5	39,4	54,7	45,4	61,5	60,5
Türrahmen verbreitert	5,7	5,8	20,8	9,2	19,2	20,9
Möbelhöhe angepaßt	7,5	13,5	13,2	9,9	7,7	9,3
Badezimmer angepaßt	50,9	59,4	56,6	63,1	53,8	76,7

Tab. 6.78: Bauliche Maßnahmen vor (n = 133) und nach (n = 340) dem Inkrafttreten der Pflegeversicherung nach der Pflegestufe der Pflegebedürftigen.

Die Pflegekassen können finanzielle Zuschüsse für Maßnahmen „zur Verbesserung des individuellen Wohnumfelds des Pflegebedürftigen gewähren" (§ 40 (4) SGB XI; BMGS, 2003, S. 40). Die Inanspruchnahme von Zuschüssen oder die Bewilligung und Durchführung baulicher Maßnahmen nach Kostenträgern unterscheidet sich hinsichtlich der Maßnahmen zur Beseitigung der Tür-

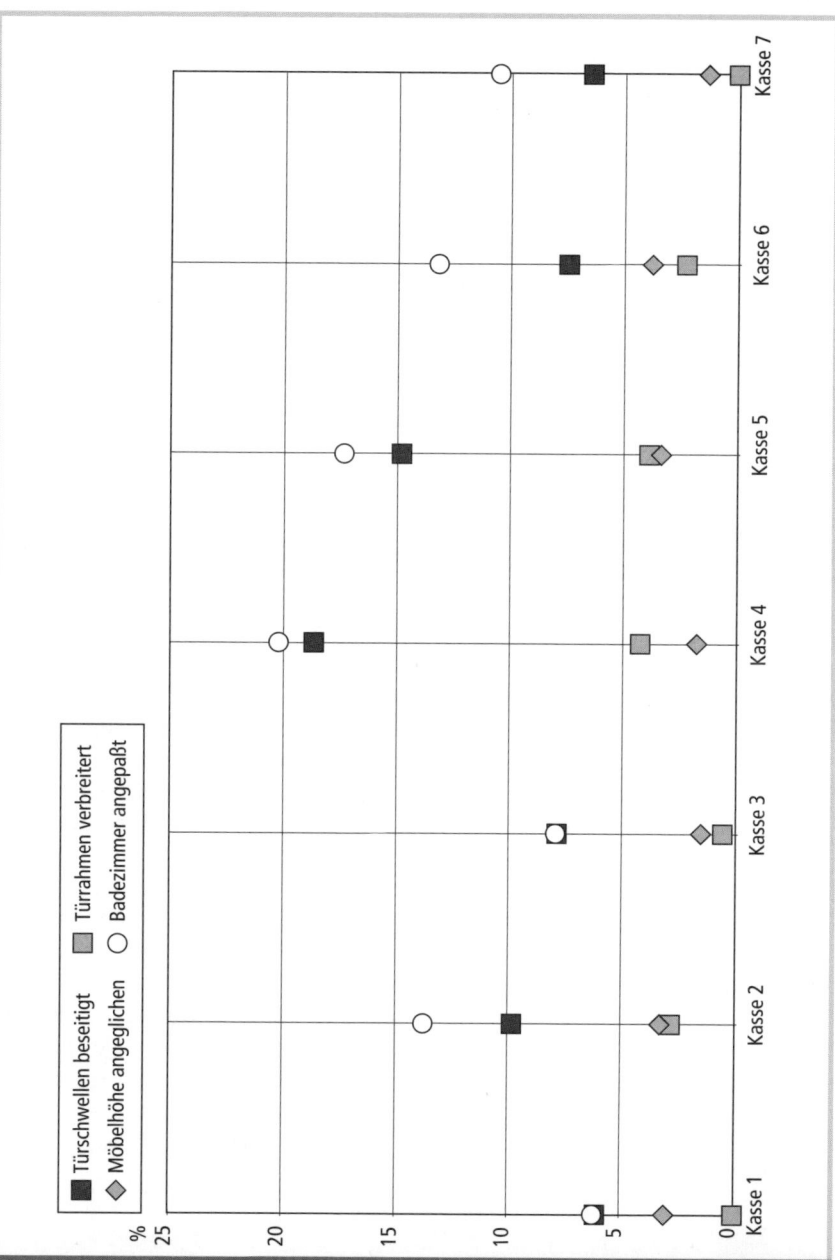

Abb. 6.79: Bauliche Maßnahmen nach Pflegekassen (Mehrfachnennungen, n = 2.142).

schwellen, Verbreiterung der Türrahmen und zur Anpassung des Badezimmers statistisch hochsignifikant: Die baulichen Maßnahmen, die aufgrund dieser Regelung der Pflege-/Krankenkassen bewilligt werden, weisen hinsichtlich der Kassen unterschiedliche Intentionen der Hilfe auf. Einige Kassen gehen mit dieser Regelung offensichtlich eher restriktiv um (☞ Abb. 6.79).

Lediglich 12,3 % des Gesamtkollektivs leben in einer behindertengerechten Wohnung (☞ Tab. 6.80). Anzumerken ist, daß es sich dabei in nicht wenigen Fällen um Eigenheime handelt. Der Anteil behindertengerechter Wohnungen erhöht sich auf 15,3 % bei Ausschluß derer, die die Frage nicht beantworteten.

Wohnung	%
keine Angabe	19,6
behindertenfreundlich, altengerecht	1,4
behindertengerecht	12,3
nicht behindertengerecht	66,7

Tab. 6.80: Behindertengerechte Wohnung (n = 2.142).

Zur Erhebung der Angemessenheit und Akzeptanz von Hilfsmitteln und baulichen Veränderungen wurden die Pflegebedürftigen gefragt, ob sie mit den ihnen zur Verfügung stehenden Hilfsmitteln zufrieden sind und welche weiteren Hilfsmittel ihren Alltag erleichtern könnten. Die überwiegende Mehrheit (88 %) der Befragten (n = 1.614) zeigt sich mit den Hilfsmitteln zufrieden (☞ Tab. 6.81). Die Zufriedenheit reicht über das gesamte Spektrum der Hilfen, obwohl im einzelnen Ausstattung, Niveau und Funktion der Hilfsmittel vergleichsweise unterschiedlich sind. Dies hängt vermutlich auch damit zusammen, daß die Transparenz hinsichtlich der Hilfsmittel, die in Anspruch genommen werden können, ihrer Funktion und Angemessenheit begrenzt ist. Sehr interessant und kreativ sind, wie wir während der mündlichen Interviews immer wieder feststellen konnten, eigene Entwicklungen und Anpassungen von Hilfsmitteln, die pflegebedürftige Menschen bzw. ihr Umfeld vornehmen. Oft handelt es sich dabei um hervorragende Anpassungen an die gewünschte Funktion oder die Kompensation von Defiziten. Es würde sich teilweise sicherlich lohnen, diese Entwicklungen in die Herstellung und Vorhaltung von Hilfsmitteln einfließen zu lassen. Lediglich 12 % der Befragten äußern explizit ihre Unzufriedenheit.

Hilfsmittel	Zufriedenheit (%)
Bett und Lagerung	87,5
Mobilisation	87,9
Bad und Dusche	90,3
Ernährung	87,6
Ausscheidung	88,7
Kommunikation	89,5
Sicherheit	88,3

Tab. 6.81: Zufriedenheit mit Hilfsmitteln (n = 2.142).

6.6 Zufriedenheit der Pflegebedürftigen mit Rehabilitation und Pflege

Zur Dokumentation der subjektiven Zufriedenheit mit der Pflegeversicherung und ihren Leistungen und deren mögliche Wirkungen wurden im Erhebungsbogen einige geschlossene Fragen oder Aussagen zu Tatsachen oder Situationen, die in alltäglichen Pflegesituationen Probleme bereiten können, mit der Bitte um Zustimmung oder Ablehnung vorgegeben. 173 (8,1 %) pflegebedürftige Menschen beantworteten diese Fragen nicht. Häufig wurde angemerkt, daß sich die Situation finanziell zwar verbessert hätte, der gesundheitliche Zustand oder die Beeinträchtigungen durch die Behinderung allerdings nicht.

Die Pflegeversicherung wird von den Pflegebedürftigen insgesamt positiv beurteilt. Dies ist ein Ergebnis, das auf ähnliche Fragen wiederkehrend erhoben wird. Auf die Frage, inwieweit sich die Situation der befragten Pflegebedürftigen aufgrund der Leistungen der Pflegeversicherung verändert hat, stellt die Hälfte der Befragten keine Veränderungen fest, 45 % schätzen ihre Situation als verbessert ein, ein geringer Anteil sieht sich durch die Leistungen der Pflegeversicherung schlechter gestellt (☞ Tab. 6.82).

Situation der Pflege-bedürftigen	Insgesamt (%)	Pflegestufe I (%)	Pflegestufe II (%)	Pflegestufe III (%)
Situation verschlechtert	4,1	4,1	4,2	3,4
Situation unverändert	50,0	51,1	48,8	46,6
Situation verbessert	45,9	44,7	47,0	50,0

Tab. 6.82: Veränderung der Situation der Pflegebedürftigen durch die Leistungen der Pflegeversicherung (n = 1.969, n = 1.955).

Abbildung 6.83 stellt die durch die drei vorgegebenen Antwortmöglichkeiten – Zustimmung, Ablehnung oder Indifferenz – die von den Pflegebedürftigen zu beurteilenden Aussagen zur Pflege dar. Ziel der Frage war, einen Eindruck über die Umsetzung der aktivierenden Pflege und ihrer Bedürfnisorientierung zu erhalten.

Die Bewertung der Aussagen durch das Teilkollektiv der Pflegebedürftigen, die durch eine ambulante Pflegeeinrichtung gepflegt werden, wird gegenüber der in Abbildung 6.83 dargestellten Häufigkeitsverteilung der Antworten präzisiert, weil die in Anspruch genommenen pflegerischen Dienstleistungen ausschließlich diese Klientele in jedem Fall betreffen: Die professionell in Anspruch genommene Pflege wird überwiegend als den Bedürfnissen der Klientele entsprechend abgebildet („abgestimmt", „geht ausreichend auf Bedürfnisse ein"). „Pflege wird mit mir abgestimmt" wird überproportional häufig mit teils, teils oder nein beantwortet, das heißt, hier könnte ein Defizit der Abstimmung mit den Pflegebedürftigen zum Ausdruck kommen. Für die zweite Aussage bestätigt sich das abgebildete Ergebnis durch die statistische Prüfung. Unterstützt wird letzteres mit der überdurchschnittlichen Zustimmung zur komplementären Aussage „Angehörige kennen die Bedürfnisse besser".

Die Mehrheit der befragten Klientel fühlt sich ausreichend informiert. Die Fragen zu Übungen und Anleitung zum Erhalt der Selbständigkeit werden eher ausgewogen beantwortet. Das kann durch den nicht selten von den Befragten formulierten Perspektivmangel oder eine empfundene Perspektivlosigkeit im Hinblick auf eine Verbesserung ihres Zustands durch Übungen und Krankengymnastik begründet sein. Statistisch hochsignifikant ist lediglich die Negierung des Erreichens von mehr Selbständigkeit durch die Pflege. Das heißt, der Auftrag pflegerischer Aktivierung und Verselbständigung erscheint in der Perzeption der Pflegebedürftigen und Pflegepersonen defizitär, noch nicht angekommen oder jenseits des Denkbaren zu sein. Die möglichen Wirkungen einer aktivierenden Pflege auch in höherem Alter und bei ausgeprägter Pflegebedürftigkeit scheinen unzureichend vermittelt. Ebenfalls eher ambivalent ist das Antwortverhalten im Hinblick auf die Fragen der Organisation der Pflege („häufiger Wechsel", „zu wenig Zeit") und die Durchführung der Pflege („schematisch") (☞ Abb. 6.84). Insgesamt zeigen die Ergebnisse eine hohe Akzeptanz der Pflege, der Hilfsmittelausstattung und der Pflegeversicherung, eine relativ geringe kritische Problembewertung und eine positive Beurteilung der Pflege durch die Pflegebedürftigen.

Zur Einschätzung und Beurteilung ihres individuellen Hilfe- und/oder Pflegebedarfs wurden vier Statements formuliert, denen zugestimmt, die abgelehnt oder indifferent akzeptiert werden konnten. Die Hälfte der Pflegebedürftigen erhält eine ihrem (subjektiven) Bedarf entsprechende Unterstützung. Über ein

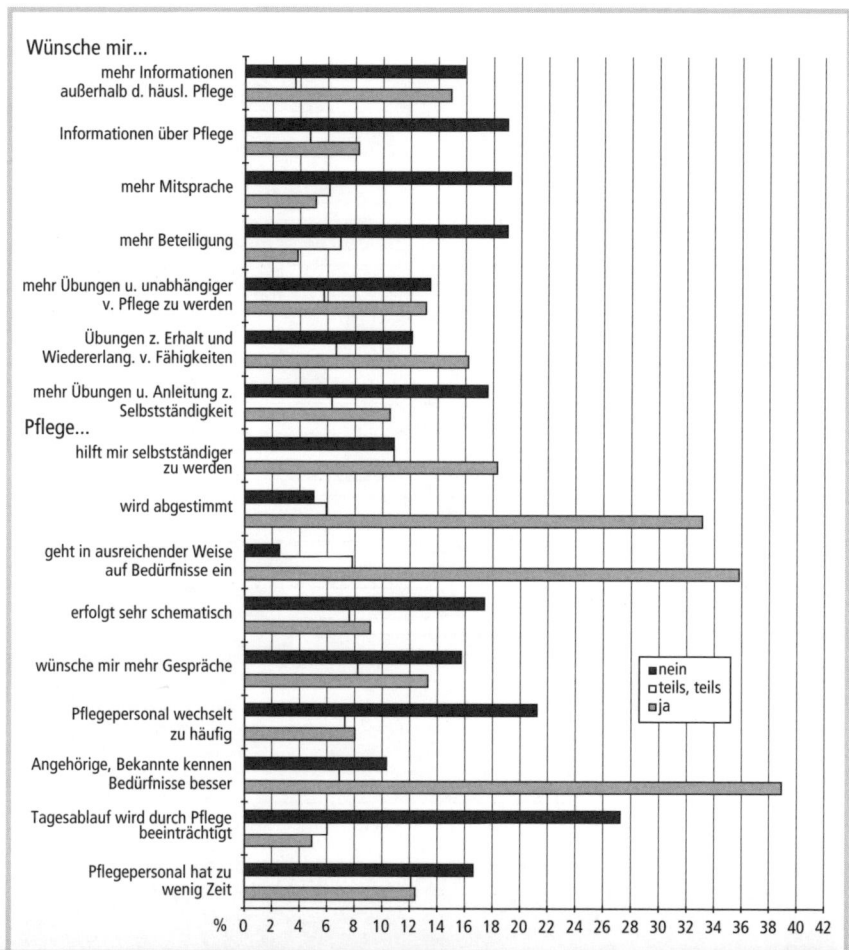

Abb. 6.83: Beurteilungen von Aussagen zur Pflege durch die Pflegebedürftigen (Mehrfachnennungen, n = 2.142).

Drittel der Pflegebedürftigen wird nicht zu einer Beteiligung an Pflege und Versorgung aufgefordert, was etwas im Widerspruch zur der 80prozentigen Zustimmung bei der Frage nach einer aktiven Einbeziehung durch professionell Pflegende steht. Die Befragten beteiligen sich, wenn es ihnen möglich ist, und lehnen eine versorgende Pflege eher ab (14,7 %). Über 70 % der Pflegebedürftigen sind nicht der Ansicht, daß sie sich aufgrund der Pflege wieder in einem höheren Maße selbst versorgen können. Unklar bleibt hier, ob eine Stabilisierung des Zustands erreicht oder Fähigkeiten erhalten werden konnten

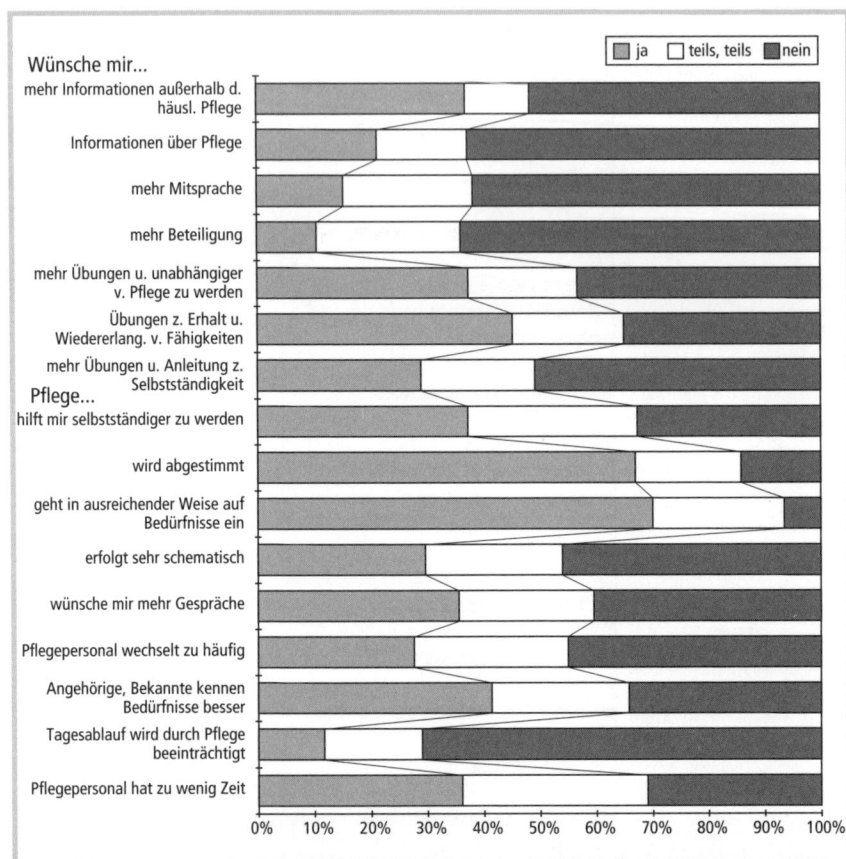

Abb. 6.84: Beurteilungen von Aussagen zur Pflege durch die von ambulanten Pflege-einrichtungen gepflegten Befragten (Mehrfachnennungen in diesem Teilkollektiv, n = 574).

(☞ Tab. 6.85). Die Ergebnisse zeigen eine differenzierte Sicht und Beurteilung der Unterstützung und Pflege sowie der Einschätzung der eigenen Leistungs-fähigkeit durch die Pflegebedürftigen.

Neben der Pflege sollten auch die verordneten rehabilitativen Maßnahmen im Hinblick auf Angemessenheit, Wirksamkeit und Zumutbarkeit durch die Pflegebedürftigen beurteilt werden. Sechs Aussagen mit den Möglichkeiten einer zustimmenden, ablehnenden oder unentschiedenen Antwort wurden vor-gegeben. Überwiegend wurde die unentschiedene Position gewählt (☞ Abb. 6.86). Auffallend ist aber der relativ hohe Anteil der Pflegebedürftigen, die sich als zufriedener als zuvor beurteilen.

Statements	ja (%)	teils, teils (%)	nein (%)
„Ich brauche mehr Unterstützung." (n = 1001)	24,1	26,4	49,6
„Ich soll mich mehr beteiligen, kann aber nicht." (n = 955)	44,0	20,9	35,1
„Ich beteilige mich nicht so sehr, weil die Versorgung dann schneller durchgeführt werden kann." (n = 733)	14,7	16,8	68,5
„Ich kann mich wieder mehr selbst versorgen." (n = 985)	9,4	20,3	70,3

Tab. 6.85: Aussagen zur Einschätzung des individuellen Pflegebedarfs durch die Pflegebedürftigen.

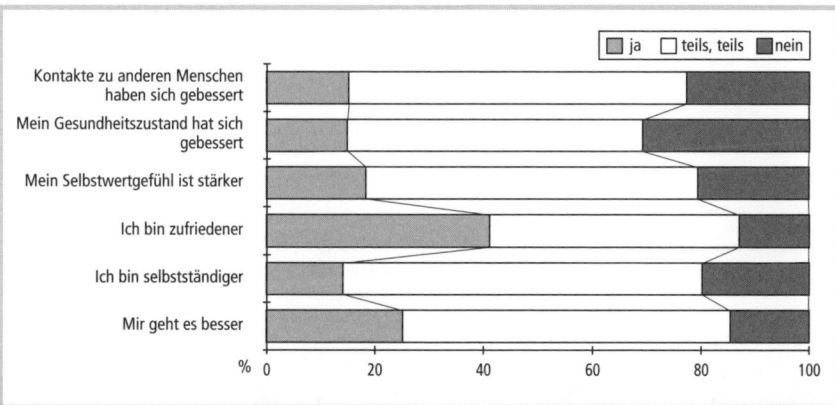

Abb. 6.86: Entwicklung des Befindens der Pflegebedürftigen durch rehabilitative Maßnahmen (n = 2.142).

Tragender Grundsatz der Pflegeversicherung ist der Vorrang der häuslichen vor der teilstationären, der Kurzzeit- und der vollstationären Pflege (Subsidiarität) (BMGS, 2003, S. 14). Ziel der rehabilitativen Maßnahmen und der aktivieren-den Pflege ist es also unter anderem auch, die häusliche Situation des Pflegebe-dürftigen zu stabilisieren und einen längeren Verbleib in der eigenen Wohnung zu ermöglichen. Das Erreichen dieses Ziels durch die Leistungen der Pflege-versicherung wurde von über 60 % der Befragten in unserem Kollektiv im Hin-blick auf einen möglichen Wechsel ins Heim und bei 40 % hinsichtlich eines Krankenhausaufenthalts bestätigt. Weniger als 20 % der Befragten verneinten dies, die anderen sahen sich von diesen Problematiken nicht betroffen (n = 1.807; 1.736).

7 | Zusammenfassung

Zielsetzung unserer Studie war, Art, Umfang, Qualität und Begrenzung von Leistungen der Rehabilitation, vor allem der gesetzlichen Krankenkassen, bei Pflegebedürftigkeit zu evaluieren. Rehabilitation hat auch nach den Bestimmungen der sozialen Pflegeversicherung Vorrang vor Pflege und möglicherweise einen substitutiven Effekt auf den Hilfebedarf. Sie wird in einen anderen Sozialleistungsbereich als der Pflegeversicherung, nämlich den der Krankenversicherung verwiesen, nachdem eine Begutachtung im Rahmen der Pflegeversicherung durch den Medizinischen Dienst der Krankenversicherung ihre Notwendigkeit zur *Vermeidung* von Pflegebedürftigkeit oder bei einer *eingetretenen* Pflegebedürftigkeit die Eignung, Notwendigkeit oder Zumutbarkeit einer „Beseitigung, Minderung oder Verhütung einer Verschlimmerung" der Pflegebedürftigkeit durch ambulante medizinische Rehabilitation festgestellt hat. Mit dieser Definition und Ausrichtung ist die Rehabilitation nach den Bestimmungen der Pflegeversicherung eine professionelle und institutionelle Innovation, die Rehabilitationsleistungen für eine Klientel erschließt, die hierzu besonders im ambulanten Versorgungsbereich kaum Zugang hatte: pflegebedürftige und meist alte, chronisch kranke oder behinderte Menschen.

Diese neue Leistung der Rehabilitation Pflegebedürftiger wird in einem komplexen kommunikativen und interaktionellen Umfeld umgesetzt. Mehrere Schnittstellen bestehen zwischen Erbringern, Pflege(fach)kräften, nichtärztlichen Rehabilitationsberufen (Heil-/Gesundheitsfachberufen), Ärzten, und den Trägern der Leistung: Krankenkassen, Pflegekassen, Medizinischer Dienst, Sozialamt, Integrationsamt, Hilfsmittelproduzenten und -vertreiber, Betreuer u.a.m. Sie sind für Pflege, Behandlung, Rehabilitation, Begutachtung, Bewilligung, Bereitstellung, Beratung und Umsetzung zuständig. Kommunikation und Interaktion finden im wesentlichen im häuslichen Umfeld des pflegebedürftigen Menschen und in einem Setting statt, das durch Zumutbarkeit und Akzeptanz der Maßnahme durch den Pflegebedürftigen, seine Pflegeperson und die weiteren an der Pflege Beteiligten geprägt ist. Die Rehabilitation Pflegebedürftiger realisiert sich in einem Prozeß des Aushandelns mit dem eingebundenen personalen Umfeld und den professionellen Erbringern, die einbezogen sind. Nur ein Teil dieser komplexen Zusammenhänge konnte in der vorliegenden Studie ansatzweise transparent werden.

Die Forschungsfragen dieser Untersuchung richten sich in einem ersten deskriptiven Teil auf die Realisierung und Umsetzung des Anspruchs der Rehabilitation bei ambulant Pflegebedürftigen. Zweitens wird aufgrund quantitativ-empirischer Analysen versucht, die durch das Gesetz eingeführten offenen Begriffe der Rehabilitationsbedürftigkeit, der Rehabilitationsfähigkeit und der Unzumutbarkeit evaluativ zu klären und Kriterien für Erfolg und Prognose von Rehabilitationsleistungen zu erarbeiten. Unterschiedliche Konzepte der medizinischen oder pflegerischen Rehabilitation Pflegebedürftiger sollen in ihrer Wirkung beurteilt werden. Schließlich können die vom Medizinischen Dienst für notwendig erachteten Maßnahmen der Rehabilitation Pflegebedürftiger auf Grenzen der Einsicht und Akzeptanz bei den Pflegebetroffenen und ihren Familien stoßen, die ein Wirksamwerden der Rehabilitation in Frage stellen.

Im einzelnen legt die Studie zunächst einen Schwerpunkt auf die Erhebung der Situation und die Klärung der Struktur der rehabilitativen Empfehlungen bei pflegebedürftigen Erwachsenen und Kindern aufgrund gutachterlicher Befürwortung der Medizinischen Dienste. Die Umsetzung der Empfehlungen der Medizinischen Dienste zur Rehabilitation durch die Kranken-/ Pflegekassen in ärztlich verordnete und bewilligte Leistungen mußte in den meisten Fällen offen bleiben, weil hierzu keine Leistungsdaten der Krankenkassen auf Fallebene verfügbar sind. Im Rahmen einer kurzen schriftlichen Befragung der Pflegebedürftigen, zu denen wir über die Kranken-/ Pflegekassen Kontakt aufnahmen, erhoben wir die Einstufung und Leistungen der Pflegeversicherung und die weiteren pflegerischen Leistungsbereiche, das häusliche pflegerische Setting und den Umfang der pflegerischen Unterstützung, die Hilfsmittelausstattung und Maßnahmen der Rehabilitation. Die Beurteilung von Pflege und Rehabilitation durch den Pflegebedürftigen sollte Aufschluß über Akzeptanz oder Nichtakzeptanz von Leistungen zu Pflege und Rehabilitation geben. Mögliche Gründe für eine Nichtrealisierung der Ansprüche auf Rehabilitationsleistungen sollten eruiert und ein eventueller Erfolg rehabilitativer Maßnahmen für den Pflegeverlauf in Abhängigkeit von Konzepten der Pflege und Rehabilitation beurteilbar werden.

Der Untersuchung der Struktur rehabilitativer Empfehlungen liegen Daten der Gutachten der Medizinischen Dienste der Krankenversicherung (MDK) aus den Jahren 1996 bis 1998 für die Länder Berlin, Brandenburg, Mecklenburg-Vorpommern, Niedersachsen, Sachsen-Anhalt und Schleswig-Holstein zugrunde. Die Gesamtzahl der Fälle beträgt 1.077.334. Auf ihrer Basis soll ein „diagnostischer Blick" auf den Bedarf an Rehabilitation ermöglicht werden. Ein weiterer Schwerpunkt der Studie fokussiert Pflege und Rehabilitation vor Ort in der Lebenswelt pflegebedürftiger Menschen. Die Datengrundlage hierfür bildet eine Stichprobenerhebung über die Ortskrankenkassen und zwei Ersatzkassen im regionalen Bereich der genannten Medizinischen Dienste. Insgesamt wurden wegen der Seltenheit rehabilitativer Maßnahmen bei Pflegebedürftigen und einem angenommenen nicht sehr hohen Rücklauf von den meist älteren und in ihrer Selbständigkeit und den Fähigkeiten beeinträchtigten Pflegebedürftigen 12.742 Fragebögen verschickt. Davon wurden 2.353 Fragebögen (18,5 %) an uns zurückgesandt, von denen 91,2 % auswertbar waren und der Analyse zugrunde gelegt werden konnten. Die detaillierte Darstellung der Stichprobenparameter vor dem Hintergrund der Leistungsdaten der einzelnen Kassen als Referenz zeigt, daß einige Parameter bei einem Teil der Pflege-/Krankenkassen nicht signifikant von denen der Kassenstatistik abweichen. In anderen Fällen bestehen Abweichungen, so daß wir nicht davon ausgehen können, daß diese Ergebnisse repräsentativ für die Pflegebedürftigen dieser Kassen sind.

Nachdem in bivariaten Zusammenhängen die vordergründig wichtigsten Einflußgrößen auf die Rehabilitationsempfehlungen der Medizinischen Dienste festgestellt wurden, konnte in multivariaten Analysen ihre Einflußstärke unter Berücksichtigung aller anderen wichtigen Variablen bestimmt werden. Dabei ergab sich, daß die stärksten Einflüsse vom Lebensalter und den Diagnosen der Pflegebedürftigen herrühren. Erst in zweiter Linie sind ATL-Kompetenzen (Grade der Selbständigkeit bei den Aktivitäten des täglichen Lebens), Hilfebedarfe, die „äußeren" Einflüsse durch die Bundesländer und deren Institutionen sowie, noch schwächer, durch die Gutachter feststellbar.

Wesentlich erhöhte Chancen auf Rehabilitation haben danach jüngere Menschen, insbesondere Kinder, sowie Pflegebedürftige mit Verletzungen, Krankheiten der Nerven und Sinnesorgane und des Herz-Kreislauf-Systems. Die Rehabilitationsaussichten nehmen zu, je größer der Hilfebedarf und je eingeschränkter die Fähigkeiten für eine selbständige Bewältigung der Aktivitäten des täglichen Lebens sind.

An regionalen Besonderheiten fällt bei den gesammelten Daten die Situation in Berlin auf, wo besonders in Heimen, die hier zu einem Teil umgewandelte frühere Krankenhäuser für chronisch Kranke sind, vergleichsweise mehr Rehabilitationsmaßnahmen durchgeführt oder empfohlen werden. Für die länderspezifischen Unterschiede sind insbesondere die (in Berlin und Brandenburg höheren) Empfehlungsraten ausschlaggebend.

Während sich auf den ersten Blick erheblich unterschiedliche Häufigkeiten von Rehabilitationsempfehlungen zwischen den beteiligten Professionengruppen ausmachen lassen, werden diese durch Berücksichtigung von den spezifischen Situationen, zu denen jeweils spezifische Professionen hinzugezogen werden, erheblich relativiert. Allerdings bleibt auch bei ansonsten gleichen Bedingungen eine etwas höhere Rate (ca. 10 %) von Rehabilitationsempfehlungen bei den Ärzten bestehen.

Unterschiedliche Anteile von Rehabilitation bei Pflegebedürftigen verschiedener Kassen reduzieren sich z. B. bei der Einbeziehung des Alters. Vermutlich verbergen sich hinter der Variable Krankenkasse weitere sozialstrukturelle und verhaltensspezifische Besonderheiten der Klientel. Nach Berücksichtigung mehrerer weiterer Variablen bleibt im Modell ein Effekt in der Größenordnung von einer um 18 bis 20 % verringerten Verhältniszahl (adjustierte Odds-Ratio) übrig.

Aufgrund der zeitlichen Verzögerung, die insbesondere auf die teilweise langwierige Klärung der Datenüberlassung für die Sekundäranalyse der Gutachtendaten zurückzuführen ist, und durch die fallbezogen nicht bekannten Entscheidungen der Kassen zur Rehabilitation konnte ein Teil der Projektzielsetzung nicht erreicht werden. Dies betrifft vor allem die von mehr als der Hälfte der befragten Personen schriftlich gestattete Einsichtnahme in die Gutachten, um fallbezogen die Klartextangaben zu vorhandenen und empfohlenen Rehabilitationsmaßnahmen und die Leistungsentscheidungen der Kassen einzubeziehen. Dadurch hätten wir auch Einsicht in die klartextlich genannten spezifischen Maßnahmen zur Rehabilitation, die von den Gutachtern der Medizinischen Dienste der Krankenversicherung empfohlen wurden, bekommen, und Aufschluß über „verstecktes Wissen", das heißt Rehabilitation über die Maßnahmen der Physiotherapie, Ergotherapie und Logopädie hinaus und insbesondere „pflegenahe Empfehlungen", zur Rehabilitation Pflegebedürftiger gewinnen können. Bei der Beurteilung der Umsetzung der Rehabilitationsempfehlungen am Beispiel der Krankengymnastik ergeben die Auswertungen der Gutachtendaten der Medizinischen Dienste einen gegenüber den umgesetzten Verordnungen bei Pflegebedürftigen im Befragungskollektiv um über ein Drittel geringeren Wert. Dies ist vor dem Hintergrund des verfahrensmäßigen Procederes zwischen den Institutionen und dem offensichtlich mangelnden Feedback durchaus plausibel. Das bedeutet, ein wechselseitiges Feedback zu Empfehlung und Umsetzung der Rehabilitation zwischen den Medizinischen Diensten und den Kranken-/Pflegekassen würde unter Einbeziehung der Betroffenen dazu beitragen, die Indikationen aufgrund der Begutachtung und Wirkungen im Hinblick auf die Zielerreichung, vor allem was die Reflexion von Indikation und Entscheidung betrifft, transparenter und präziser zu machen. Zudem würde die Kommunikation zwischen den Institutionen und den beteiligten Berufen verbessert.

Mit den Ergebnissen unserer Befragung liegen unseres Wissens erstmalig differenzierte Ergebnisse über die Situation pflegebedürftiger Menschen in Abhängigkeit verschiedener Parameter der Sozialstruktur, der Selbstpflege und der Versorgung vor. In unserem Kollektiv bestätigt sich, daß Familien, Partnerschaftsstrukturen und Wohnformen in Flächenstaaten durchschnittlich größer, eher traditional und stärker intergenerativ orientiert sind als in urbanen Regionen. Allerdings ist zu beachten, daß wir von den Angehörigen der beteiligten Ersatzkassen eher Antworten aus Städten als aus ländlichen Regionen erhielten. Differenzen im Zusammenhang mit verschiedenen Bildungs- und Berufsverläufen von Frauen und Männern, besonders in der Generation der heute alten Menschen, werden in unterschiedlicher Zuordnung von einem nach arbeitsrechtlichen Status gegliederten sozialen Sicherungssystem reflektiert. Diese sozial- und versorgungsstrukturellen Bedingungen hängen wesentlich mit einer unterschiedlichen Leistungswahl und Inanspruchnahme zusammen, aber scheinen mit dem Ziel der häuslichen und ambulanten Versorgung pflegebedürftiger Menschen und Angehöriger in jeweils unterschiedlichen Settings vereinbar. Der familien- und sozialstrukturelle Hintergrund ist, wie aus den Daten erkennbar, für die Form und Sicherung der häuslichen Pflege und den Vorrang dieser Versorgungsform, aber auch die Wahl der Form der Leistung von Bedeutung. Auch für die Chancen auf Rehabilitationsmaßnahmen erscheint er als wichtiger Bedingungskomplex.

Die familiale, nachbarschaftliche oder die professionelle Unterstützung von Pflegebedürftigen folgt typischerweise in lebensphasenhaft unterschiedlichen Settings. Im Kindes- und jungen Erwachsenenalter (bis zirka 30 Jahre) stehen (zunächst) erwartungsgemäß fast ausschließlich die Eltern für die Versorgung zur Verfügung. Sie pflegen und versorgen unter Nutzung des Pflegegelds über diese Phase hinaus, weil sie aus dieser „Verpflichtung" gesellschaftlich nicht gelöst werden, weil sie in der Übernahme der Verantwortung Sinn und Perspektive gefunden haben oder weil es keine Alternative gab. Jenseits des Alters von 50 Jahren der Pflegebedürftigen wird eine partnerschaftliche Versorgungsphase für jeden zweiten Fall relevant und bleibt dies etwa bis ins hohe Alter. Kinder und Enkel übernehmen die Pflege ihrer Angehörigen ab der Altersspanne von 45 bis 49 Jahren und sind ab 80 Jahren in jedem zweiten Fall aktiv. Ab dem Alter von 65 Jahren sind ambulante Pflegeeinrichtungen in mehr als 20 % der Fälle involviert. Weitere Personen sind mit Anteilen von bis zu 20 % an Pflege und Versorgung beteiligt. Mit zunehmenden Alter der Pflegebedürftigen und deren Eintritt in neue Lebensphasen wird die Basis von Pflege und Versorgung breiter und heterogener, und sie bezieht, relevant in höherem Lebensalter, auch die professionelle Pflege ein.

Die Wahl der Pflegesettings hinsichtlich der Pflegeperson, der weiteren beteiligten Personen und der Leistungsform erscheint bewußt und spezifisch, was vor dem Hintergrund nachvollziehbar ist, daß die Übernahme der (Teil-) Versorgung eines pflegebedürftigen Angehörigen für Pflegepersonen in nicht wenigen Fällen quasi ein lebensveränderndes Ereignis darstellt. Eltern als Pflegepersonen orientieren sich im größten Umfang unter allen Settings auf das Pflegegeld und haben die geringste personale und professionelle Unterstützung von außen, so z.B. nur in 3,6 % eine beteiligte ambulante Pflegeeinrichtung. Elternpflege hat nach diesen Zahlen eine personell so schmale Basis, daß vor dem Hintergrund nicht gegebener, nicht gewünschter oder fehlender Versorgungsalternativen Überbelastungs- oder Überforderungssituationen unmittelbar nachvollziehbar sind. Partnerpflegen beteiligen in einem Drittel der Fälle Kinder und Enkel und zu einem Sechstel professionelle Pflege. Pflegen durch Kinder und Enkel beziehen in je 23 % Partner und professionelle Pflege ein und beteiligen in mehr als 10 % jeweils Freunde, Bekannte oder Nachbarn und privat rekrutierte Personen an der Pflege. Männer beziehen Pflege und Versorgung überproportional aus dem familialen und partnerschaftlichem Umfeld und sind insofern gegenüber Frauen privilegiert. Frauen, insbesondere in höherem Lebensalter, ermangelt dieser Support, sie sind auf Hilfe der Kinder- und Enkelgeneration und professionelle Versorgung angewiesen und haben im Durchschnitt ein zahlenmäßig deutlich geringeres Versorgungsumfeld.

Neben vielen sicher vorab zu vermutenden oder aufgrund vorbereitender Untersuchungen bekannten Zusammenhängen von sozialstrukturellen Parametern der Pflegebedürftigen und der Wahl der Leistungsform der Pflegeversicherung zeigen die vorliegenden Ergebnisse ein differenziertes Wahl- und Inanspruchnahmeverhalten von Pflege. Dies gilt auch im Hinblick auf die Ergänzung der pflegerischen häuslichen Hilfesituation, die Auslagerung bestimmter pflegerischer Leistungen an professionelle Pflegekräfte oder die Aufstockung des häuslichen Budgets zur Finanzierung von Leistungen zur Pflege oder zur finanziellen Entlastung im weitesten Sinn.

Das in Anspruch genommene Leistungsspektrum ist bei der Leistungsform Pflegegeld am sparsamsten, das personale Betreuungssetting dagegen, außer bei der Elternpflege, am breitesten angelegt. Umgekehrt verhält es sich bei der Inanspruchnahme von Sachleistungen (häusliche Pflege und Kombinationsleistung). Hier sind verschiedene Erbringer und Leistungsträger vor dem Hintergrund zahlenmäßig eher begrenzter Pflegesettings eingebunden.

Um einen institutionenübergreifenden Überblick über Leistungen zur Pflege, die Pflegebedürftige erhalten, insgesamt zu gewinnen und möglicherweise Hinweise auf Bedingungen und/oder Voraussetzungen für die Inanspruchnahme von pflegerischen Leistungen der Pflegekasse und anderen Trägern zu bekommen, wurden die Pflegebedürftigen nicht nur nach den erhaltenen Leistungen der Pflegeversicherung gefragt. Sie wurden auch um Auskunft über Leistungen zur Pflege aufgrund des Krankenversicherungsrechts (häusliche Krankenpflege) und des Bundessozialhilfegesetzes (BSHG) zur Pflege gebeten. Bei den Leistungen der Sozialhilfe zur Pflege wurde erhoben, ob sie die Leistungen der Pflegeversicherung ergänzen, ob sie diese aufstocken oder ob sie unterhalb der Pflegestufe I liegen. Empirische Ergebnisse zu einer die verschiedenen Leistungsbereiche der Pflege übergreifenden Darstellung liegen unseres Wissens bisher nicht vor. Sie gestatten eine differenzierte Beurteilung der pflegerischen Situation von Pflegebedürftigen und der Wahl von Leistungen und Formen durch Pflegebedürftige und Pflegepersonen.

Nach den Ergebnissen der Befragung sind Hilfenetze dann breiter und bereichsübergreifend geknüpft, wenn Pflegepersonen existent sind und zudem professionelle Versorgung in Anspruch genommen wird.

Pflegebedürftige Kinder haben in der Regel einen über die Leistungen der Pflegeversicherung hinausgehenden realisierten oder auch nicht umsetzbaren Pflege- und Betreuungsbedarf und/oder einen vom Leistungsbereich der Pflegeversicherung abweichenden Hilfebedarf. Selten benötigen sie (Kinder-)Krankenpflege; wenn sie Kinderkrankenpflege erhalten, sind sie nicht pflegebedürftig im Sinne der sozialen Pflegeversicherung. Insofern bleibt bei der Pflege und Versorgung von Kindern die Absicherung der Versorgung durch die Sozialhilfe, wenn die Voraussetzungen der Leistungen nach dem BSHG bestehen. Das zeigt sich in unseren Zahlen, und es betrifft über die Leistungen zur Pflege hinaus vor allem Teilhabe und Rehabilitation.

Pflegebedürftige mit Sachleistung erhalten ergänzend oder aufstockend häufiger weitere Leistungen zur Pflege über die Sozialhilfe oder häusliche Krankenpflege. Professionell erbrachte Pflege geschieht also in einem differenzierteren und umfassenderen Leistungskontext als eine selbstorganisierte oder durch Pflegepersonen erbrachte Pflege.

Zudem erscheint die Zunahme des Hilfebedarfs in Form von Pflege und Versorgung nicht linear mit den Pflegestufen anzusteigen, so daß die Zuordnung weiterer Hilfen anderer Leistungsbereiche ein mögliches Nichterfüllen der Voraussetzungen der Schwerstpflegebedürftigkeit zu einem Teil kompensieren kann: Die Verordnung von häuslicher Krankenpflege erfolgt häufiger in Pflegestufe II (14,6 %) als in Stufe III (13,8 %), Pflegebedürftige der Stufe I haben mit 12,7 % seltener Leistungen der häuslichen Krankenpflege. Der Anteil an aufstockenden Leistungen zur Pflege nach dem BSHG ist bei Schwerpflegebedürftigen signifikant höher als bei Pflegebedürftigen der beiden anderen Pflegestufen. In diesem Zusammenhang drängt sich die Frage auf, ob der Wechsel zur Einstufung in die Stufe III der Pflegeversicherung überproportionale Anforderungen an das Pflegesetting stellt, so daß in diesen Fällen Ergänzungen aus anderen Leistungsbereichen erforderlich sind und, wenn möglich, realisiert werden. Diese Umsetzung scheint vorrangig an das Vorhandensein von Pflegeperson und/oder professioneller Pflege(fach)kraft gebunden zu sein. Es ist aber auch durchaus möglich, daß die Präsenz professioneller Pflege einen gewissen bahnenden Effekt hat, der über Beratung zur Leistung und Vernetzung von Hilfen eine Erschließung und Einbeziehung weiterer Leistungen zur Pflege fördert. Dies würde auch darauf hinweisen, daß es einen unausgeschöpften, nicht erkannten und nicht wahrgenommenen Beratungsbedarf in durchschnittlichen und alltäglichen Situationen von Pflegebedürftigen gibt, der vor dem Hintergrund der Zuständigkeiten und Strukturen der Beratung kaum erkennbar ist.

Die befragten Pflegebedürftigen zeigen ein großes Beratungs- und Informationsbedürfnis. Vordergründig steht dies teilweise im Widerspruch, zumindest was die Pflege betrifft, zu den Ergebnissen der Befragung, die eine informierte bzw. keinen Wunsch nach weiterer Information vermittelnde Klientel ausweisen. Latent können und werden Ansprüche, Forderungen und auch Kritik nur entstehen oder präsent sein, wenn Möglichkeiten der Hilfe und Versorgung bekannt, Regelungen und Handlungen transparent und nachvollziehbar sind und die Pflegebedürftigen vorab in die Lage versetzt werden, die ihnen zugedachte Rolle differenzierender und kritisch-abwägender Konsumenten wahrzunehmen.

Rehabilitation, gemessen am Indikator Physiotherapie, ist vor Ort und im Untersuchungszeitraum häufiger, als es die anamnestisch bestehenden und empfohlenen Maßnahmen vermuten lassen. Sie nimmt mit steigender Pflegebedürftigkeit zu: In Pflegestufe I erhalten weniger als 30 %, in Stufe zwei deutlich mehr als ein Drittel und in Stufe drei mehr als 55 % der Pflegebedürftigen Physiotherapie. Einsatz und Anwendung von Physiotherapie sind negativ mit dem Alter korreliert. Das gilt insbesondere für die Phase der Hochaltrigkeit. Das Vorhandensein von Krankengymnastik ist positiv mit dem Ehe- und Partnerschaftsstatus und weiterführenden Bildungsabschlüssen verbunden. Insofern ist zu vermuten, daß Potentiale bei alten und alleinlebenden pflegebedürftigen Menschen nicht ausgeschöpft werden, besonders dann, wenn sie keine Unterstützung bei der Realisierung der Inanspruchnahme finden. Zu etwa gleichen Teilen wird die Wirkung physiotherapeutischer Maßnahmen als die Situation verbessernd oder zumindest den Status erhaltend eingeschätzt.

Die Hilfsmittel werden seitens der Pflege-/Krankenkassen in erheblichem Umfang zur Verfügung gestellt. Im Durchschnitt verfügten die befragten Pflegebedürftigen über 4,2 Hilfsmittel, von denen sie mehr als eines selbst bezahlt hatten. Wenige Hilfsmittel werden anteilig bezahlt. Die Hilfsmittelausstattung der Pflegebedürftigen nimmt, bis auf die Ausnahme weniger Hilfsmittel mit den Pflegestufen und vom Pflegegeld über die Sachleistung zur Kombinationsleistung zu. Sie sind in den meisten Hilfedimensionen ähnlich ausgerichtet und zeigen in etwa gleichförmig geringere Dispositionen zum Ausgleich in den Bereichen Ernährung, Sicherheit und Kommunikation. Da diese Hilfsmittelgruppen für einen häuslichen Verbleib des Pflegebedürftigen und die Sicherung seines Umfelds von großer Bedeutung sein können, erscheint die vergleichsweise geringe Berücksichtigung dieser Hilfsmittel wenig nachvollziehbar und defizitär. Die Hilfsmittelausstattung zeigt Zusammenhänge mit der Inanspruchnahme von Physiotherapie und häuslicher Krankenpflege und mit den genannten Parametern des Bildungsstatus.

Im Befragungskollektiv wurden 650 Maßnahmen baulicher und technischer Veränderung zur Erleichterung der Pflege und zur Linderung der Beschwerden angegeben, die zum kleinen Teil vor der Leistungspflicht der Pflegeversicherung begonnen worden waren. Sie betrafen 22,1 % der Pflegebedürftigen und betrugen 1,4 Maßnahmen pro Fall. Im Vordergrund standen die Anpassung von Badezimmern und die Beseitigung von Türschwellen. Auch hier folgen die Bewilligungen und die Maßnahmen in den Häufigkeiten den Pflegestufen und teilweise auch den Leistungsformen, insbesondere bei den Kombinationsleistungen. Die Pflegeversicherung scheint die Entwicklung im Hilfsmittelbereich vorangebracht zu haben.

Diesen Zusammenhang berücksichtigend und vor dem Hintergrund der Komplexität der Empfehlung, Bewilligung und Realisierung von Leistungen zur Rehabilitation im Rahmen der Pflegeversicherung könnten die niedrigen, aber tendenziell gegenüber den Empfehlungen der Gutachten höheren Raten rehabilitativer Maßnahmen im Befragungskollektiv das für rehabilitative Leistungen notwendige Begutachtungs- und Bewilligungsverfahren legitimieren.

Aktivierende Pflege ist die grundlegende Handlungsorientierung der Pflege im Rahmen der Pflegeversicherung, die ressourcenorientiert, verselbständigend, angemessen, bedarfs- und bedürfnisorientiert für die professionell erbrachte Pflege sein soll. Sie ist in der vorliegenden Erhebungsform schwer zu beurteilen, allenfalls indirekt als Beteiligung, Einbeziehung, Anleitung statt Übernahme, Training etc. Einbezogen und beteiligt werden nahezu 90 % der Befragten, die (auch) professionell gepflegt und versorgt wurden. Mit der Pflegestufe zunehmend verneinten dies bis zu 50 % (Pflegestufe III) oder sie fühlten sich nicht zur Selbständigkeit angehalten. Kombinationsleistungen scheinen, wie auch die Maßnahmen der Rehabilitation eindrucksvoll belegen, den Spielraum gewünschter aktiver Mitwirkung und Verselbständigung eher zu eröffnen.

Der neue und bislang pflegeprofessionell unzureichend ausgestaltete und fundierte Ansatz der aktivierenden Pflege erfährt durch die Ergebnisse der schriftlichen Befragung der Pflegebedürftigen zumindest insofern eine Bestätigung, als er als bedürfnisorientiert und angemessen angesehen wird. Damit sind wesentliche Kriterien in der Umsetzung, nämlich die (subjektive) Zufriedenheit der Klienten erfüllt.

Wie bei anderen Untersuchungen bereits festgestellt, erhoben auch wir eine sehr hohe Zufriedenheit der pflegebedürftigen Menschen mit den Leistungen der Pflegeversicherung, der Pflege, den Rehabilitationsmaßnahmen, den Hilfsmitteln und den baulichen und technischen Hilfen. Dies bemißt sich auch an der Situation von Pflegebedürftigen, Pflegepersonen und weiteren Bezugspersonen, die in die Pflege bereits vor dem Leistungsbeginn der Pflegeversicherung involviert waren. Insbesondere Pflegebedürftige der Stufe III geben in jedem zweiten Fall an, daß sich ihre Situation verbessert hat (I: 44,7; II: 47,0). Sie sehen sich in knapp 30 % als zufriedener; in 10 bis 20 % stellen sie immerhin noch fest, daß es ihnen besser geht, sie Kontakt zu anderen haben und ihr Gesundheitszustand sich positiv entwickelt hat. Angehörige der beiden anderen Pflegestufen erfahren dies in 20 bis 30 %. Die Erfahrung, selbständiger geworden zu sein, machen sie in 10 bis 20 %. Diese positiven Erfahrungen privilegieren Pflegebedürftige mit Sach- und Kombinationsleistungen gegenüber Beziehern von Pflegegeld. In 45 bis über 50 % stellen Pflegebedürftige eine Veränderung ihrer Situation nicht fest, und in weniger als 5 % kommt es zu einer Verschlechterung des Zustands. Nur lediglich 15 % geht es schlechter bzw. empfinden eine größere Unzufriedenheit, 20 % sind nicht selbständiger geworden und ebenfalls 20 % beklagen eine Verschlechterung der Kontakte und des Selbstwertgefühls.

Wir kommen zu dem Ergebnis, daß die Rehabilitationsfähigkeit von pflegebedürftigen Menschen, insbesondere auch wegen der bisher in zu geringem Umfang erreichten Klientel, größer ist als bisher realisiert wurde. Gleiches gilt für die Bedürftigkeit an Rehabilitation. Insbesondere trifft dies für den Ansatz zu, Pflegebedürftigkeit durch Rehabilitation zu vermeiden. Es lassen sich aufgrund der Befragung Klientele benennen, deren Rehabilitationspotentiale in den verschiedenen Teildimensionen unausgeschöpft erscheinen. Zur Zumutbarkeit von Maßnahmen der Rehabilitation kann angemerkt werden, daß bei der überwiegenden Mehrheit der Befragten keine negative Konnotation hinsichtlich der Maßnahmen erkennbar ist. Im Gegenteil: Durch Beratung und Vermittlung des Ansatzes läßt sich der Sinnbezug dieser Maßnahmen und damit auch die Akzeptanz vermutlich deutlich erhöhen. Insofern kann geschlußfolgert werden, daß die pflegebedürftige Klientel in einem größeren Umfang als bisher rehabilitationsbedürftig und rehabilitationsfähig ist und diese Wahrnehmung auch von sich selbst hat. Es gibt unter den Rückmeldungen keinen Beleg für eine Unzumutbarkeit der Rehabilitationsmaßnahmen. In Einzelfällen waren der Wegfall der Pflegebedürftigkeit nach einer erfolgreichen Rehabilitation und die Substitution von Leistungen der Pflegeversicherung durchaus präsent und wurden akzeptiert. Ergebnisse, die vor allem die Stabilität des Zustands der Pflegebedürftigen belegen, sprechen durchaus für einen Erfolg der Rehabilitation pflegebedürftiger Personen.

Reglement und Verfahren der Umsetzung der Rehabilitation muten allerdings unangemessen komplex, aufwendig und in keinem angemessenen Verhältnis zur einzelnen Leistung stehend an. Zudem scheint das Procedere der Umsetzung des pflegerischen Rehabilitationansatzes eher entgegenzulaufen, als für seine pflegefachliche Umsetzung förderlich zu sein.

8 | Literaturverzeichnis

Abgeordnetenhaus von Berlin: Mitteilung über ein Modellprojekt zur Umsetzung der Leistungskomplexe (Modulsystem) in der ambulanten Pflege – Drsn. Nr. 13/989 und Nr. 13/1479 – Schlußbericht – Drucksache 13/2244.

Andreß, H.-J.; Hagenaars, J. A.; Kühnel, S.: Analyse von Tabellen und kategorialen Daten. Berlin: Springer, 1997.

Arets, J.; Obex, F.; Vaessen, J.; Wagner, F.: Professionelle Pflege. Theoretische und praktische Grundlagen. Band 1. Bocholt: Eicanos, 1996.

Baltes, P. B.; Mittelstraß, J. (Hg.): Zukunft des Alterns und gesellschaftliche Entwicklung. Berlin: de Gruyter, 1992.

Bartholomeyczik, S.; Hunstein, D.; Koch, V.; Zegelin-Abt, A.: Zeitrichtlinien zur Begutachtung des Pflegebedarfs. Evaluation der Orientierungswerte für die Zeitbemessung. Frankfurt a. M.: Mabuse, 2001.

Bartholomeyczik, S.; Ulmer, E.-M.; Linhart, M.; Schumann G.; Tuschen, P.: Analyse des Bedarfs an häuslicher und stationärer Pflege nach SBG XI – Auswertungen von Begutachtungsdaten des MDK Hessen. In: Steppe H.; Ulmer, E.-M.; Saller, R.; Tuschen, P.; Weinand, B. (Hg.): Pflegebegutachtung – besser als ihr Ruf. Frankfurt a. M.: Fachhochschulverlag, 1998, S. 65–105.

Baumgartner, L.; Kirstein, R.; Möllmann, R. (Hg.): Häusliche Pflege heute. Lehrbuch für Pflegeberufe. München: Urban & Fischer, 2004.

Beck, C.; Heacock, P.; Mercer, S. O.; Walls, R. C.; Rapp, C. G.; Vogelpohl, T. S.: Improving Dressing Behaviour in Cognitive Impaired Nursing Home Residents. Nursing Research 3/1997, S. 126–132.

Bekanntmachung der gemeinsamen Grundsätze und Maßstäbe zur Qualität und Qualitätssicherung einschließlich des Verfahrens zur Durchführung von Qualitätsprüfungen nach § 80 XI in der ambulanten Pflege vom 31.5.1996. Bundesanzeiger 48 (152a) vom 15.8.1996, S. 3–6.

Bekanntmachung der gemeinsamen Grundsätze und Maßstäbe zur Qualität und Qualitätssicherung einschließlich des Verfahrens zur Durchführung von Qualitätsprüfungen nach § 80 XI in der teilstationären Pflege (Tages- und Nachtpflege) vom 31.5.1996. Bundesanzeiger 48 (152a) vom 15.8.1996a, S. 7–10.

Bekanntmachung der gemeinsamen Grundsätze und Maßstäbe zur Qualität und Qualitätssicherung einschließlich des Verfahrens zur Durchführung von Qualitätsprüfungen nach § 80 XI in der Kurzzeitpflege vom 31.5.1996. Bundesanzeiger 48 (152a) vom 15.8.1996b, S. 11–14.

Bekanntmachung der gemeinsamen Grundsätze und Maßstäbe zur Qualität und Qualitätssicherung einschließlich des Verfahrens zur Durchführung von Qualitätsprüfungen nach § 80 XI in vollstationären Pflegeeinrichtungen vom 21.10.1996. Bundesanzeiger 48 (213) vom 14.11.1996, S. 12041–12042.

Bengel, J.; Koch, U. (Hg.): Grundlagen der Rehabilitationswissenschaft. Themen, Strategien und Methoden der Rehabilitationsforschung. Berlin: Springer, 2000.

BKK Landesverband Ost (Hg.): BKK-Vertrag über die Versorgung mit Leistungen häuslicher Krankenpflege und Haushaltshilfe gemäß § 132 a Abs. 2 SGB V und häuslicher Pflege bei Schwangerschaft und Entbindung gemäß § 198 RVO und Haushaltshilfe gemäß § 199 RVO für Versicherte der Betriebskrankenkassen in Berlin. Berlin: Eigenverlag, 1999.

Blinkert, B.; Klie, T.: Pflege im sozialen Wandel: eine Untersuchung über die Situation von häuslich versorgten Pflegebedürftigen nach Einführung der Pflegeversicherung. Hannover: Vincentz, 1999.

Brunen, H. M.; Herold, E. E. (Hg.): Ambulante Pflege. Die Pflege Gesunder und Kranker in der Gemeinde. Band 1. Hannover: Schlütersche Verlagsanstalt, 1995.

Brunen, H. M.; Herold, E. E. (Hg.): Ambulante Pflege. Die Pflege Gesunder und Kranker in der Gemeinde. Band 2. Hannover: Schlütersche Verlagsanstalt, 1997.

Bundesministerium für Arbeit und Sozialordnung (BMAS) (Hg.): Die gesetzliche Krankenversicherung in der Bundesrepublik Deutschland im Jahr 1990. Statistischer und finanzieller Bericht. Bonn: Eigenverlag, 1991.

Bundesministerium für Arbeit und Sozialordnung (BMAS) (Hg.): Die gesetzliche Krankenversicherung in der Bundesrepublik Deutschland im Jahr 1991. Statistischer und finanzieller Bericht. Bonn: Eigenverlag, 1992.

Bundesministerium für Arbeit und Sozialordnung (BMAS) (Hg.): Arbeits- und Sozialstatistik. Hauptergebnisse 1996. Bonn: Eigenverlag, 1996.

Bundesministerium für Arbeit und Sozialordnung (BMAS) (Hg.): Arbeits- und Sozialstatistik. Hauptergebnisse 1997. Bonn: Eigenverlag, 1997.

Bundesministerium für Arbeit und Sozialordnung (BMAS) (Hg.): Arbeits- und Sozialstatistik. Hauptergebnisse 1998. Bonn: Eigenverlag, 1998a.

Bundesministerium für Arbeit und Sozialordnung (BMAS) (Hg.): Bericht über die Entwicklung der Pflegeversicherung. Bonn: Eigenverlag, 1998b.

Bundesministerium für Arbeit und Sozialordnung (BMAS) (Hg.): Arbeits- und Sozialstatistik. Hauptergebnisse 1999. Bonn: Eigenverlag, 1999.

Bundesministerium für Arbeit und Sozialordnung (BMAS) (Hg.): Arbeits- und Sozialstatistik. Hauptergebnisse 2000. Bonn: Eigenverlag, 2000.

Bundesministerium für Familie, Senioren, Frauen und Jugend (Hg.): Vierter Bericht zur Lage der älteren Generation in der Bundesrepublik Deutschland: Risiken, Lebensqualität und Versorgung Hochaltriger – unter besonderer Berücksichtigung demenzieller Erkrankungen. Bonn: Eigenverlag, 2002.

Bundesministerium für Gesundheit (BMG) (Hg.): Die gesetzliche Krankenversicherung in der Bundesrepublik Deutschland im Jahr 1997. Statistischer und finanzieller Bericht. Bonn: Eigenverlag, 1998.

Bundesministerium für Gesundheit (BMG) (Hg.): Zweiter Bericht über die Entwicklung der Pflegeversicherung. Bonn: Eigenverlag, 2001.

Bundesministerium für Gesundheit und Soziale Sicherung (BMGS) (Hg.): Pflegeversicherungsgesetz. Textausgabe. Berlin: Eigenverlag, 2003.

Bundesversicherungsanstalt für Angestellte (Hg.): SGB Sozialgesetzbuch. Erstes Buch. Allgemeiner Teil. Text und Erläuterungen zur Rentenversicherung. Berlin: Eigenverlag, 1997.

Bundesversicherungsanstalt für Angestellte (Hg.): SGB Sozialgesetzbuch. Zehntes Buch. Verwaltungsverfahren. Text und Erläuterungen. Berlin: Eigenverlag, 1998.

Dangel, B.: Anmerkungen zum Verhältnis von Theorie und Praxis der Pflege. Pflegezeitschrift 6/2004, S. 411–413.

Dangel, B.: Analyse der „Aktivitäten des täglichen Lebens" der Gutachten zur Feststellung der Pflegebedürftigkeit im Rahmen der sozialen Pflegeversicherung im Hinblick auf ihren Beitrag zu pflegerischer Diagnostik und Qualitätssicherung. Berlin: Freie Universität, Dissertation in Bearbeitung.

Dangel, B.; Korporal, J.: Anmerkungen zu Begriff und Konzept der aktivierenden Pflege. Pflege Aktuell 11/2000, S. 622–625.

Dangel, B.; Korporal, J.: Kann Pflege im Rahmen der Pflegeversicherung Grundlage eines spezifischen pflegerischen Ansatzes der Rehabilitation sein? Zeitschrift für Gerontologie und Geriatrie 1/2003, S. 50–62.

Dangel-Vogelsang, B.: Qualitätssicherung und Pflege. Konzepte, Methoden, Institutionalisierung. Hamburg: E. B.-Verlag, 1999.

Dangel-Vogelsang, B.; Holthaus, E.; Kolleck, B.; Korporal, J.: Außerklinische Geburtshilfe in Hessen. Wie modern ist die Hebammengeburtshilfe? Hamburg: E. B.-Verlag, 1997.

Dangel-Vogelsang, B; Holthaus, E.; Kolleck, B.; Korporal, J.: Rehabilitation Pflegebedürftiger aufgrund der sozialen Pflegeversicherung. Inanspruchnahme und Akzeptanz der Leistungen, Zusammenarbeit der beteiligten Institutionen. Berlin: Unveröffentlichter Projektabschlußbericht, 2000.

Das Neue Lehrbuch der Krankenpflege. Stuttgart: Kohlhammer, 1992.

Deutsche Vereinigung für die Rehabilitation Behinderter: Rehabilitation vor Pflege. Lösungshilfen für ein Strukturproblem in Deutschland. Bonn: Bundesministerium für Arbeit und Sozialordnung, unveröffentlichter Projektbericht, 2002.

Deutscher Bundestag (Hg.): Erster Bericht über die Entwicklung der Pflegeversicherung. Deutscher Bundestag, Drucksache 13/9528.

Deutscher Verein (Hg.): Vorsorgeleistungen sowie medizinische und ergänzende Rehabilitationsleistungen der Krankenversicherung zur Vermeidung oder Minderung der Pflegebedürftigkeit (§ 11 Abs. 2 SGB V). Nachrichtendienst des Deutschen Vereins für öffentliche und private Fürsorge 1/1993, S. 5–9.

Deutsches Institut für medizinische Dokumentation und Information, DIMDI (Hg.): Internationale Klassifikation der Funktionsfähigkeit, Behinderung und Gesundheit (ICF) der Weltgesundheitsorganisation (WHO). Entwurf zu Korrekturzwecken. Stand: 24.9. 2002. Köln: www.dimdi.de, 2002.

Deutsches Zentrum für Altersfragen (Hg.): Wohnbedürfnisse, Zeitverwendung und soziale Netzwerke älterer Menschen. Expertisenband 1 zum Zweiten Altenbericht der Bundesregierung. Frankfurt a. M.: Campus, 1998a.

Deutsches Zentrum für Altersfragen (Hg.): Regionales Altern und Mobilitätsprozesse Älterer. Expertisenband 2 zum Zweiten Altenbericht der Bundesregierung. Frankfurt a. M.: Campus, 1998b.

Deutsches Zentrum für Altersfragen (Hg.): Wohnformen älterer Menschen im Wandel. Expertisenband 3 zum Zweiten Altenbericht der Bundesregierung. Frankfurt a. M.: Campus, 1998c.

Deutsches Zentrum für Altersfragen (Hg.): Wohnverhältnisse älterer Migranten. Expertisenband 4 zum Zweiten Altenbericht der Bundesregierung. Frankfurt a. M.: Campus, 1998d.

Deutsches Zentrum für Altersfragen (Hg.): Betreutes Wohnen im Heim. Rechtliche Aspekte. Expertisenband 5 zum Zweiten Altenbericht der Bundesregierung. Frankfurt a. M.: Campus, 1998e.

Easton, K. L.: Gerontological Rehabilitation Nursing. Philadelphia: W. B. Saunders, 1999.

Easton, K. L.: Gerontological Rehabilitation Nursing. In: Derstine, J. B.; Hargove, S. H. (Hg.): Comprehensive Rehabilitation Nursing Philadelphia: W. B. Saunders, 2001, S. 571–581.

Eschmann, P.; Kocher, G.; Spescha, E. (Hg.): Ambulante Krankenpflege. Spitex-Handbuch. Bern: Huber, 1996.

Fawcett, J.: Pflegemodelle im Überblick. Bern: Huber, 1996.

Ferber, C. von; Greuel, H.-W.; Schneider, A. (Hg.): Geriatrische Rehabilitation im europäischen Vergleich. Köln: KDA, 1996.

Fernandez, V. A. et al.: Häusliche Pflege. Bern: Huber, 1997.

Gesetzliche Krankenversicherung (GKV) (Hg.): Gemeinsames Rundschreiben zu leistungsrechtlichen Vorschriften des Pflegeversicherungsgesetzes. Bonn: AOK-Verlag, 1995a.

Gesetzliche Krankenversicherung (GKV) (Hg.): Leitlinien für die Weiterentwicklung der Rehabilitation in der gesetzlichen Krankenversicherung (Stand: 8.2.1995). Internes Papier, 1995b.

Gesetzliche Krankenversicherung (GKV) (Hg.): Rahmenkonzeption zur Entwicklung der geriatrischen Rehabilitation in der gesetzlichen Krankenversicherung vom 13.2.1995. Internes Papier, 1995c.

Gesetz über die Angleichung der Leistungen zur Rehabilitation (RehaAnglG). In: Bundesversicherungsanstalt für Angestellte (Hg.): Rehabilitation in der Rentenversicherung. Band 1. Berlin: Eigenverlag, 1995.

Gilberg, R.: Hilfe- und Pflegebedürftigkeit im höheren Alter. Eine Analyse des Bedarfs und der Inanspruchnahme von Hilfeleistungen. Berlin: Max-Planck-Institut für Bildungsforschung, 2000.

Gildemeister, J.: Modellprojekte zur ambulanten Rehabilitation. Die Krankenversicherung 1/1995, S. 9–11.

Greve, J.: Anforderungsprofile in der ambulanten Rehabilitation. Das ZAR-Modell in Berlin aus sozialmedizinischer Sicht. Die Betriebskrankenkasse 5/1993, S. 271–283.

Halek, M.: Wie misst man die Pflegebedürftigkeit? Eine Analyse der deutschsprachigen Assessmentverfahren zur Erhebung der Pflegebedürftigkeit. Hannover: Schlütersche Verlagsanstalt, 2003.

Hasemann, W.: Pflege in der medizinischen Rehabilitation. In: Vohs, M.; Winter, I. (Hg.): Fachpflege Rehabilitation. München: Urban & Fischer, 1999, S. 8–18.

Heckl, R. W.; Ade, G.; Schell, W.: Rehabilitation und Krankenpflege. Stuttgart: Thieme, 1991.

Henderson, V.: Basic principles of nursing care. Geneva: ICN, 1977.

Herold, E. E. (Hg.): Ambulante Pflege. Die Pflege Gesunder und Kranker in der Gemeinde. Band 3. Hannover: Schlütersche Verlagsanstalt, 1999.

Höhmann, U.: Die Aktivitäten des täglichen Lebens (ATL) in der Begutachtung nach SGB XI. In: Steppe H.; Ulmer, E.-M.; Saller, R.; Tuschen, P.; Weinand, B. (Hg.): Pflegebegutachtung – besser als ihr Ruf. Frankfurt a. M.: Fachhochschulverlag, 1998, S. 38–51.

Hoeman, S. P. (Hg.): Rehabilitation Nursing. Process and Application. St Louis: Mosby, 1996.

Hosmer, D. W.; Lemeshow, S.: Applied Logistic Regression. New York: John Wiley & sons, 1989.

Hotze, E.; Winter, C.: Pflege in der Rehabilitation. In: Rennen-Allhoff, B.; Schaeffer, D. (Hg.): Handbuch Pflegewissenschaft. Weinheim: Juventa, 2000, S. 555–590.

Igl, G.: Die heutigen Rechtsgrundlagen für die geriatrische Rehabilitation. Zeitschrift für Gerontologie 27. Jg./1994, S. 319–323.

Igl, G.: Die Rolle des Medizinischen Dienstes der Krankenversicherung bei der Begutachtung der Pflegebedürftigkeit in der Sozialen Pflegeversicherung (SGB XI). Zeitschrift für Gerontologie und Geriatrie 28. Jg./1995, S. 140–143.

Institut für empirische Soziologie Nürnberg: Ambulante Rehabilitation durch Sozialstationen. Nürnberg: Eigenverlag, 1994.

Juchli, L.: Pflege. Praxis und Theorie der Gesundheits- und Krankenpflege. Stuttgart: Thieme, 1997.

Katz, S.; Ford, A. B.; Moskowitz, R. W.; Jackson, B. A.; Jaffe, M. W.: Studies of illness in the aged. The index of ADL: A standardized measure of biological and psychosocial function. JAMA 185/1963, S. 914–919.

Kellnhauser, E.; Schewior-Popp, S.; Sitzmann, F.; Geißner, U.; Gümmer, M.; Ullrich, L. (Hg.): Thiemes Pflege: entdecken – erleben – verstehen – professionell handeln. Stuttgart: Thieme, 2000.

Kleinemas, U.: Rehabilitationspotentiale im Alter. Kompetenz, Performanz und Selbständigkeit. Aachen: Shaker, 1994.

Kleiner, G.: Ambulante Rehabilitation im Alter. Der Stellenwert der psychosozialen Orientierung. Frankfurt a. M.: Mabuse, 2001.

Korporal, J.: Rehabilitationsbetreuer – Vorstellungen zu einem neuen Berufs-bild. In: Schräder, W. F. et al. (Hg.): Betreuungsdienste für chronisch Kranke. Schriftenreihe Strukturforschung im Gesundheitswesen, Band 26. Berlin: Institut für Gesundheits- und Sozialforschung, 1998.

Korporal, J.; Dangel, B.: Der Stellenwert von Prävention und Gesundheitsför-derung in der Professionalisierung der Pflege und ihrer Berufe. Prävention 3/2001, S. 80–83.

Korporal, J.; Ulmer, H.-J.: Zur Situation der Rehabilitation in der Bundesrepu-blik Deutschland. Schriftenreihe „Arbeitsmedizin, Sozialmedizin, Präventivmedizin". Band 63. Stuttgart: Gentner, 1977.

Krasney, O. E.: Versicherter Personenkreis und Pflegeleistung des SGB XI. Vierteljahresschrift für Sozialrecht 4/1994, S. 265–283.

Krauskopf, D. (Hg.): SGB V. Gesetzliche Krankenversicherung. München: Beck, 1997.

Kreienbrock, L.; Schach, S.: Epidemiologische Methoden. Stuttgart: Fischer, 1997.

Lachwitz, K.; Schellhorn, W.; Welti, F. (Hg.): Handkommentar zum Sozialge-setzbuch IX. Rehabilitation und Teilhabe behinderter Menschen. Neuwied: Luchterhand, 2002.

Lawton, M. P.; Brody, E. M.: Assessment of older people: Selfmaintaining and instrumental activities of daily living. The Gerontologist 9/1969, S. 179–186.

Lehr, U.: Das Pflegegesetz ist rehabilitationsfeindlich. Forum Sozialstation 73/1995, S. 46–47.

Lucke, M.; Messner, T.; Lucke, C.: Erfahrungen in der Umsetzung von Vorga-ben nach dem Pflegeversicherungsgesetz – ambulante Rehabilitation, Hilfs-mittel und Pflegeeinsatz. Gesundheitswesen 59. Jg./1997, S. 168–173.

Matthesius, G.: Die Empfehlung von ambulanten Rehabilitationsmaßnahmen bei 60jährigen und älteren Pflegebedürftigen – Analyse der Begutachtungs-ergebnisse der Medizinischen Dienste der Krankenversicherung in Berlin und Brandenburg. Berlin: Humboldt Universität zu Berlin, Charité, Disser-tation, 1997.

Medizinischer Dienst der Spitzenverbände der Krankenkassen (MDS) (Hg.): Richtlinien der Spitzenverbände der Pflegekassen zur Begutachtung von Pflegebedürftigkeit nach dem XI. Buch des Sozialgesetzbuches (Begutach-tungsrichtlinien-BRi) vom 21.3.97. Broschüre, 1997.

Medizinischer Dienst der Spitzenverbände der Krankenkassen (MDS) (Hg.): Begutachtungs-Richtlinien Vorsorge und Rehabilitation. Essen: Eigenverlag, 2001.

Meier-Baumgartner, H. P.: Geriatrische Rehabilitation im Krankenhaus. Heidelberg: Quelle & Meyer, 1991.

Meleis, A. I.: Pflegetheorie. Gegenstand, Entwicklung und Perspektiven des theoretischen Denkens in der Pflege. Bern: Huber, 1999.

Menche, N. (Hg.): Pflege heute. Lehrbuch für Pflegeberufe. München: Elsevier, 2004.

Michel, E.; Zernikow, B.; Heim, U.; Zisché, R.; Berg, H.: Bestimmen „Hilfebedarf" oder „Aktivitäten des täglichen Lebens" die Pflegestufe? Eine multivariate Analyse. Gesundheitswesen 60 Jg./1998, S. 385–391.

Mischo-Kelling, M.; Zeidler, H.: (Hg.): Innere Medizin und Krankenpflege. München: Urban & Schwarzenberg, 1992.

Mrozynski, P.: SGB IX Teil 1. Regelungen für Behinderte und von Behinderung bedrohte Menschen. Kommentar. München: Beck, 2002.

Mühlum, A.; Oppl, H. (Hg.): Handbuch der Rehabilitation. Neuwied: Luchterhand, 1992.

Müller, D.: Pflege in Einrichtungen der medizinischen Rehabilitation. Eine explorative Untersuchung über ihre Voraussetzungen, Inhalte und Perspektiven. Frankfurt a. M.: Mabuse, 2001.

Nau, F.; Jochheim, K.-A.: Rehabilitation und Medizin. In: Koch, U.; Lucius-Hoene, G; Stegie, R. (Hg.): Handbuch Rehabilitationspsychologie. Berlin: Springer, 1988, S. 140–154.

Orem, D. E.: Strukturkonzepte der Pflegepraxis. Berlin: Ullstein Mosby, 1997.

Plute, G.: Vorrang der Rehabilitation vor Pflege. Eine Studie zur Rolle der medizinischen Rehabilitation in der Pflegeversicherung. Kassel: kassel university press, 2002.

Porst, R.: Thematik oder Incentives? Zur Erhöhung der Rücklaufquoten bei postalischen Befragungen. ZUMA Nachrichten 45/1999, S. 72–87.

Radwanski, M. B.; Hoeman, S. P.: Geriatric Rehabilitation Nursing. In: Hoeman, S. P. (Hg.): Rehabilitation Nursing. Process and Application. St. Louis: Mosby, 1996, S. 683–699.

Rädisch, T.; Erben, C. M.; Conrad, P.; Schölch, U.: Begutachtungsergebnisse der Pflegebedürftigkeit unter Berücksichtigung ausgewählter Diagnosegruppen durch den Medizinischen Dienst der Krankenversicherung. Gesundheitswesen 58 Jg./1996, S. 173–175.

Rahmenvertrag gemäß § 132 a Abs. 2 SGB V Berlin. Berlin: Gesetzliche Krankenkassen, 1999.

Richtlinie des Bundesausschusses der Ärzte und Krankenkassen über die Verordnung von „häuslicher Krankenpflege" nach § 92 (1) Satz 2 Nr. 6 und (7) SGB V mit Verzeichnis verordnungsfähiger Maßnahmen der häuslichen Krankenpflege als Anlage. Köln: unveröffentlichte Richtlinie, 1999.

Roper, N.; Logan, W. W.; Tierney, A. J.: Die Elemente der Krankenpflege. Basel: Recom, 1993.

Runde, P.; Giese, R.; Kerschke-Risch, P.; Scholz, U.; Wiegel, D.: Einstellungen und Verhalten zur Pflegeversicherung und zur häuslichen Pflege. Ergebnisse einer schriftlichen Befragung von Leistungsempfängern der Pflegeversicherung. Herausgegeben vom Bundesministerium für Arbeit und Sozialordnung als Band 271 der Forschungsberichte Sozialforschung. Bonn: Eigenverlag, 1997.

Runge, M.; Rehfeld, G.: Geriatrische Rehabilitation im Therapeutischen Team. Stuttgart: Thieme, 1995.

Sauer, P.: Ergänzende Maßnahmen zur ambulanten Rehabilitation älterer Menschen. Abschlußbericht der wissenschaftlichen Begleitung des Modellversuchs. Berlin: Unveröffentlichter Projektbericht, 1996.

Schellhorn, W.: Sozialhilferecht. BSHG-Textausgabe mit den wichtigsten Durchführungsverordnungen und einer systematischen Darstellung. Neuwied: Luchterhand, 1996.

Schneekloth, U.; Müller, U.: Wirkungen der Pflegeversicherung. Baden-Baden: Nomos, 1999.

Schulin, B. (Hg.): Sozialgesetzbuch. München: Beck, 2004.

Senatsverwaltung für Gesundheit und Soziales Berlin: Landespflegeplan Berlin. Berlin: Eigenverlag, 1999a.

Senatsverwaltung für Gesundheit und Soziales Berlin: Übersicht zu Pflegeregelungen im Sozialrecht. In: Senatsverwaltung für Gesundheit und Soziales Berlin (Hg.): Pflegepolitik im Land Berlin. Standortbestimmung, Handlungsrahmen, Landespflegeplan. Berlin: Eigenverlag, 1999b, S. 24–29.

Sitzmann, F. (Hg.): Pflegehandbuch Herdecke. Berlin: Springer, 1993.

Sozialministerium Baden-Württemberg (Hg.): Ambulante geriatrische Rehabilitation. Endbericht zum Modellversuch des Sozialministeriums. Stuttgart: Eigenverlag, 1997.

Sozialministerium Baden-Württemberg (Hg.): Pflegerische Aufgaben in der Rehabilitation. Entwurf eines Qualifikationsbausteins für Alten- und Krankenpflegekräfte. Stuttgart: Eigenverlag, 2000.

Spitzenverbände der Krankenkassen und maßgebliche Spitzenverbände der Pflegedienste (Hg.): Gemeinsame Rahmenempfehlung gemäß § 132 a Abs. 1 SGB V. Bonn: Eigenverlag, 1999.

Statistisches Bundesamt (Hg.): Sozialleistungen. Fachserie 13, Reihe 5.2, Rehabilitationsmaßnahmen 1985. Stuttgart: Kohlhammer, 1987.

Statistisches Bundesamt (Hg.): Sozialleistungen. Fachserie 13, Reihe 5.2, Rehabilitationsmaßnahmen 1990. Kusterdingen: Metzler & Poeschel, 1992.

Statistisches Bundesamt (Hg.): Sozialleistungen. Fachserie 13, Reihe 5.2, Rehabilitationsmaßnahmen 1995. Kusterdingen: Metzler & Poeschel, 1998.

Ulmer, E.-M.: Die Aufgabenteilung zwischen Medizin und Pflege in der Begutachtung nach SGB XI. In: Steppe H.; Ulmer, E.-M.; Saller, R.; Tuschen, P.; Weinand, B. (Hg.): Pflegebegutachtung – besser als ihr Ruf. Frankfurt a. M.: Fachhochschulverlag, 1998, S. 142–148.

Wissert, M. et al.: Ambulante Rehabilitation alter Menschen. Beratungshilfen durch das Unterstützungsmanagement. Freiburg: Lambertus, 1996.

Wöhrl, H. G.: Berufsgruppen in der Rehabilitation: Funktionen und Kooperationsmodelle. In: Koch, U.; Lucius-Hoene, G.; Stegie, R. (Hg.): Handbuch Rehabilitationspsychologie. Berlin: Springer, 1988, S. 212–249.

Wolf, N.; Matthesius, G.: Empfehlung von rehabilitativen Maßnahmen bei älteren pflegebedürftigen Menschen durch den Medizinischen Dienst der Krankenversicherung in Berlin und Brandenburg. Gesundheitswesen 60 Jg./ 1998, S. 65–74.

9 | Register